高等职业学校"十五五"规划临床医学专业新形态教材

供临床医学、预防医学、药学、中医学、护理等专业使用

U0745559

医学心理学

Yixue Xinlixue

主　编◎李明芳　黄　辛　刘洪凤

副主编◎杨　阳　杨玉娟　魏吉槐

编　者　（按姓氏笔画排序）

刘洪凤（随州职业技术学院）

李明芳（重庆三峡医药高等专科学校）

杨　阳（沧州医学高等专科学校）

杨　林（重庆三峡医药高等专科学校）

杨玉娟（齐鲁医药学院）

何玲丽（随州职业技术学院）

何琰泽（随州职业技术学院）

钟兴泉（重庆三峡医药高等专科学校）

洪升伟（达州职业技术学院）

黄　辛（广西卫生职业技术学院）

魏　星（邢台医学院）

魏吉槐（益阳医学高等专科学校）

华中科技大学出版社
http://press.hust.edu.cn
中国·武汉

内 容 简 介

本书是高等职业学校"十五五"规划临床医学专业新形态教材。

本书共十章,内容包括绪论、心理学基础、心理发展与心理健康、心理障碍、心理应激、医务工作者的心理健康与维护、心身疾病、心理评估、心理干预、患者心理与医患沟通。内容突出学科交叉性,以案例为导向,整合心理学理论与医学实践,促进知识有效转化与应用。

本书可供临床医学、预防医学、药学、中医学、护理等专业使用。

图书在版编目(CIP)数据

医学心理学 / 李明芳,黄辛,刘洪凤主编. -- 武汉 ：华中科技大学出版社, 2025. 7. -- ISBN 978-7-5772-2175-5

Ⅰ. R395.1

中国国家版本馆 CIP 数据核字第 20257HL870 号

医学心理学

Yixue Xinlixue

李明芳　黄　辛　刘洪凤　主编

策划编辑：居　颖

责任编辑：张　寒　袁梦丽

封面设计：廖亚萍

责任校对：谢　源

责任监印：曾　婷

出版发行：华中科技大学出版社(中国·武汉)　　　电话：(027)81321913

　　　　　武汉市东湖新技术开发区华工科技园　　　邮编：430223

录　　排：华中科技大学惠友文印中心

印　　刷：武汉市洪林印务有限公司

开　　本：889mm×1194mm　1/16

印　　张：13.75

字　　数：401 千字

版　　次：2025 年 7 月第 1 版第 1 次印刷

定　　价：48.00 元

数字资源编者名单

主　编◎李明芳　黄　辛　刘洪凤

副主编◎杨　阳　杨玉娟　魏吉槐　乔　瑜

编　者（按姓氏笔画排序）

乔　瑜（邢台医学院）

刘洪凤（随州职业技术学院）

李明芳（重庆三峡医药高等专科学校）

杨　阳（沧州医学高等专科学校）

杨　林（重庆三峡医药高等专科学校）

杨玉娟（齐鲁医药学院）

何玲丽（随州职业技术学院）

何琰泽（随州职业技术学院）

钟兴泉（重庆三峡医药高等专科学校）

洪升伟（达州职业技术学院）

黄　辛（广西卫生职业技术学院）

魏　星（邢台医学院）

魏吉槐（益阳医学高等专科学校）

网络增值服务

使用说明

1 教师使用流程

（1）登录网址：https://bookcenter.hustp.com/resource/index.html（注册时请选择教师身份）

注册 ＞ 登录 ＞ 完善个人信息 ＞ 等待审核

（2）审核通过后，您可以在网站使用以下功能：

浏览教学资源　　建立课程　　管理学生　　布置作业　查询学生学习记录等

教师

2 学生使用流程

（建议学生在PC端完成注册、登录、完善个人信息的操作）

（1）PC 端学生操作步骤

① 登录网址：https://bookcenter.hustp.com/resourceindex.html（注册时请选择学生身份）

注册 ＞ 登录 ＞ 完善个人信息

② 查看课程资源：（如有学习码，请在个人中心－学习码验证中先验证，再进行操作。）

选择课程

首页课程 ＞ 课程详情页 ＞ 查看课程资源

（2）手机端扫码操作步骤

手机扫码 → 登录 → 查看数字资源

注册

高等职业学校"十五五"规划临床医学专业新形态教材

丛书编委会

近年来,以习近平同志为核心的党中央高度重视教材建设,加强了党对教材工作的全面领导,明确教材建设国家事权,专门成立了国家教材委员会,充分体现出教材建设的重要性和紧迫性。《国家职业教育改革实施方案》《国务院办公厅关于加快医学教育创新发展的指导意见》等文件明确指出,要立足于服务基层医疗卫生服务体系,大力推进基层医疗卫生人才培养,助力乡村振兴,赋能健康中国。

为了进一步贯彻落实文件精神,适应临床医学职业教育改革发展的需要,服务"健康中国"对高素质技能人才培养的需求,充分发挥教材建设在提高人才培养质量中的基础性作用,华中科技大学出版社经调研后,在全国卫生健康职业教育教学指导委员会专家和国家"双高"院校建设核心团队的指导下,组织全国70余所高职高专医药院校的400余位老师编写本套高等职业学校"十五五"规划临床医学专业新形态教材。

本套教材积极贯彻教育部《"十四五"国家信息化规划》要求,推进教材的信息化建设,打造具有时代特色的"融合教材",服务并推动教育信息化。本套教材充分反映了各院校的教学改革成果和研究成果,教材编写体系和内容均有所创新,在编写过程中重点突出以下特点。

1. 专家指导,铸造精品　在全国卫生健康职业教育教学指导委员会专家的指导下,紧跟医学教育改革的发展趋势和职业教育教材建设工作,旨在打造一批具有鲜明的高等卫生职业教育特色的精品教材。

2. 岗课赛证,融通协同　对接健康中国战略,面向基层医疗确定教学内容,聚焦"岗课赛证"融通,贯穿以校企双元为依托,案例为载体,项目为导向,突出实用性,根据最新颁发的国家标准、规范、政策、准则要求,突出基于岗位胜任力进行编写,重点强调培养学生用理论去解决实际问题的能力,打造"书—岗—课—网"新形态一体化教材。

3. 课程思政,德育并举　落实立德树人的根本任务,注重医德医风教育,着力培养学生"敬佑生命、救死扶伤、甘于奉献、大爱无疆"的医者精神,以"融盐于水"的理念体现课程思政。教学中的思政元素包括职业素养、创新素养、科学精神、人文伦理、安全意识、规范意识、工匠精神、团队精神等。

4. 创新形态, 理念先进 采用"互联网＋"思维编写教材, 配套多样化数字资源, 构建信息量丰富、学习手段灵活、学习方式多元的新形态一体化教材体系, 推进教材的数字化建设。

本套教材得到了专家和领导的大力支持与高度关注, 我们衷心希望这套教材能在相关课程的教学中发挥积极作用, 并得到读者的青睐。我们也相信这套教材在使用过程中, 通过教学实践的检验和实际问题的解决, 能不断得到改进、完善和提高。

高等职业学校"十五五"规划临床医学专业新形态教材
丛书编委会

Preface 前 言

　　中国共产党第二十次全国代表大会报告明确指出,要"统筹职业教育、高等教育、继续教育协同创新,推进职普融通、产教融合、科教融汇,优化职业教育类型定位",为职业教育的发展指明了方向,也为医学职业教育的改革与创新提供了根本遵循。在此背景下,医学教育不仅要关注学生的医学知识与技能培养,更要注重其心理健康与人文素养的提升,始终坚守"为党育人、为国育才"的职责使命,将"仁心仁术""以人为本"的育人理念贯穿于医学人才培养的始终,以更好地适应人口高质量发展的需求,提升医学人才质量和人口健康素质。为全面贯彻落实我国医学职业教育改革新要求、新任务,体现医学职业教育鲜明的医药行业特色和培育"应用型、技能型"人才特点,优化高职高专临床医学专业人才培养结构,在华中科技大学出版社精心筹划下,编写了本套高等职业学校"十五五"规划临床医学专业新形态教材。《医学心理学》作为本系列教材的重要组成部分,承载着推动医学教育与心理学深度融合,培养具有"整体健康"观念的新时期复合型医学高技能人才的重要使命。

　　本教材由来自全国近 10 所医药类高等职业学校的老师和临床一线相关领域专家共同编写完成。编写过程中,紧密结合高职高专临床医学专业人才培养目标,遵循高等职业教育教学规律,凸显医学职业教育和专业特色,以促进学生知识、能力、素养的全面发展为根本宗旨,以培养学生综合职业素养和岗位职业能力为目标,形成以临床实践为依托,以岗位胜任力为导向,以能力培养为本位,以职业素养为核心,以"必需、够用、实用"为原则的内容体系。本教材内容设计符合职业院校学生的认知特点,强化课程思政元素,优化数字化教学资源建设,紧扣最新的临床执业助理医师资格考试大纲,并在此基础上进行适当拓展。本教材主要适用于高职高专临床医学专业以及相关医学类专业学生,也可作为临床医务工作者继续教育和丰富医学心理学知识的参考用书。

　　本教材具有以下特点:①突出思政育人。落实立德树人根本任务,通过多种途径有机融入课程思政元素和党的二十大精神,重视课程思政与医学心理学专业知识的有机融合,大力培育和践行社会主义核心价值观,完善德技并修、工学结合的育人体系,着力培养德智体美劳全面发展的社会主义建设者和接班人。②突出系统性。构建从基础知识到与临床结合再到临床运用与实践的循序渐进的医学心理学知识体系,避免章节间内容重复,并增加"心理障碍"和"医务工作者的心理健康与维护"相关内容,强化心理健康素养和职业素养的培育,服务健康中国建设的战略需求。③突出逻辑性。每章以"学习目标"为引导,以极具针对性的案例导入为切入点,以章节内容为主体,以知识链接为补充,以本章小结为归纳,以思维导图为框架,以书籍推荐为拓展,以考点对接为指导,以实训项目为强化,以能力检测为应用,设计了具有创新性和多样性的体例形式,构建了每章学习闭环,增加教材的生动性、可读性和启发性,有意识地培养学生终身学习、主动学习能力,以及临床思维和团队精神。④突出执考。对接新版临床执业助理医师资格考试大纲,以考试大纲规定的考核知识及能力层次为线索进行编写,并在每章增加"直通执考"板块,提高学生的执业考试通过率。⑤突出融合创新。顺应新形态教材建设趋势,将新技术融入教材建设,丰富数字化教学资源,增强教材的适用性,满足医学职业教育教学需求。

在编写内容上,本教材采用三大板块知识能力递进的方式精心组织。其中,第一章至第二章为医学心理学基础知识板块,走进医学心理学,解释心理现象,揭秘正常人的心理构成;第三章至第七章为心理社会因素与健康板块,认识和理解心理社会因素对人类健康和疾病的影响,树立整体医学观和正确的健康观;第八章至第十章为心理技能在临床中的应用板块,做好心理评估,把握患者心理,实施心理干预,强化将医学心理学知识、理论与技能应用于临床工作的实践能力。

在编写任务分工上,第一章由李明芳编写,第二章由洪升伟和杨玉娟编写,第三章由钟兴泉编写,第四章由魏星和何琰泽编写,第五章由魏吉槐编写,第六章由杨林编写,第七章由刘洪凤编写,第八章由杨玉娟和杨阳编写,第九章由黄辛和杨阳编写,第十章由何玲丽和何琰泽编写。

需要说明的是,尽管所有组织者与编写者竭尽心智,精益求精,但本教材仍有一定的提升空间,恳请广大师生在使用过程中多提宝贵意见和建议,以便再版时修订。

最后,衷心感谢华中科技大学出版社的精心筹划和大力支持,感谢所有参与教材编写和审稿的专家学者的辛勤付出和无私奉献!

主　编

目　录

MULU

第一章 绪 论

学习目标

知识目标

(1)掌握医学心理学的概念、性质及医学模式的转变。

(2)熟悉医学心理学的基本观点、研究方法及主要学派理论。

(3)了解医学心理学的研究任务及学习医学心理学的意义。

能力目标

(1)能够领会医学心理学的理论基础和时代背景,增进对本门课程的情感认知和学习兴趣。

(2)具备在临床医疗实践中关注、应用医学心理学知识的能力。

素质目标

(1)培养人本位的医疗理念和良好的职业素养。

(2)树立整体医学观和正确的健康观。

案例导入

　　梁某,男,35岁,某高校副教授、硕士研究生导师。平时工作、科研压力较大,生活作息不规律,长期熬夜,嗜好烟酒,性情急躁,易激动,工作和生活中处处要强,整天忙忙碌碌,堪称现代版的"拼命三郎"。在一次单位组织的健康体检中,梁某被确诊为肝癌晚期。梁某无法接受这残酷的现实,否认患病,拒不入院,后被家属和同事强行护送至肿瘤科接受检查和治疗。入院后,梁某面色苍白,神情淡漠,情绪处于极度恐慌和焦虑不安之中,整日吃不下饭,睡不着觉,拒绝接受所有检查和治疗。家属情绪也很激动,将患者患病的原因归咎于单位过重的工作和科研压力,不愿与医务人员配合,医患关系紧张。

　　请思考:

　　(1)对照本教材目录,该案例可能会涉及教材哪些章节的内容?

　　(2)医学心理学知识可以给予该患者及其家属哪些专业帮助?

第一节　医学心理学概述

随着医学模式的发展与转变,现代健康观、疾病观被广泛应用于生命科学研究领域和临床医疗实践中,心理学对医学的影响也随着生命科学的日益发展受到广泛的关注和重视,医学领域也更加关注心理社会因素对人类身心健康和疾病的影响。由此,医学心理学在现代医学中发挥出不可替代的作用,逐渐形成和发展为一门新兴学科,也成为医学教育中的一门必修课程。

一、医学心理学的相关概念

(一)心理学的概念

心理学(psychology)是研究心理现象发生、发展和活动规律的学科。心理学作为一门独立学科,其标志性事件是德国心理学家冯特(W. Wundt)于 1879 年在德国莱比锡大学创建的世界上第一个心理学实验室,这标志着心理学真正从哲学中分离。正如德国著名心理学家艾宾浩斯(H. Ebbinghaus)所言:心理学有一个长久的过去,但只有一个短暂的历史。

(二)医学心理学的概念

医学心理学(medical psychology)是医学和心理学相结合而产生的一门新兴交叉学科,也是心理学在医疗实践中的具体应用,它为整个医学提供心理学的观点、方法和技术。具体而言,医学心理学是将心理学的知识、理论和技术应用于现代医学领域,研究心理社会因素在人体健康和疾病及其相互转化过程中的作用及规律,并对疾病在发生、发展、诊断、治疗、康复和预防等方面出现的心理问题进行研究和干预的学科。

医学和心理学关系密切。人们在进行保护和增进人类健康、预防和治疗疾病以及促进患者康复的医学实践中,逐渐意识到不良的心理因素也可诱发疾病,而积极向上、良好的心理状态不仅能预防疾病,还能促进疾病的康复。大量研究结果表明,心理过程中的认知、情绪情感、意志过程和人格特征中的能力、气质、性格等均与健康和疾病关系密切。随着新的医学模式的提出和实践,医学和心理学两个学科必然相互结合,催生了医学心理学。

二、医学心理学的学科性质

从学科性质看,医学心理学既关注生命个体在疾病状态下的生理和心理活动过程,又关注生命个体在社会和自然环境中的心理发展过程,它兼有自然科学和社会科学双重属性,属于自然科学和社会科学相结合的交叉学科,也是多学科知识交融的一门新兴边缘学科。

同时,医学心理学兼有心理学和医学的特点,既是医学和心理学的基础学科,也是它们的应用学科,是这两个学科共同的分支学科。就医学的分支学科而言,医学心理学研究医学中的心理、行为问题,包括各种患者的心理、行为特点,不同疾病或疾病不同阶段的心理、行为变化;就心理学分支学科而言,医学心理学研究如何把心理学的理论和技术应用到医学的各个方面,包括在不同疾病或疾病不同阶段如何应用心理学理论和技术解决临床医学中的问题。因此,医学心理学研究和解决人类在健康或疾病,以及二者相互转化过程中的一切心理问题。它既关注心理社会因素在健康和疾病中的作用,也重视解决医学领域中有关健康和疾病的心理或行为问题。

Note

三、学习医学心理学的意义

(一)建立正确的健康观和疾病整体观

人类是身心紧密相连的整体,其生命的生物学基础根植于"细胞—组织—器官"的精密构建,而精神世界的独特性则源自"意识—情感—个性"等复杂维度的交织。这一身心统一的特性意味着个体的任何心理活动都会微妙地作用于其生理功能,并影响健康和疾病。

随着现代医学科学的不断发展和进步,人们越发清晰地认识到,心理社会因素已不再是健康的边缘议题,而是直接且深刻地影响着人类健康与疾病的发生、发展进程,成为众多疾病背后不可忽视的致病因素。当今威胁人类健康、造成死亡的主要疾病已不再是昔日的传染病和营养不良等疾病,而是与心理社会因素密切相关的心脑血管疾病和恶性肿瘤等。

因此,学习医学心理学课程的首要任务便是紧跟医学模式的转变,满足现代医疗体系发展的迫切需求,从更加全面和立体的视角出发,融合生理、心理与社会等多个维度,深入理解健康与疾病的本质,进而构建对疾病全面而准确的认知框架。在此过程中,学会运用心理学与生理学的双重视角,剖析医疗实践中的种种挑战与问题,以期为患者提供更加精准、全面且人性化的医疗服务。

(二)应用医学心理学知识和技术解决医疗实践问题

心理学作为现代医学理论的重要支撑,其丰富的知识和技术正广泛应用于现代医疗实践中,并持续推动着医学理论的创新与发展。具体而言,应用心理学知识和技术解决医疗实践问题主要体现在两大方面。

一是应用心理学技术和方法可以评估患者心理状态,有助于疾病的治疗和护理。鉴于许多躯体疾病常与心理状态的变化相伴,尤其是在疾病初期生物指标尚未出现显著异常时,心理与情感层面的微妙变化往往已初见端倪。此时,借助心理学的观察方法与测量工具,能够敏锐捕捉患者的心理行为及情绪变化,为疾病的早期诊断与治疗提供宝贵的心理维度信息,从而更有效地指导治疗方案的制定与护理计划的实施。

二是心理学知识有助于建立良好的医患关系。正所谓"良言一句三冬暖,恶语伤人六月寒",医患之间的有效沟通与交流,其作用之强大,有时甚至超越了药物本身。良好的医患关系不仅是提升医疗质量、促进治疗效果的催化剂,更是患者康复过程中不可或缺的心理支持。而医务人员若具备一定的心理学知识,便能更加敏锐地理解患者的需求与情感,以更加人性化、富有同理心的方式与患者沟通,从而建立起信任与尊重的医患关系,为患者的治疗与康复奠定坚实的心理基础。

(三)学会自助与助人

一方面,作为医务人员,首先自身应该具备良好的心理素质和健全的人格,这是从事医疗职业的前提,也直接影响着医疗工作质量。因此,深入研习医学心理学,不仅能够引领医学生揭开心理科学的神秘面纱,更能让他们了解自己在认知、情绪、意志等方面的优劣,以及在能力、气质、性格等方面的长短,这将有助于他们进行自我观察、自我分析,有效地调控与完善自我,发挥自己的能力。医务人员自身具备过硬的职业心理素质,能正确应对和化解工作、生活中的应激事件,学会自我心理保健与调控,并保持自身心理健康。

另一方面,医务人员在运用心理学知识实现自我帮助的同时,也需要将所学的知识与技巧融会贯通,延伸应用到医疗职业活动中,实现"助人"。为患者提供心灵的慰藉与支持,帮助他们在疾病的阴霾中寻找到希望的阳光,有效解决疾病过程中伴随的各种心理问题,促进身心的全面康复,诠释特鲁多医生"有时去治愈,常常去帮助,总是去安慰"的医学人文关怀精神。

Note

（四）培养医学生良好的职业素养和医学人文精神

"治病救人"是医者的天职，帮助患者解除身体和心理痛苦，让其重新回归健康、拥有积极乐观的生活状态是医疗活动的最终目标和落脚点。这就要求医务人员一是要具备丰富且扎实的医学专业理论知识和过硬的临床操作技能；二是要重视心理社会因素在疾病的发生、发展和转归过程中的重要作用；三是要具备从心理上帮助患者"自助"和"自愈"的能力，具备良好的心理素质，具备在应激状态下的积极应对能力并帮助患者在疾病过程中保持积极健康的心理状态。其中，后两点正是医学心理学这门课程所涉及的内容。

此外，由于医学服务对象的特殊性，医务人员除了要具有精湛的技术，还需要具备高尚的德行。培养医学生掌握临床专业知识和操作技能的同时，还要培养其"医者仁心"的职业道德情感，让其潜移默化地养成敬畏生命、珍惜生命、尊重生命和热爱生命的习惯，以及对生命的高度尊重、对患者的深切同情和发自内心的关爱，而这与心理学中人本主义理论流派"以人为本"的人文关怀精神高度契合。

第二节　医学模式转变与医学心理学

一、医学心理学的产生与发展

（一）医学心理学的兴起

1852 年，德国哥廷根大学哲学教授洛采（R. H. Lotze）出版第一本《医学心理学》著作，提出医学心理学的概念，这也标志着医学心理学的诞生。1890 年，美国心理学家卡特尔（R. B. Cattell）提出了"心理测验"这一术语。1896 年，韦特默（L. Witmer）首次提出临床心理学的概念，并建立了心理门诊，把心理学应用于医学实践以解决临床问题。1908 年，世界第一个心理卫生组织在美国成立。20 世纪 40 年代前后，美国心身医学会成立，并创办了《心身医学》杂志，为医学心理学的发展做出了巨大贡献。

（二）国外医学心理学发展概况

19 世纪末 20 世纪初是医学心理学取得重大发展的时期，形成了不同的学派。如奥地利精神病医生弗洛伊德（S. Freud）创立的心理动力学派，美国心理学家华生（J. B. Watson）创立的行为主义学派等。此外，还有一大批生理学家如坎农（W. B. Cannon）、巴甫洛夫（I. P. Pavlov）和塞里（H. Selye）等开始研究情绪的心理生理学问题、皮质内脏相关学说和心理应激机制等。这些研究成果为探讨心身相关疾病和治疗临床疾病提供了有力的帮助。

第二次世界大战期间，由于战时需要，西方出现了许多从事临床心理测验和心理治疗的专业人员。战后，临床心理学的工作得到了较快的发展，并走向职业化的道路，涌现出许多临床心理学家。在某些国家，他们的工作已达到家喻户晓的程度，其主要工作内容是心理治疗和心理测验。20 世纪 50 年代以后，医学心理学发展更加迅速，研究和应用领域也不断扩大。从事医学心理学工作的人员越来越多，各项基础研究工作取得了很大发展，并形成许多既独立又相互联系的理论体系，共同推动学科向纵深发展。医学心理学的发展不仅从理论上丰富了医学和心理学的基础知识，也直接为人类防治疾病做出了贡献。现在，许多国家在医学院校开设了医学心理学的相关课程，将与医学心理学有关的各类心理、行为学课程列为必修课，并占有相当大比重的学分，有的院校还成立了医学心理学系。

(三)国内医学心理学发展概况

我国的心理学是在不断学习吸收和借鉴西方心理学的基础上逐渐形成与发展壮大的。20 世纪初,我国第一本大学心理学教科书《心理学大纲》出版,标志着我国步入了现代心理学的发展阶段。中华人民共和国成立前,我国虽开展过少量医学心理学工作,但较为落后。20 世纪 80 年代开始,医学心理学各方面工作有了很大改变,尤其是教学工作得到了较大发展。通过举办医学心理学师资培训班,全国许多院校开始逐步开设医学心理学课程,并逐渐建立教研组织,纷纷尝试编写具有自身特色的医学心理学讲义和教材,形成了各种风格教材体系并存的局面。卫生部(现国家卫生健康委)也于 20 世纪 80 年代后期将医学心理学纳入必修课程。自 1983 年起,每两年召开一次的全国医学心理学工作研讨会,吸引了全国几十所医学院校老师的参与。参会者通过学术主题讨论,相互交流教学、科研经验,对我国医学心理学学科建设、师资队伍建设,特别是教学工作,产生了积极的推动作用。各种医学心理学学术团体的成立,多种医学心理学学术刊物的出版发行,也大大促进了医学心理学科研工作的开展和水平的提升。近年来,我国医学心理学工作已从教学逐渐扩展到基础医学和内科、外科、妇科、儿科各临床学科,以及老年医学、康复医学和社区卫生保健等领域。从各种学术年会及有关刊物发表的论文来看,心身医学和临床应用性论文所占的比重越来越大,反映出我国医学心理学开始向更广阔的领域发展。值得指出的是,自1999 年国家开始实施执业医师资格考试起,医学心理学就已被作为考试科目之一,这也有利于医学心理学学科的发展。随着越来越多的医学院校招收医学心理学硕士研究生,医学心理学专业队伍将越来越壮大和成熟。

二、医学模式的概念及转变

(一)医学模式的概念

医学模式(medical model)是指一定时期内人们对健康和疾病的总体认识,体现了一定时期内医学发展的指导思想。在社会发展的不同历史时期,随着医学自身发展以及人们健康需求的不断变化,医学模式也不断发展和完善。其终极目标是运用医学模式思想,不断发展和完善医疗理论与实践,满足人们对健康的要求。

(二)医学模式的转变

医学模式主要经历了以下几个阶段。

1. 神灵主义医学模式　从古希腊和中国古代的情况来看,由于生产力水平极其低下,科学技术思想尚未确立,人们对健康和疾病的理解是超自然的,相信"万物有灵",认为人类的生命和健康由神灵主宰,疾病和灾祸是天谴神罚。因此,当时治疗疾病的方法是祈求神灵、信奉巫医和施行巫术。这种把人的健康归因于"神"的保佑的健康观和把疾病归因于"妖魔作怪"的疾病观,随着生产力水平的提高逐渐失去存在的意义,但在一些偏远地区和某些文化群体中还可见到其遗迹。

2. 自然哲学医学模式　这种将哲学融入医学的模式在西方论著和我国中医文化中有许多成果。在我国,最具有代表性的是阴阳五行学说。阴阳五行的医学理论认为:人体健康必须保持体内阴阳的平衡,二者失衡则会导致人体疾病的产生。自然哲学医学模式与这一医学理论相一致,在医学实践活动中强调辨证、整体、综合的治疗观。著名的《黄帝内经》系统地运用了阴阳五行学说,阐明了因时、因地、因人制宜的朴素整体观。在西方,希波克拉底指出"治病先治人""一是语言,二是药物"的治疗观。这些观点至今仍有一定的指导意义,但毕竟是朴素的唯物论,存在一定的局限性。

3. 生物医学模式　生物医学模式诞生于欧洲文艺复兴后,随着自然科学的发展,人类自身奥秘得以揭示,西方医学开始摆脱宗教的禁锢,进入了一个崭新的发展时期,人们在认识疾病、治疗

Note

疾病和预防疾病方面都取得了突破性进展。但在其发展过程中也逐渐暴露出生物医学的片面性和局限性。在认识论上,它往往倾向于将人看成生物的人,而忽视了人的社会属性;在实际工作中,它重视躯体因素而轻视心理社会因素;在科学研究中,它较多地着眼于躯体生物活动过程,而较少关注行为和心理过程,忽视了后者对健康的作用;在思维方式上,它往往强调非此即彼,因而对某些功能性或心因性疾病,无法做出正确的解释,更无法得到满意的治疗效果,将人类对疾病和健康的认识局限在狭小的范围内,也无法完全阐明人类健康和疾病的全部本质。在生物医学模式的影响下,人类对疾病的认知和关注更多地集中在机体生理病理的变化,忽略了心理社会因素对疾病的影响和作用,由此形成了医学发展的第一时期——"以疾病为中心"阶段。医学理论和实践关注的都是疾病的病症、所导致的躯体障碍及其治疗措施和与之配套的治疗操作程序。

4. 生物-心理-社会医学模式 随着社会医学及行为医学的发展,人们已经认识到不良生活方式、行为、心理、社会和环境因素同细菌、病毒一样,成为健康的主要危害因素。同时,现代生活节奏的不断加快,对人的内部适应能力(包括心理的健全和情绪的平衡)提出了更高的要求。另外,随着人类物质文明的发展,人们对自身生活质量的要求也在不断提高,迫切需要医生在解决因身体疾病而造成直接痛苦的同时,也帮助他们减轻精神上的痛苦;疾病的治疗也不能仅凭药物和手术。也就是说,人们对于健康的要求已不再停留在身体无病的水平。这时,生物医学模式已不足以阐明人类健康和疾病的全部本质,明显不适应现代医学的发展。于是,新的生物-心理-社会医学模式应运而生。美国精神病学家恩格尔于1977年在《科学》杂志上发表的《需要新的医学模式:对生物医学的挑战》一文,对这一新医学模式做了开创性的分析和说明。

与生物医学模式不同,生物-心理-社会医学模式是建立在系统论和整体观之上的医学模式,它要求医学把人看成一个多层次的、完整的连续体,也就是在健康和疾病问题上,既要考虑生物因素,也要考虑心理、行为以及社会的各种因素的综合作用。生物-心理-社会医学模式的主要特征:①承认心理社会因素是致病的重要原因;②关注与心理社会因素有关的疾病日益增多的趋势;③全面了解患者,尤其是关注他们的心理状态,这是进行诊断和治疗的重要前提;④重视心理状态的改变,因为它常常为机体功能的改变提供早期预警信息;⑤懂得应用心理治疗和心理医学作为提高医疗质量的重要措施;⑥利用良好的医患关系来增强治疗效果。

医学模式的转变带来人类健康观的改变。世界卫生组织(WHO)将健康定义为"健康不仅仅是没有疾病或虚弱,而且是生理、心理以及社会各方面都要保持良好状态"。现代医学心理学正是适应医学模式的转变,适应人类健康观的转变,把心理学的理论知识和技术广泛应用于现代医学实践之中,在医学研究领域与心理学研究领域之间架起了一座桥梁,促进了学科间的交叉融合,推动了现代医学科学的发展与进步。正是在生物-心理-社会医学模式的影响下,现代医学理论得到了丰富和发展,推动了"以患者为中心"的现代医学发展的第二个重要阶段。该阶段强调对"人"的全面关注,医学工作的任务不仅是关心患者的病症和功能障碍,同时也注意到由疾病所导致的心理、行为、家庭、社会角色、医学伦理等问题。医学心理学在这一时期得到快速发展,心理学的理论和技术被广泛引入医学理论和临床实践之中,并成为现代医学重要的组成部分。

20世纪70年代,WHO提出"2000年人人享有卫生保健"的战略目标,推动医学进入"以人的整体健康为中心"的第三个发展阶段。将医学定义为"医学是诊断和处理人类对其现存和潜在健康问题的反应"。显然,"反应"包含了人的生理和心理两方面的反应。医学工作的任务不仅是解决患者现存的病症与功能障碍,还延伸到关注对健康有影响的潜在问题,为所有的人(患者和健康人)提供预防疾病和健康教育等方面的服务。心理学的理论与技术在医学理论研究与临床实践中得到进一步深化和拓展,医学心理学受到极大关注,其学科地位迅速提升,并成为现代医学教育重要的基础学科。

Note

《黄帝内经·灵枢》

《黄帝内经·灵枢》简称《灵枢》,是一部中医理论著作。《灵枢·邪客》指出:"人与天地相应者也";《灵枢·岁露》亦指出:"人与天地相参也,与日月相应也",这些论述都表明人的生命活动规律与自然界的变化是息息相关的。这些认识体现了我国传统医学的整体观。

三、医学心理学的基本观点

从生物医学模式向生物-心理-社会医学模式的转变,要求人们从生物、心理及社会三个维度看待健康和疾病问题,在分析病因、诊断、治疗和预防时都应充分考虑心理社会因素的影响。因此,我国医学心理学工作者根据多年的工作实践和科学研究,借鉴最新自然科学的思想和概念,在健康和疾病的若干关系问题上建立了自己的理论体系,概括起来有以下几个基本观点。

1. 心身统一的观点 一个完整的个体应包括心和身两个部分,两者相互联系,相互作用。对外界环境的刺激,心、身是作为一个整体做出反应的。因此,在考虑个体的健康和疾病时,应同时注意心和身两方面及其相互影响。

心身医学

心身医学(psychosomatic medicine)发源于20世纪前叶,由哈立笛(J. Halliday)和亚历山大(F. Alexander)等医学家最早提出。弗洛伊德(S. Freud)的精神分析学、巴甫洛夫(I. P. Pavlov)的行为科学研究成果等为心身医学的早期发展提供了理论基础。1939年,精神病研究专家邓巴(H. Dunbar)首次出版《美国心身医学杂志》,5年后他又领导建立了美国心身医学会。这标志着心身医学作为一门正式学科诞生了。随着医学科研的深入,人们发现由心理因素导致的躯体疾病,已经成为现代人死亡率升高的重要原因之一。因此,心身医学也越来越受到医学界的重视。

2. 个体与社会保持和谐的观点 人不仅具有生物属性,还具有社会属性。一个完整的个体不仅是生物意义上的人,还是社会意义上的人,他生活在特定的社会环境之中,处于不同层次的人际关系网内。各层次之间既有纵向的相互作用,又有横向的相互影响。人需要同这个外界环境系统保持和谐统一,才能维护身心健康。

3. 认知与评价作用的观点 心理社会因素能否影响健康或导致疾病,不仅取决于心理社会因素的性质和强度,还取决于个体对外界刺激的认知和评价,即心理社会因素是通过心理中介机制来影响健康和疾病的,有时心理中介机制甚至起主导作用。

4. 主动适应与自我调节的观点 心理的主动适应和自我调节是个体与环境保持相对和谐一致的主要因素,也是个体抵御疾病和促进健康的重要力量。在这一过程中,人不是被动的,而是通过一些主动的活动保持适应性,或改变社会环境和自然环境,或调整自己的认知,以适应变化了的环境。

5. 情绪因素作用的观点 情绪是人精神活动的重要组成部分,对人类心理活动和社会实践有着极其重要的影响,其作用主要通过情绪对行为的调节和个体对外界环境的适应来实现。

6.个性特征作用的观点   在成长发育的过程中,个体逐渐对外界事物形成了一个特定的反应模式,这种模式构成了个体相对稳定的个性特征,也成为某些疾病的易患因素。

上述六个观点贯穿于医学心理学研究和临床医疗实践的各个领域,不断丰富和完善医学心理学的理论并指导实践工作。

第三节　医学心理学的研究

一、医学心理学的研究对象

医学心理学的研究对象是人,包括医学情境中的服务对象和医务人员。其中,服务对象包括患有各种躯体疾病、心身疾病或心理障碍的患者,受诸如社会因素、情绪因素、不良行为方式等潜在因素威胁而处于亚健康状态的人,以及健康的人。医学心理学研究这些服务对象的心理特点、心理问题产生的原因以及心理干预的方法,如疾病对患者心理活动产生的负面影响,不同年龄阶段患者和不同疾病类型患者患病后不同的心理特点和心理健康维护措施等。而医务人员作为医疗活动的主体,医学心理学则研究其良性心理特征的培养和良好职业素质的塑造和优化,从而维护和促进医务人员的身心健康。

二、医学心理学的研究任务

(一)研究心理社会因素在疾病的发生、发展和变化过程中的作用规律

人类的疾病大体分为三类:一是躯体疾病,二是心身疾病,三是精神疾病。在后两类疾病中,心理社会因素不仅是致病或诱发因素,还会体现在疾病的症状上。对于第一类疾病,心理社会因素虽然不是直接病因,但患者患病后不同的心理状态影响着疾病的进展,有的患者还产生明显的心理障碍。

(二)研究心理因素对各器官生理、生化功能的影响

一个有机体为了应对外界刺激的瞬息万变,其内部的生理、生化活动必须随外界刺激的变化而改变,并伴随一定程度的情绪反应。情绪反应的程度受到个体的认知评价、人格特征和应对方式等因素的制约。这种情绪反应反过来又调节着个体生理、生化功能的强弱。长期处于负性情绪状态往往预示着心身障碍发生的风险增加。

(三)研究个性心理特征或行为模式在疾病发生、发展、转归和康复中的作用

研究表明,不同性格特征的个体对不同应激源会产生各不相同的且相对固定的生理、心理反应,这就是个性心理特征的表现。一方面,早年的生活事件、药物和环境因素的影响,以及当前的生活处境、人际关系、认知评价模式、应对方式等个体心理特征,均对疾病的发生、发展、转归和康复有着重要的意义。如 A 型行为(模式)与心脑血管疾病,C 型行为(模式)与癌症,饮食行为与糖尿病、肥胖有着密切关系。另一方面,个性心理特征或行为模式也影响着疾病或伤残的康复,如何让患者的心理活动在医学情境中保持最佳状态,也是医学心理学所要研究的重要课题之一。

(四)研究心理评估手段在疾病的诊断、治疗、护理和预防中的作用

心理评估是现代医学心理学研究的重要内容,也是使心理学具有可操作性的重要任务。要了解患者的心理状态和心理特征,明确生物功能、心理功能和社会功能在患者身上的相互影响,

Note

以及心理障碍的类型,明确心理干预与医学治疗的效果及预后,这些目的实现均离不开心理评估手段的应用。

(五)研究如何运用心理治疗的方法达到防病治病与养生保健的目的

运用医学心理学的知识发展特殊的操作性技术,达到防病治病、养生保健的目的,这是医学心理学研究的最终目标。研究发现,人的心理活动不仅伴有生理功能的变化,还能调节生理功能(经过训练),使其受控于自己的意识。因此,通过积极的认知行为干预可使大脑对人的生理功能发挥良好的调节作用。如放松训练、心理治疗、医学气功、生物反馈等都是通过改善人的心理状态,调动大脑的自我调节机制,促进疾病的好转,增强患者的社会适应能力,提高其生活质量。

三、医学心理学的研究方法

医学心理学是医学和心理学相交叉而形成的应用学科,其研究方法兼具自然科学和社会科学的特点。研究方法主要有观察法、调查法、心理测验法、实验法和个案法。

(一)观察法

观察法是指研究者有目的、有计划地对研究对象的动作、表情、语言等外显行为进行科学观察与分析,以此来了解其心理活动的一种方法。人的外貌、衣着、举止、语言、表情,人际交往的兴趣、爱好、风格,对人对事的态度,面临困难时的应对方式等,都可以作为观察的内容。观察法在心理评估和心理干预中被广泛应用。常用的观察法有自然观察法与控制观察法,主观观察法与客观观察法,日常观察法与临床观察法等。临床观察法在医学心理学研究中非常重要,它可以探讨行为变化时个体心理现象的病理生理机制。为了避免观察活动对研究对象行为产生影响,原则上不宜让研究对象发现自己被人观察。为此可在实验室设监控电视,或在隔墙上安装单向玻璃,也可用照相、录音、录像等方法,以减少人为因素带来的偏差。对同一方式进行重复观察并做时间抽样比较,综合分析得到的资料,具有较大的代表性和客观性。

(二)调查法

调查法是通过访谈或问卷等方式,系统、直接地从某一总体中抽取一定规模的随机样本来收集资料,并通过对资料的统计分析来认识心理行为现象及其规律的方法。根据调查方式不同可分为访谈法和问卷法。

1. 访谈法 访谈法是医学心理学最基本的方法,也是最重要的方法。这种方法的特殊之处在于谈话具有很强的目的性且在特定情境下进行,它不同于一般的交谈,是一种专门的技术。访谈法应用于临床患者和健康人群,在心理评估、心理干预和病因学研究中均被广泛采用。

2. 问卷法 问卷法是指研究者将事先设计好的调查表或问卷发放给研究对象,由其自行按要求填写问卷,然后由研究者回收问卷,并对其内容进行整理和分析研究的方法。问卷调查的质量取决于研究者事先对问题的性质、内容和要求的明确程度,也取决于问卷内容设计的技巧性以及研究对象的合作程度。问卷法的优点是简便易行,能获取大量信息。

(三)心理测验法

心理测验法是指以心理测验作为个体心理反应、行为特征等变量的定量评估手段,根据其测验结果揭示研究对象的心理活动规律的方法。此法需采用标准化、有良好信度和效度的量表,如人格量表、智力量表、行为量表、症状量表等。心理测验的量表种类繁多,必须严格按照心理测验规范实施,才能得到正确的结论。心理测验作为一种有效的定量手段在医学心理学工作中普遍使用(详见"第八章 心理评估")。

(四)实验法

实验法是一种经过精心设计,在严格控制的条件下,通过操作某些因素来研究变量之间的相关或因果关系的方法。实验法在医学心理学研究中占有重要地位。实验法可分为以下几类。

1.实验室实验 实验室实验是在实验室借助各种仪器设备,严格控制无关变量的情况下进行的实验。这不仅便于观察某一操作变量引发的行为反应,还可通过仪器精确记录研究对象所产生的生理变化。实验室可以实现程序自动化控制的各种模拟环境,借此研究特殊环境中心理活动的变化和相应的生理变化规律。

2.现场实验 现场实验是在工作、学习或各种生活情境中,尽量使现场条件单一化,适当地对研究对象的某些变量进行设计,观察其有关的反应变量,以分析研究其中规律的实验方法。现场实验可避免由于过度改变熟悉的环境条件给研究对象造成的心理活动误差,但很难像实验室那样严格控制无关变量的影响,因变量的结果往往是由多因素引发的。因此,现场实验应采用多因素的实验设计,实验期限较长,一般成本较高。

3.临床实验 临床实验属于现场实验的特殊形式,对医学心理学研究更为重要。例如,神经心理学家通过脑部实验(在脑部手术允许的情况下)取得了大量的宝贵资料,其中斯佩里(R. W. Sperry)关于割裂脑患者的研究为大脑优势半球学说做了重大修正;心身医学的许多资料也是通过临床实验取得的,许多心身疾病的诊断和分型,以及心身相互作用的研究也来自临床实验。近年来,由于临床检查技术的迅速发展,如人工智能技术在临床诊断中的应用,为医学心理学的临床实验研究提供了许多便利条件,为科学的深入发展开拓了广阔的前景。

(五)个案法

个案法是对单一案例运用观察、访谈、测验和实验等手段进行研究的方法。个案法必须建立在丰富且翔实的个案资料的基础上。需要搜集的基本资料包括研究对象的身体健康状况史、家庭生活背景、教育背景、职业、婚姻史、社会生活背景以及通过访谈得到的人格发展历程和目前心理特征等。这些资料构成一个系统的个人传记,是一个发展变化的历史记录,对研究极为有用。这种深入的、发展的描述性研究非常适用于医学心理学心理问题的干预、心身疾病或心理障碍的疗效分析,以及进行心理行为疗法实施前后的比较研究等。个案法也可用于某些研究的早期探索阶段,详细的个案研究资料可为进一步开展大规模研究提供依据。个案法可对一些特殊案例进行深入、详尽、全面研究,这对揭示某些具有实质意义的心理发展和行为改变问题有十分重要的意义。例如,对狼孩、猪孩、无痛感儿童的个案研究。

第四节 医学心理学的理论基础

20世纪初,心理学进入快速发展时期,由此也产生了许多学派。不同的学派从各自的学科背景出发,提出了对人性的基本看法,形成了不同的理论。每一种理论都试图对人类的正常或异常心理与行为进行解释,同时也形成了防治疾病的方法并应用于临床实践,这些对医学心理学的形成和发展产生了重要影响。下面介绍几种有影响的理论。

一、精神分析理论

精神分析理论属于心理动力学理论,是由奥地利的精神病学家弗洛伊德于19世纪末20世纪初在临床治疗实践的基础上创立的。精神分析理论是科学心理学史上第一个人格心理学体系。弗洛伊德提出的"以潜意识本我为核心"的人格结构理论,以及其追随者在此基础上建立的体系中关于人格结构的理论,对人格心理学的发展产生了很大影响。

(一)弗洛伊德精神分析理论

1.心理结构理论 心理结构理论是理解弗洛伊德理论的起点。弗洛伊德把人的心理活动分为意识(consciousness)、潜意识(unconscious)、前意识(preconscious)三个层次。其中,潜意识是该理论中的重要概念,是精神分析理论的基石。

(1)意识:个体能觉察到的心理活动,包括由外界刺激引起的、符合社会规范和道德标准并可通过语言表达的感知觉、情绪、思维、意志等。只有符合社会规范和道德标准的各种观念才能进入意识领域。意识使个体保持对环境和自我状态的感知,对人的适应有重要作用。弗洛伊德认为,如果把人的心理比作一座冰山,那么意识仅是海平面以上冰山之巅的部分。

(2)潜意识:又称为无意识,是无法被个体感知到的心理活动,包括原始冲动和本能,以及一些不被社会标准和道德理智所接受的、被压抑着的欲望和动机,或明显导致精神痛苦的过去的事件。它容量巨大,虽然不被意识所知觉,但它是人类心理活动的原动力所在。弗洛伊德认为,被压抑在潜意识中的欲望和冲动,如果不能被允许进入到意识中,就会以各种变形方式出现,如口误、笔误、梦以及各种心理、行为或躯体症状等。潜意识是精神分析理论的重要概念之一,理解潜意识对行为特别是对异常行为的影响,是理解精神分析理论的关键。

知识链接

弗洛伊德和《梦的解析》

梦是不可理喻、荒谬、怪诞离奇的吗?释梦者往往被披上神秘而又神圣的面纱。但梦却具有一定的意义,即使那是一种用晦涩的"隐喻"来取代某种思想的过程。弗洛伊德的《梦的解析》和他的心理学世界于2007年被美国拍摄成纪录片,该纪录片通过一系列梦境的再现,试图解释弗洛伊德抽象的"潜意识"理论,使观众们能够更简单、更直接、更清楚地了解人类深奥难懂的精神领域。

(3)前意识:介于意识与潜意识之间,由那些目前虽未被意识到,但在个体集中注意或经过他人的提醒下可以被带到意识区域的主观经验所组成。前意识的作用就是保持对欲望和需求的控制,使其尽可能按照外界现实规范的要求和个人道德来调节,是意识和潜意识之间的缓冲区。

2. 人格结构理论 弗洛伊德晚年将无意识理论与人格理论结合起来,形成了人格结构理论。他将人格划分为三个相互作用的部分,即本我(id)、自我(ego)和超我(superego)。

(1)本我:人格中最为原始、隐秘且不易把握的部分,它处于潜意识的深层,由先天的本能、基本欲望组成,是一切心理能量之源。本我遵循"快乐原则"进行活动,具有寻求本能欲望即刻被满足的倾向,其目的是消除个体的紧张状态。它不受个体意识的支配,也不受外在社会规范的约束。

(2)自我:在本我的基础上分化和发展起来的,是人格结构中理智且符合现实的部分,也是最为重要的部分,其成熟水平决定着个体心理健康的水平。自我在人格结构中专司管理和执行,一方面,自我是使本我的各种本能、冲动和欲望得以实现的承担者;另一方面,自我又在超我的要求下,顺应客观现实环境,采取社会所允许的方式指导行为,保护个体安全。自我遵循"现实原则"行事,其主要任务是使本能的冲动获得最大限度的满足,同时又与外部世界和超我维持和谐的关系。

(3)超我:从自我中分离并发展而来的,是道德化了的自我,是人格结构中最文明且最有理性的部分。它是在长期的社会生活中,将社会规范、道德观念等内化的结果,类似于良心、理性等。超我遵循"至善原则"行事,其特点是能够按照社会法律、规范、伦理和习俗来辨明是非、分清善恶,其功能是对个体的动机和行为进行监督,促使人格达到社会要求的完善程度。

弗洛伊德认为三个"我"之间相互作用。其中,自我在本我和超我之间起着协调作用,使二者保持平衡。如果自我无法协调本我和超我之间的矛盾和冲突,个体就会产生各种精神障碍或病态行为。一个健康的个体是本我、自我和超我三者协调作用的结果,呈现出均衡和统一的状态。

3.性心理发展理论 弗洛伊德把性作为潜意识的核心问题,这里的"性"含义极为广泛,除生殖器活动相关的性本能外,凡能产生快感的体验都直接或间接地与性有关。他认为,人的一切追求快乐的活动都是性的活动。人的性本能是一切本能中最基本的东西,是一切心理活动的内在动力,弗洛伊德将这种动力称为力比多(libido),认为它是一种能量,且藏在本我之中,是人格发展的动力。在人生的不同时期,力比多满足的方式和部位不同。弗洛伊德将人一生性心理的发展划分为以下五个时期。

(1)口欲期(0~1岁):弗洛伊德认为,性本能的发展是从口唇部位开始的,这一时期婴儿原始性力的满足,主要通过吸吮、咀嚼、吞咽等刺激口腔的活动来获得,婴儿的快乐也多来自口腔的活动。如果这个时期性的满足不适当(太多或太少),可能发生固着,或以后仍倒退至这一时期。口欲期不适宜的满足可能成为某些精神病的起因或形成口欲期人格,在成年期表现为过度的依赖性、不现实、富于幻想、执拗,以及过度的"口欲习惯",如贪食、嗜烟酒和挖苦人等。

(2)肛欲期(2~3岁):这一时期,幼儿的性兴趣主要集中在肛门区域,主要靠排泄和控制大小便时所产生的快感获得满足。这个时期也是对幼儿进行卫生习惯训练的关键时期。如果管制得过严或过于放纵,都会给其将来的生活带来不良影响,形成所谓的肛门期人格,到成年时便会表现出固执、吝啬、整洁、过于节俭和学究气,或者邋遢、浪费、无条理等。

(3)性器期(4~6岁):此时儿童通过触摸生殖器获得性快感。这一时期,儿童还将经历俄狄浦斯情结(或恋母情结)(Oedipus complex)或伊莱克特拉情结(或恋父情结)(Electra complex),即将父母中的同性视为竞争对手,而对异性父母产生性兴趣。在正常发展的情况下,恋母情结和恋父情结会通过儿童对同性父母的认同,而内化他们的行为、态度和特质,进而发展出相应的性别角色而获得解决。这一时期,超我开始发展,是人生发展的重要阶段。

在口欲期、肛欲期和性器期的发展过程中,大部分人格特征已形成。因此,6岁以前是人格发展的关键期。儿童这一阶段的矛盾和冲突的解决,对其将来性别特征的形成、对异性的态度及性生活都很重要。

(4)潜伏期(7~12岁):随着恋母/恋父情结的解决,儿童进入潜伏期,一直持续到青春期。这一时期,儿童的兴趣扩大,注意力从自己的身体和对父母的感情转向外部环境,发展各种知识和技能,以便应对环境的需要。因此,原始的性力呈现出潜伏状态。这一时期的男女儿童之间,在情感上比以前疏远,团体活动多呈男女分离的趋势。

(5)生殖器期(12岁以后):从青春期至成年,随着性生理发育成熟,性的需要转向相似年龄的异性,并且有了两性生活的愿望,有了婚姻家庭的意识。至此,性心理的发展也趋于成熟。

以上各期的发展,对人格形成至关重要。弗洛伊德认为,这五个时期的发展顺序是由遗传决定的,但每个时期是否能顺利度过却是由社会环境决定的。每一发展时期都有其需要解决的特殊问题。如果一个时期的问题没解决,并被逐渐内化或被压抑到潜意识中,就会影响下一时期的成长,并且可能在不同的发展时期再度明显化,成为行为或躯体功能障碍的原因。例如,口欲期个体的快感主要来自口腔的活动,如吸吮、进食。如果婴儿口腔的欲求因某种外部因素而受挫折(如断乳过早等),可能会产生固着现象,以后虽然年龄已超过1岁,但仍可能留在以口腔活动(如过食行为)为主的方式来减轻焦虑的阶段,这被称为口欲期人格。

(二)新精神分析理论

新精神分析学派是在弗洛伊德古典精神分析的基础上演化出来的一个新的理论流派。代表人物有阿德勒、埃里克森、霍妮、弗洛姆等。该学派不再片面强调性本能的作用,而是关注社会文化因素对人格发展的影响,研究重点从弗洛伊德的本我转向自我,研究对象从病理心理转向正常人群。

1. 埃里克森——人格发展学说 埃里克森的阶段论深受弗洛伊德的影响,但他的学说更为乐观,更认同人类积极发展能力的主动性。他认为,如果个体能够积极地解决面临的重要生活任务,那么将促进个体形成良好的自我品质;如果个体不能顺利地应对,则会影响个体的进一步发展或是留下问题。

2. 阿德勒——个体心理学 阿德勒的理论强调,寻求控制感、力求完美和克服自卑是人类的本能。当我们体验到自卑时,便会被追求优越的力量所驱动。他指出,优越并非一定是比他人优越,而是从一种知觉到的从较低位置发展到较高位置,从感觉到不足到感觉到增强,通过追求能力、控制、完美中克服无助感。

3. 霍妮——社会文化神经症理论 霍妮认为,神经症的产生虽然不排斥性压抑、遗传、童年经历等原因,但本质上来源于一定社会的文化环境对个体施加的影响。人性、人的各种倾向和追求、人所受到的压抑和挫折、人的内心冲突引发的焦虑,乃至正常人格、病态人格的界定标准,所有这一切都因文化和时代的不同而有很大区别。

4. 荣格——分析心理学 荣格在弗洛伊德对人类无意识发现的基础上,根据自己的观察并广泛研究了各民族宗教神话之后,提出了一套颇有说服力的人类心灵深层结构理论,并称之为分析心理学。在分析心理学体系中,心灵被当作人格的总体,它囊括一切意识和无意识的思想、情感和行为。荣格认为,作为总体的心灵包括三个层次:意识、个体无意识和集体无意识。

5. 沙利文——人格意象理论 人格是重复人际情境的相对持久模式,重复的人际情境是个人生活的特性。人格意象是个体对他们自己或他人在需要满足或是焦虑中产生的情感态度和概念的综合印象。沙利文认为,人格意象的形成开始于婴儿认识到自己身体的存在。婴儿逐渐形成有关"我"的三方面的人格意象,即"好我""坏我""非我"。

6. 科赫特——自我对象理论 科赫特认为,不能简单用力比多投注的目标来解释自恋。自恋是一种个体在童年时的自我心理结构的获得性缺陷,以及随之而来的继发性防御和代偿性结构的建立。科赫特最终抛弃了传统精神分析的本能模式,采用新的理论模式来说明自恋的发展。科赫特的自我对象理论认为,自我是人格结构的核心,人格发展状况取决于自我的发展状况。

二、心理生理理论

在研究心理因素在人的健康和疾病中的作用和地位时,除了有以弗洛伊德为代表的心理动力学派,还有一个朝着生理学方向发展的学派,即心理生理学派。心理生理理论认为心身是统一的,心理因素对人类的健康和疾病产生的影响必须以生理活动为中介,即通过神经系统、内分泌系统和免疫系统影响全身各个系统、器官、组织、细胞的结构和功能。心理生理学重点研究各种心理活动的生理机制,尤其是心身关系、心身交互影响等。许多生理学家、心理学家的研究成果为心理生理学的发展奠定了基础。

美国著名生理学家坎农通过大量的动物实验研究发现,强烈的恐惧、愤怒等情绪变化会使动物产生"战斗或逃跑"的反应,这是通过自主神经系统影响下丘脑激素的分泌,进而导致心血管系统活动的改变。如果不良情绪长期反复地出现,就会引起生理功能紊乱和病理改变。

巴甫洛夫等人通过长期的实验研究,提出了高级神经活动学说,认为躯体各器官都受大脑皮质的调节,大脑皮质在心身调节、心身疾病的产生中起主导作用。当高级神经活动功能异常时,会向内脏发出病理性冲动,从而使内脏机能失调。

加拿大生理学家塞里提出了著名的应激适应机制学说,认为应激是机体抵御各种有害刺激时产生的一种非特异性反应,表现为一般适应综合征(general adaptation syndrome,GAS),分为警戒期、抵抗期和衰竭期三个阶段。警戒期机体对刺激做好应激的准备,此时肾上腺皮质激素大量分泌,警觉性提高。抵抗期机体各部分对刺激产生适应性生理变化以抵抗紧张刺激,使生理和心理恢复平衡。衰竭期机体经过持久抗衡后,力量已衰竭,失去适应能力,出现焦虑、头痛、血压升高等一系列症状,进而导致心身障碍和心身疾病的产生。

美国学者沃尔夫(H. G. Wolff)通过研究胃瘘患者发现,患者情绪愉快时,黏膜血管充盈,胃液分泌增加;患者愤怒、仇恨时,黏膜充血,胃液分泌大大增加;而在患者忧郁、自责时,黏膜苍白,胃液分泌减少,胃运动受到抑制。他认为,情绪对生理功能的影响还受遗传易感性、器官脆弱性和人格特征的影响。

1977年,恩格尔指出,人对不同性质的心理应激所产生的生理反应主要分两大类:面临危险、威胁时或面临愤怒、焦虑、恐惧时,主要通过交感-肾上腺髓质轴、脑内上行激活系统活化等,引起心血管反应、血糖升高、血压升高,他把这一系列的反应称为"或战或逃反应";而在抑郁、悲观、无望、无助时,则活化垂体-肾上腺皮质轴,通过副交感神经系统引起肠道分泌活动亢进、支气管痉挛、免疫力降低等,称为"保存-退缩反应"。"或战或逃反应"的持续存在是冠心病、高血压、心肌梗死、脑卒中、糖尿病的病因之一,而"保存-退缩反应"则是心脏停搏、溃疡病、恶性肿瘤、哮喘、类风湿关节炎、某些皮肤病的病因之一。

三、行为主义理论

行为主义理论又称刺激-反应(S-R)理论,是由美国的心理学家华生(J. B. Watson)于20世纪20年代创立的,被认为是继精神分析理论之后的心理学史上的第二思潮。与医学心理学有关的行为主义理论主要有巴甫洛夫的经典条件反射、斯金纳(B. F. Skinner)的操作条件反射、米勒(N. E. Miller)的内脏操作条件反射和班杜拉(A. Bandura)的观察学习理论。

(一)经典条件反射

1. 实验基础 在巴甫洛夫以犬为实验对象的研究中,他发现当给一只饥饿的犬呈现食物时,犬便会分泌唾液。巴甫洛夫将这种在出生时便可发生的反射(见到食物分泌唾液)称作无条件反射(UCR),将这种能直接引发无条件反射的刺激物(食物)称作无条件刺激(UCS)。实验中犬听到铃声,虽能引起注意但却无唾液分泌反应。但是巴甫洛夫发现,如果响起铃声后立即呈现食物,多次配对呈现后,犬单独听到铃声也会分泌唾液。此时,一个经典条件反射便形成了。在这里,铃声已成了食物即将出现的信号,此时被称作条件刺激(CS),而听见铃声就分泌唾液,这种反应是在实验中习得的,称作条件反射(CR)。铃声引起唾液分泌的反射过程就是条件反射。通过条件反射习得的行为不能被个体随意操作和控制,属于反应性行为,也称为经典条件反射。

在人类复杂的社会生活中,言语、情境也可以成为条件刺激,引起情绪、行为的条件反射。如果一个人的行为与特殊生活情境建立了条件性联系,当某些情绪、行为反应不符合他所在环境的文化背景或行为规范时,则可能表现为适应不良或病态行为。

巴甫洛夫对条件反射所进行的一系列研究,已成为行为学习理论的重要基础。在经典条件反射理论基础上形成的如厌恶疗法,现在已成为矫正病态行为的重要方法。他的许多论述对全面理解人类行为以及消除、矫正病态行为具有重要的指导意义。

2. 主要观点

(1)习得:认为条件反射是条件刺激与无条件刺激的配对引起的,是后天习得的。例如,在巴甫洛夫的经典条件反射实验中,原本铃声并不会引起犬的唾液分泌反应,但当铃声与食物多次同时出现后,铃声单独响起时也会导致犬产生唾液分泌反应。在日常生活中,经常去医院打针的儿童可能会对医务人员及注射器等产生条件反射性的恐惧。

(2)泛化:指条件反射一旦确立,其他类似最初条件刺激的刺激也可以引起条件反射。例如,在华生的恐惧情绪实验中,当一个儿童正与小白鼠(条件刺激)快乐游戏时,在他的身后突然出现刺耳的噪声(无条件刺激),儿童会产生恐惧反应。经过不断地习得后,每当小白鼠出现,儿童就会产生恐惧反应。随着时间的延长,儿童不仅对小白鼠产生恐惧反应,还会对其他白色带毛的物品,如白色毛绒玩具、白胡子等产生同样的恐惧反应。此时,儿童对小白鼠的恐惧就出现了泛化。正所谓"一朝被蛇咬,十年怕井绳",也是泛化的结果。

(3)消退:指条件刺激出现多次而没有无条件刺激的强化,则已经建立的条件反射逐渐减弱甚至消失。例如,刺耳的噪声不再与小白鼠配对出现,儿童对小白鼠的恐惧就可能逐渐减弱甚至消失。

(二)操作条件反射

1.实验基础 操作条件反射理论是由美国心理学家斯金纳等人通过动物实验建立。实验在著名的斯金纳箱中进行。斯金纳将一只饥饿的老鼠放入斯金纳箱,老鼠在箱内到处探索。一次偶然的机会,它跳到一个杠杆上,将杠杆压了一下,食物会自动落到盘子里。随后,它又到处探索,只要它压一下杠杆,便会获得食物。渐渐地,老鼠减少了无效探索,越来越多地按压杠杆。最后,老鼠终于学会通过按压杠杆来获取食物,一个操作条件作用便形成了。即当某一行为(按压杠杆)出现时总能获得某种积极的结果(食物),则个体逐渐学会主动对这种行为进行操作,这就是操作条件反射。

与经典条件反射不同,操作条件反射的核心在于重视行为的结果对行为本身的影响。任何与个体的需要相联系的环境刺激,包括各种理化、生物、心理和社会的变化,只要反复出现在某种行为之后,都可能对这种行为产生影响。反过来,个体许多正常或异常的行为反应,包括各种习惯或症状,也可以因操作条件反射机制而形成或改变。在医学心理学的应用中,可以根据操作条件反射的原理塑造良好行为,矫正不良行为。

2.主要观点 操作条件反射的实验证明,伴随行为出现的各种刺激既可以具有积极或愉快的性质,也可以具有消极或痛苦的性质。这些刺激既可以从无到有,也可以从有到无。根据刺激性质及其变化规律的不同,可将操作条件反射分为以下几种。

(1)正强化:指个体的某一行为使积极的刺激增加,导致该行为逐渐增强的过程。如饮酒后产生轻松愉快的感受,则饮酒行为增强。

(2)负强化:指个体的某一行为使消极刺激减少,导致该行为逐渐增强的过程。如社交恐怖症的患者通过回避社交而使焦虑减轻,因此,强化了回避行为。

(3)消退:指个体的某一行为使原有的积极刺激减少,导致该行为逐渐减弱的过程。如学生做好事,若得不到老师的表扬和同学的关注,则会导致此种行为减少。

(4)惩罚:指个体的某一行为使消极刺激增加,导致该行为逐渐减弱的过程。如在某种成瘾行为出现时立即给予电击等消极刺激,会减弱或消除这种成瘾行为。

知识链接

从心理学角度看迷信行为的产生

你是否有过这样的一些行为:认为走路一定要先迈左脚或右脚,某个特定的数字如"6"会给自己带来财运,对某个算命先生的预言笃信不疑……尽管很多人不愿意承认,但在某些时候每个人都会因为迷信做某些事情。斯金纳说,人们这样做的原因是他们相信或推测在迷信行为和某些被强化的结果之间存在联系,虽然实际上两者并不相关。人们相信这种联系是因为该行为(算命先生预言的某个行为)被偶然地强化了(如正好发生了这个行为)一次、两次或几次。斯金纳称它为非关联性强化,这种强化与特定行为间并不一一对应,但有些人却相信这种因果联系确实存在,由此导致迷信行为。

Note

（三）内脏操作条件反射

米勒于 1967 年进行的内脏学习实验实际上是操作条件反射的特殊形式，即内脏操作条件反射。在内脏学习实验中，对动物的某一种内脏反应（如心率下降）给予强化，经过选择性训练，动物逐渐学会了"操作"内脏活动（使心率下降）。米勒采用同样的实验方法还分别使动物学会了"操作"心率的增加、血压的升高或下降及肠道蠕动的增强或减弱等。

虽然米勒的内脏学习实验未能有更深入的研究，但内脏操作条件反射理论对于医学心理学工作还是有一定意义的。内脏操作条件反射证明，心身症状往往是习得的，人的各种内脏活动也可以通过内脏学习获得意识的调节和控制。目前广泛应用的生物反馈治疗技术就是基于这一原理产生的。该方法把人体各种生理变化信息转变成视听信号，患者通过学习可以在一定程度上控制自身的心率、血压、皮肤温度、胃肠蠕动、腺体分泌等几乎所有的内脏反应，从而达到防病治病的目的。

（四）观察学习

观察学习是指通过观看他人的行为和行为的后果（得到奖赏或是受到惩罚）而获得新行为的过程。以班杜拉为代表的社会学习理论学家认为，人类行为大多是在社会交往中通过对榜样示范行为的观察与模仿习得的。与操作条件反射不同，人在观察学习中，可以不必做出外部反应（如模仿动作），也无须亲自体验强化，只要直接观察他人的行为，或通过观看电影、电视中人物的行为，便可获得新的行为。这是在替代性强化基础上发生的学习，故又称为替代性学习。因此，给有不良行为的人提供模仿学习的机会，就有可能改变其不良行为，重塑健康行为。

四、人本主义理论

人本主义心理学派于 20 世纪 50 至 60 年代在美国兴起，以马斯洛（A. H. Maslow）和罗杰斯（C. R. Rogers）为主要代表人物。该学派受现象学和存在主义哲学影响较大，主张心理学必须说明人的本质，关心人的需要，重视人的尊严、价值、创造力、自我实现及潜能发挥。

（一）人性本善论

人性本善论是人本主义基本的人性观。它认为人的天性中就有实现自己的潜能和满足人的基本需要的倾向。在适当的成长和自我实现的环境中，人性是善良的，至少表现为中性。人性的恶是由于基本需要未被满足、自我实现的环境遭到破坏。

（二）马斯洛的需要层次理论

马斯洛认为，动机是人类生存和发展的内在动力，而需要则是产生动机的源泉。需要的强度决定着动机的强度。各种需要之间有先后顺序和高低层次之分，每一层次需要的满足，将决定个体人格发展的境界和程度。他把人的需要由低到高分为生理需要、安全需要、爱和归属需要、尊重需要、自我实现需要五个层次。其中，自我实现需要是促使个体潜能得以实现的动力。马斯洛把自我实现看作是人发展的最高目标，或者说是人生追求的最高目标。他还提出高峰体验的概念，指人们进入自我实现和超越自我状态时所感受到的一种非常豁达与极乐的瞬时体验。

（三）罗杰斯的自我形成理论

罗杰斯认为刚出生的婴儿没有自我的概念。出生后，在与他人和环境的相互作用下，婴儿开始逐渐把自己区别出来，自我的概念开始形成并不断发展。这时候儿童在环境中进行各种尝试，寻求成人的肯定和认可，寻求他人的关怀和尊重。这时候儿童发现只有做父母满意的事情才能得到他们的积极关注，父母的关怀与尊重是有条件的，此时儿童获得的就是一种有条件的价值感，罗杰斯称之为"价值的条件化"。价值的条件化建立在他人评价的基础上，父母根据儿童的言行是否符合自己的价值标准来决定能不能给予儿童关爱，儿童在不断的行为体验中，不自觉地将成

Note

人的价值观念内化,学会了摒弃自己的真实情感和愿望。当儿童的实际经验与自我概念不一致时,就会产生焦虑、烦躁等自我失调的表现。这种自我失调乃是人类适应不良的根源。于是,罗杰斯认为只有将原本不属于自己、经内化而成的自我部分去除,找回属于自己的情感和行为模式,才能充分发挥个人的潜能,成为一个健康完善的人。

五、认知理论

认知是一个人对事物的看法、态度及其思维模式。认知心理学的核心假设是一个人的认知过程会影响到他的情绪和行为,其行为反应不完全是对外在刺激做出的反应,更重要的是对这些刺激的心理加工过程。比如听同样的音乐,有的人觉得享受,有的人却昏昏欲睡;再如压力事件可导致疾病或加速某些疾病的发展,但实际上生活中的压力无处不在,然而大多数人却并未患病。所以,无论什么样的心身疾病,都是由认知加工过程的扭曲和误解导致的。与心理治疗有关的认知理论主要有艾利斯(A. Ellis)的情绪 ABC 理论和贝克(A. T. Beck)的情绪障碍认知理论。

(一)艾利斯的情绪 ABC 理论

美国心理学家艾利斯提出了情绪 ABC 理论,创立了理性情绪行为疗法(rational emotive behavior therapy,REBT)。艾利斯认为,人的情绪困扰并非由环境刺激事件引起,而是由人对事件的信念造成。所以,信念对于个人的情绪和行为起决定性作用,由此提出了著名的情绪 ABC 理论。A(activating event)是引起情绪的诱发事件,B(belief)是个体对诱发事件所持有的信念,即个体对该事件的看法、解释和评价,C(consequence)是个体由此产生的情绪和行为结果。通常人们认为是 A 直接引起 C,而事实并非如此,在 A 与 C 之间还存在中介 B。情绪 ABC 理论认为,事件 A 只是引起情绪和行为反应的间接原因,而人们对事件的看法 B 才是引起情绪和行为反应的直接原因。正如艾利斯所说,人不是为事情本身所困扰,而是被对这件事的看法所困扰。不合理信念是情绪或行为障碍产生的重要因素。因此,艾利斯认为只有改变不合理的信念,才能解决由此带来的不良情绪和行为问题。

(二)贝克的情绪障碍认知理论

贝克提出的情绪障碍认知理论认为,心理障碍常常同特殊的、歪曲的思考方式有关,错误的认知过程和观念是导致不良情绪和行为的原因。在实践中,他发现个体并不能感知自己的一些想法,这些想法是自动出现的,其内容大多为自责和自我批评,导致个体消极地去解释生活事件,把自我解释为没有价值。贝克假设这些信念是个体在早期生活中形成的,而且成为明显的认知图式。贝克认为,情绪和行为的发生不是通过环境刺激直接产生的,而是借助于认知的中介作用。正常的认知过程会产生正常的情绪和行为反应,异常的认知过程则会产生异常的情绪和行为反应,认知歪曲会导致情绪障碍。通过对大量患者的研究,贝克总结出一些常见的认知歪曲,如主观推断、选择性概括、过度概化、极端思维、个人化等。

本章小结

本章通过对医学心理学概念、性质、研究对象、研究任务、发展简史等内容的系统介绍,让学生对医学心理学有一个初步的认识,激发其学习本课程的兴趣,使其知晓学习本课程的意义和重要性;通过对医学模式和基本观点的学习,让学生明白心理社会因素已成为当前人类致病的重要因素,帮助学生站在更高且全新的角度诠释疾病、认识健康,建立新的健康观和疾病的整体观;通过对医学心理学学派理论的学习,促进学生对人的心理和行为的理解,以及对心理疾病成因的分析。

思维导图

Note

直通执考

1.临床执业助理医师考点对接

(1)医学心理学的概念与性质(掌握)。

(2)医学模式的转化(掌握)。

(3)医学心理学的任务(了解)。

(4)医学心理学的基本观点(熟悉)。

(5)精神分析理论(掌握)。

(6)行为主义理论(熟悉)。

(7)人本主义理论(熟悉)。

(8)认知理论(掌握)。

2.拓展书籍推荐 《人为什么会生病》,[英]达里安·利德(Darian Leader)、戴维·科菲尔德(David Corfield)著,谷晓阳、李瞳译,北京联合出版公司。

简介:孤独为什么会危害人的身体健康?精神压力为什么会使类风湿关节炎发作?人际关系中的摩擦、动荡和失望为什么会对身体产生影响?心脏病、癌症、哮喘或关节炎等疾病会因患者的想法和感觉而加重或缓解吗?为什么现代医学对患者疾病背后的生命经历、情绪感知与行为模式如此不感兴趣?针对这些问题,该书以广阔的视野重新观察医学领域,深入而全面地探讨了精神状态和身体功能的相互作用,从而提高人们对心身联系的重视和觉察力,唤起人们对心身医学的兴趣,将其作为研究所有疾病的视角,充满人文关怀。

实训　访谈法和问卷法的综合运用

[实训目的] 掌握访谈法和问卷法在医学心理学中的应用,学会用多种方法获取资料。

[实训方式] 利用学期临床见习的机会,采用访谈法和问卷法收集某医院患者对医疗服务的需求。

[实训要求] ①自行分组,以团队合作形式完成。②充分熟悉教材中该部分内容,广泛收集并阅读参考资料。③拟定访谈提纲,利用学期临床见习的机会,与某科室患者进行有效沟通和一对一访谈。④在此基础上编制调查问卷,实施调查。⑤完成调查问卷后,每个团队回收问卷,汇总问卷信息,书写实训报告并总结经验。

能力检测

能力检测答案

Note

一、选择题

1.无论是致病、治疗,还是预防和康复都应将人视为一个整体,需要考虑各方面因素的交互作用,而不能机械地将它们分割开。此观点所反映的医学模式是(　　　)。

A.自然哲学医学模式　　　　　　　　B.生物-心理-社会医学模式

C.神灵主义医学模式　　　　　　　　D.机械论医学模式

E.生物医学模式

2.相信"万物有灵"的思想属于(　　　)。

A.神灵主义医学模式　　　　　　　　B.自然哲学医学模式

C.生物医学模式　　　　　　　　　　D.生物-心理医学模式

E.生物-心理-社会医学模式

3.医学心理学的基本观点不包括(　　　)。

A. 心身统一的观点　　　　　　　B. 认知评价的观点

C. 情绪影响的观点　　　　　　　D. 道德约束的观点

E. 主动适应与调节的观点

4. 医学心理学的研究对象不包括(　　)。

A. 患者　　　　　　　　　　B. 亚健康状态的人　　　　　C. 健康人

D. 社会工作者　　　　　　　E. 医务人员

5. 某医院要快速了解患者对医疗工作的满意度一般采取(　　)。

A. 观察法　　　　　B. 访谈法　　　　　C. 问卷法　　　　　D. 实验法　　　　　E. 个案法

6. 在精神分析理论中,遵循"享乐原则"行事的人格部分叫作(　　)。

A. 自我　　　　　B. 超我　　　　　C. 理想我　　　　　D. 本我　　　　　E. 现实我

7. 操作性条件反射的提出者是(　　)。

A. 弗洛伊德　　　　B. 罗杰斯　　　　C. 斯金纳　　　　D. 班杜拉　　　　E. 巴甫洛夫

二、思考题

1. 医学心理学关于健康和疾病的基本观点有哪些?

2. 简述医学模式发展阶段。

3. 简述艾利斯的情绪 ABC 理论。

(李明芳)

Note

第二章　心理学基础

学习目标

知识目标

(1)掌握心理现象的分类,感觉与知觉的概念、种类和特征,记忆的概念、种类和过程,情绪与情感的分类、作用和调节管理,动机冲突的类型,人格的概念,气质的概念、特征和类型,性格的概念、特征与类型。

(2)熟悉心理实质的内容,思维的概念与特征,情绪与情感的概念,意志的概念、特征与基本过程,需要的概念与需要层次理论,能力的概念与分类。

(3)了解心理学的概念,意志的品质,动机的概念与分类。

能力目标

(1)能够对自身心理过程和人格特征进行正确、客观的认识和评价。

(2)能够运用心理学的理论知识,分析医学领域中的心理现象,指导和开展医学实践工作。

素质目标

(1)能够有意识地树立科学的心理学观念。

(2)具有自我觉察、悦纳自我、关爱自我的意识。

(3)能够以积极的情绪、顽强的意志和乐观的心态面对学习、生活以及今后的工作。

案例导入

　　小林,21岁,大三学生。平时学业压力大、人际关系复杂,长期处于巨大的精神压力中。最近偶尔会感到头晕和耳鸣,医院检查未发现器质性病变。记忆力明显减退,经常遗忘日常生活中的小事。他开始跟不上老师上课的节奏,思维变得迟缓,还经常想象找不到工作的可怕场景。加上小林平时对自己要求严格,常因一点小的失误而过分自责。他为此感到极度焦虑和抑郁,经常因为小事发脾气,事后又感到深深的孤独和无助。面对压力,小林的意志力有所下降,他开始避免与同学和朋友交流,不再参加社团活动,甚至开始逃课,沉迷于网络游戏。

　　请思考:

　　(1)小林的案例涉及哪些心理现象?

　　(2)你认为这些心理现象与健康的关系是什么?

第一节　心理现象及实质

一、心理现象

心理学是一门研究人的心理现象及其发生和发展规律的学科,而心理现象是各种心理活动的表现形式。一般而言,我们把心理现象分为心理过程和人格两部分。

(一)心理过程

心理过程包括认知过程、情绪与情感过程以及意志过程,反映了个体心理活动的共同特征。认知过程是人认识客观事物的过程,包括感觉、知觉、记忆、思维等。情绪与情感过程是人对客观事物的态度体验。意志过程是人自觉地确定目的,根据目的调节自身的行动,克服困难,实现预定目的的过程。

(二)人格

人格也称个性,是一个人心理活动中表现出来的稳定心理倾向和个性心理特征的总和。一般分为人格倾向性和人格心理特征两部分。前者是心理活动的动力系统,包括需要、动机、兴趣、理想等;后者反映个体心理活动之间的差异,包括能力、气质、性格等。受先天遗传因素和后天生活环境、文化教育、社会实践等影响,每个人的心理活动都表现出不同的特征。因此,人格反映人心理活动的独特性。

心理现象的各组成部分密不可分。在心理过程中,认知过程是情绪与情感、意志过程产生的基础,情绪与情感过程和意志过程也影响着认知过程的发生和发展。心理过程和人格之间也是相互影响的。一方面,心理过程是人格发展的基础;另一方面,人格也使得人的心理过程带有明显的个人色彩(图 2-1)。

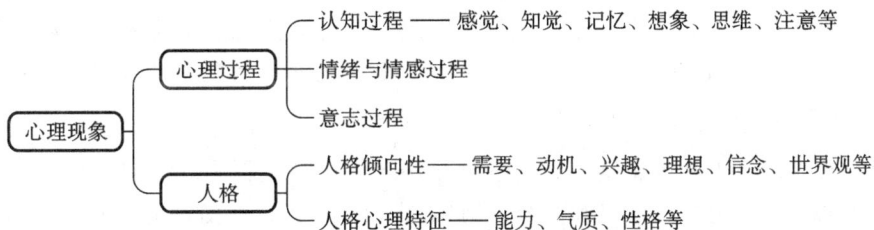

图 2-1　心理现象的结构

二、心理的实质

心理的实质是什么? 心理是如何产生的? 一直是各学派争论的话题,其中以唯心主义和唯物主义、机械唯物主义和辩证唯物主义之间的争论最为激烈。唯心主义认为,心理是"脑外之物",是不依赖于脑而独立存在的一种虚无缥缈、不可捉摸的东西,即所谓的"灵魂"。唯物主义认为心理是在物质的基础上产生的,是物质的派生物。辩证唯物主义的观点是对心理实质问题唯一正确的回答,即心理是大脑的机能,是大脑对客观现实主观能动的反映。

(一)心理是大脑的机能

1. 从物种进化角度,心理的发展是以大脑的进化为物质基础

(1)心理是物质的一种反映形式,是物质世界长期进化发展的产物。反映是任何物质对影响

Note

做出回应的固有能力。无生命物质仅有机械、物理和化学的反映形式,生命物质最早出现的反映属性是感应性,随后多细胞生物形成特殊的感受器、神经系统和效应器,进而产生了感受性。动物对信号刺激能做出积极的反应,意味着动物心理反映形式的发生。

（2）动物的心理发展取决于神经系统的演化水平,动物的心理发展经历了以下三个阶段。

①感觉阶段:从腔肠动物到环节动物,再到节肢动物,无脊椎动物的神经系统不断发展,产生了相当发达和专门化的感觉器官,从而产生了感觉。

②知觉阶段:脊椎动物生活的环境复杂多样,接受的外界刺激增多,神经系统更加集中和完善,具有了脊髓和大脑,形成了多种感觉器官,由此产生了知觉。

③思维萌芽阶段:灵长目中的类人猿大脑高度发达,其大脑的重量、外形和细微结构都趋近于人脑。类人猿表现出更多的智能行为。例如,黑猩猩看到同伴通过叠放箱子爬到箱顶取到天花板上悬挂的香蕉后,也模仿其叠箱子的行为,取到了食物。又如,黑猩猩用草根、细枝等工具插入白蚁穴,获取白蚁为食。这些证明,灵长目动物的思维已经进入萌芽阶段,这离不开大脑的进化。

2. 从个体发育角度,心理的发生、发展与大脑发育和完善紧密相关　研究发现,新生儿大脑的平均重量为 390 g,其行为多数是无意识的本能行为,以伴随生理需要的情绪体验为主,此时只产生了感觉。9 个月婴儿大脑的平均重量为 660 g,能与抚养者建立语言、情绪和行为等复杂的联系。7 岁儿童大脑的重量约为 1280 g,逻辑思维开始发展,想象力丰富,道德发展仍处于他律阶段。12 岁儿童的大脑重量已经趋近成人水平,以抽象逻辑思维为主,情绪体验丰富深刻,自我意识发展迅速,道德发展处于自律阶段,心理发育逐渐成熟。可见,心理的发生、发展与大脑结构和功能的完善紧密相关。

3. 大脑特定部位受到损伤会引起相应的心理功能丧失　1861 年,法国外科医生布罗卡解剖了一个失语症患者的大脑,发现其大脑优势半球第三额回细胞遭到破坏,该部分与人的语言表达有关,被称为"布罗卡区",即运动性语言中枢。这个区域损坏,人的口语表达会出现障碍,表现为说话费力、不流利、语量稀少等特点。现代医学研究发现,大脑中神经递质失调是导致心理疾病的重要原因。例如,5-羟色胺释放量减少,会影响我们对周围环境的信息加工,可能会导致抑郁、焦虑和自杀等情绪障碍。γ-氨基丁酸的分泌水平不足,是导致焦虑障碍的重要原因。这些事实证明,心理活动和脑组织密切相关,大脑是心理的物质载体,心理是大脑的高级功能表现。

(二)心理是大脑对客观现实主观能动的反映

1. 客观现实是心理产生的源泉　客观事物作用于人的感觉器官,大脑通过加工产生了人的心理。所以客观现实是心理的源泉和内容。例如,感知觉作为认知活动的基础,是大脑对客观现实的反映,但反映的内容不是我们主观决定的,而是取决于具体的客观事物(如看到什么、听到什么、闻到什么),从而产生感知觉。记忆、想象、思维等复杂的认知过程,是在感知觉的基础上发展起来的,其反映的内容均来自客观现实。因此,离开了客观现实谈人的心理,心理就成了无本之木、无源之水。

2. 人的心理是大脑主观能动的反映　大脑对客观现实的反映不是被动、机械的,而是主观、能动的。所谓主观反映,一方面,人们对客观现实的反映会根据个体的需要、兴趣、任务和目的而有选择地进行;另一方面,对同一客观事物,不同个体反映出的结果也各有差异,这和个体的知识经验、生活环境、价值观等密切相关。所谓能动反映,是指人的心理活动对自身行为、社会实践具有调节和指导作用,我们不仅可以通过心理活动来认识世界,还可以根据人类活动需要,通过意志努力积极主动地改造世界。

3. 社会实践制约着人的心理活动　科学心理学特别强调,社会实践是人的心理活动的基础。脱离了社会实践,人的心理无法形成。例如,20 世纪 20 年代,在印度发现的 8 岁狼孩卡玛拉,其身体外形异于常人,手长过膝,腰和膝关节萎缩而毫无韧性;具有明显的狼的习性,吞食生肉、四肢爬行、昼伏夜出;智力水平低下,不会说话、心理发育停滞,几乎没有人的行为和习惯。"狼孩"具备健全的大脑,但从小远离人类社会,脱离了人类的社会实践,缺乏心理产生的现实基础,其心理得不到发展。由此可见,一个人完整、健康的心理,必定是大脑和社会实践共同作用的结果。

第二节 心理过程

一、认知过程

(一)感觉

1. 感觉的概念 感觉是人脑对直接作用于感觉器官的刺激物的个别属性的反映。日常生活中,外界的刺激作用于感觉器官,经过简单加工在头脑中产生了各种各样的感觉,如眼睛看到光线、耳朵听到声音、鼻子闻到气味等。每种感觉器官只能反映刺激物的一个属性,对每种属性的反映就是一种感觉。

感觉是一种简单的心理现象,但它是个体正常心理活动的必要基础。只有通过感觉,才能分辨出事物的个别属性。感觉是认识客观世界的第一步,是我们关于世界一切知识的最初源泉。一切高级、复杂的心理现象,如知觉、记忆、想象等,都依赖于感觉的产生。

知识链接

感觉剥夺实验

1954年,心理学家贝克斯顿等人进行了首例感觉剥夺实验。实验要求被试在缺乏感官刺激的实验室中尽可能坚持较长时间。具体而言,就是要求被试在没有视觉刺激(让被试戴上特制的半透明的塑料眼镜),限制触觉刺激(手和手臂都套有纸板做的手套和袖头)和听觉刺激(在隔音室里进行,用空气调节器的单调嗡嗡声掩盖其听觉)的环境中,静静地躺在舒适的帆布床上。饮食由特殊的管道传送,不需要移动手脚。尽管每天可得20美元的报酬,但大部分人中途退出实验。很多被试出现了心理问题,如注意力涣散、思维迟钝、紧张、焦虑、恐惧等。更为可怕的是,50%的人出现了不同程度的幻觉。后续跟踪调查发现,坚持时间超过3天的被试,其心理上的损伤在实验结束后很长一段时间才恢复过来。实验证明,外界的刺激对维持人正常心理是必要的,感觉对人的身心健康具有十分重要的意义。

2. 感觉的种类 根据感觉刺激是来自有机体内部还是外部,可把感觉分为外部感觉和内部感觉。

(1)外部感觉:接受有机体外的刺激,反映外界事物的个别属性。属于外部感觉的有视觉、听觉、味觉、嗅觉和皮肤感觉。

(2)内部感觉:接受有机体内的刺激,感受身体姿势、内脏器官的不同状态。属于内部感觉的有肌肉运动感觉、平衡感觉、内脏感觉等。

3. 感受性和感觉阈限 感觉的产生必须具备两个条件:一个是主体的感觉能力,即感受性;另一个是客观事物的刺激强度,即感觉阈限。感受性是个体对刺激的感觉灵敏程度,感受性的大小用感觉阈限来衡量,感觉阈限是指在刺激作用下感觉产生与否的临界值。刺激物作用于感觉器官时,并不是任何强度的刺激都能引起我们的感觉,过弱的刺激和刺激量的细微变化并不能被察觉到。例如,我们很难察觉落在皮肤上的尘埃,听不到喧闹菜市场里人们的低语。所以,要产生感觉,作用于感觉器官的刺激必须达到一定的强度,且对个体而言是适宜的。

刚刚能引起感觉的最小刺激量称为绝对感觉阈限,对这种最小刺激量的感觉能力称为绝对感受性。刚好能察觉出两个同类刺激之间的最小差异量称为差别阈限,对这种最小差异量的感觉能力称为差别感受性。感受性和感觉阈限成反比关系,感受性越差,感觉阈限越大。

4.感觉的基本特征

(1)感觉适应:在外界刺激持续作用下,感受器感受性发生变化的现象。适应现象是感觉中的普遍现象。例如"入芝兰之室,久而不闻其香;入鲍鱼之肆,久而不闻其臭",这是嗅觉的适应。有些人戴着帽子却四处找帽子,这是触觉的适应现象。视觉适应分为明适应和暗适应。暗适应是指由亮处转入暗时视觉感受性提高的现象。如夜晚由明亮的室内走到室外,刚开始我们的眼前一片漆黑,什么也看不清,隔一段时间后,眼睛才能分辨出黑暗中的物体轮廓。明适应是指由暗处转入亮处时视觉感受性下降的现象。如由漆黑的室外走进明亮的室内时,刚开始觉得光线刺眼,几秒钟后,才能看清楚室内的物体。在感觉的适应中,痛觉的适应则很难发生,这具有一定的生物学意义。因此,在临床工作中,医务人员对患者疼痛的表现应予以理解,并采取有效措施为患者减轻疼痛。

(2)感觉对比:不同刺激作用于同一感受器而导致该感受器的感受性发生变化的现象。感觉对比分为同时对比和继时对比。

几个刺激物同时作用于同一感受器,使感受性发生变化的现象称同时对比。例如,同样两个灰色的方块,一个放在白色背景上,一个放在黑色背景上,结果是白色背景上的方块看起来比黑色背景上的方块要亮得多。继时对比是刺激物先后作用于同一感受器,使感受性发生变化的现象。例如,先吃完糖再吃苹果会感觉苹果很酸,先吃完苹果再吃梨会感觉梨很甜。

(3)感觉补偿:某种感觉系统的功能缺失后,其他感觉系统的感受性得到增强而起到部分补偿的现象。例如,盲人丧失视觉后,可以通过听觉和触觉的高度发展加以补偿,从而通过触摸阅读盲文,也可以熟练行走在盲道上。当然,这种补偿需要长期的练习。

(4)联觉:一个刺激不仅引起一种感觉,还会引起另一感觉的现象。生活中的联觉现象特别普遍,颜色感觉最容易让人产生联觉。例如,红色、橙色、黄色使人产生温暖的感觉,蓝色、青色、紫色看起来非常清冷。浅色系的家具给人轻巧的感觉,深色系的家具让人觉得很笨重。快餐店里红黄色的装饰、超市里不同商品的灯光都巧妙利用了色彩的联觉现象。

(二)知觉

1.知觉的概念　知觉是大脑对直接作用于感觉器官刺激的整体属性的反映。在日常生活中,纯粹的感觉是不存在的,感觉信息一经感受器系统传达到大脑,知觉便随之产生。比如,来自感觉器官的信息为我们提供了某种颜色、形状、气味等个别属性,经大脑加工,我们识别出"这是一根香蕉""那是一束鲜花"。这种把简单、零散的感觉信息整合为有意义的经验过程就是知觉。

感觉是知觉的基础,没有感觉对客观事物个别属性的反映,人们就不能获得对客观事物整体属性的认识。感觉信息越丰富,知觉才会越完整。但知觉并不是信息在大脑中的简单相加,它是在各种感觉器官的协同作用下,借助个体的知识经验和态度,对感觉信息进行组织和解释,形成有意义的经验过程。同一物体,不同的个体对它的感觉可能相同,但对它的知觉却各有差异。

2.知觉的种类　根据知觉反映的客观对象不同,可把知觉分为空间知觉、时间知觉、运动知觉。

(1)空间知觉:大脑对客观事物空间特征的知觉,包括形状知觉、大小知觉、方位知觉、深度

Note

知觉。

（2）时间知觉：大脑对客观事物延续性和顺序性的知觉。

（3）运动知觉：大脑对客观事物的运动和运动速度的知觉。

3. 知觉的特征

（1）知觉的选择性：个体在知觉过程中把知觉对象从背景中区分出来，优先加以清晰地反映的特性就是知觉的选择性。在日常生活中，并不是所有客观事物都会被知觉到，我们总是有选择地把对自己有意义且重要的客观事物作为知觉对象，并将其清晰完整地反映出来，其他不重要的则成为背景，进行模糊反映（图 2-2）。

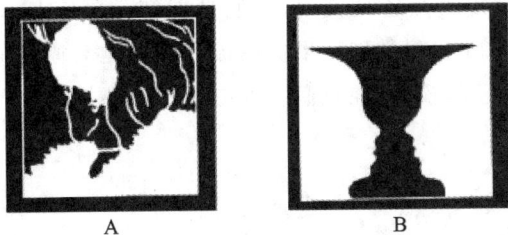

图 2-2 知觉的选择性
A. 老妇与少女；B. 人头与花瓶

影响知觉选择性的因素有两类，分别是客观因素和主观因素。

客观因素：①知觉对象和背景的差别性。差别越大，越容易把知觉对象从背景中区分出来；差别越小则越难以区分。例如"万花丛中一点绿""鹤立鸡群"等。②知觉对象的活动性。相对于静止的物体，那些处于运动状态的事物更容易被知觉。例如，夜空中的流星、闪烁的霓虹灯、行驶的车辆、奔跑的儿童，这些动态事物更容易引起人们的注意。③刺激物的新颖性、奇特性。例如，老师采用新颖的教学内容和教学方式更容易吸引学生的注意。

主观因素：①知觉的目的和任务。我们倾向于注意那些与我们目标和任务相关的信息。②个体的需要、动机、兴趣、爱好、知识经验和情绪态度等。例如，沙漠中长途跋涉的人，对绿洲、甘泉的知觉非常敏感；求职者对招聘信息更加关注；我们能从人群中识别出熟悉的人；当我们情绪高涨或者低落时，更倾向于注意与情绪相关的信息。

（2）知觉的整体性：知觉的对象由不同部分和属性组成，但我们并不将其知觉为个别孤立的部分，总是倾向于将其知觉为统一的整体。甚至当某些部分被遮盖或者抹去时，我们也能将零散的部分组织为一个完整的对象，这就是知觉的整体性（图 2-3）。

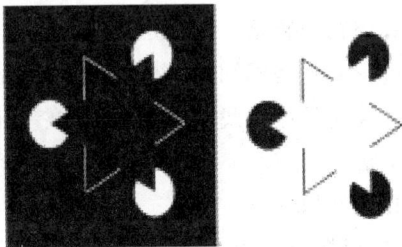

图 2-3 知觉的整体性

知觉组织的主要原则：①邻近原则：在空间上彼此接近的刺激物更容易被知觉为一个整体。②相似性原则：在大小、形状、颜色或形式上相似的刺激物更容易被知觉为一个整体。③连续性原则：能够组成一个连续体的刺激物更容易被知觉为一个整体。④闭合原则：人们倾向于将一个残缺的轮廓补充为完整的封闭的形状。⑤好图形原则：单纯、规则、对称的图形更容易被知觉为一个整体。

（3）知觉的理解性：个体在知觉某一事物时，总是根据自身的知识经验对知觉对象进行解释，并用词汇或概念对其进行命名或归类，即赋予知觉对象一定的意义，这就是知觉的理解性（图 2-4）。例如，医生能够根据一张 X 线片发现患者的病情，而外行只是看到一片模糊的影像。"仁者见仁，智者见智""外行看热闹，内行看门道"，体现了知觉的理解性。知觉的理解性与个体已有

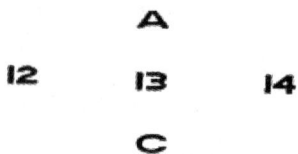

图 2-4 知觉的理解性

的知识经验密切相关,个体具备的知识经验越丰富,理解越深刻,知觉就越完整、精确。

(4)知觉的恒常性:当知觉的条件在一定范围内发生变化时,知觉的形象并不因此而发生改变,总是保持相对稳定,这就是知觉的恒常性。知觉的恒常性现象在视知觉中表现得最为常见。其主要表现为大小恒常性、形状恒常性、颜色恒常性、亮度恒常性。例如,从不同距离看同一个人,我们知觉到他的大小虽会因距离产生视觉上的变化,但他本身的实际大小不会发生改变,这是大小恒常性现象。一扇门无论是敞开还是关闭,我们都能知觉到它是长方形,这是形状恒常性现象。无论在中午还是黄昏,水果盘里的红苹果仍然被我们知觉为原来的红色,这是颜色恒常性现象。一张白纸不管是在白天还是夜晚,在我们看来白纸始终都是白的,这是亮度恒常性现象。

知识链接

知觉障碍

知觉障碍是指个体的知觉出现异常或失常,常见的知觉障碍包括错觉、幻觉、感知综合障碍。

(1)错觉是指在特定条件下产生的对客观事物的歪曲知觉。错觉根据其产生来源可分为心理性错觉、生理性错觉和病理性错觉。

(2)幻觉是在清醒状态下,个体在没有现实刺激作用于感觉器官时出现的知觉体验。幻觉主要包括幻听、幻视、幻嗅、幻味、幻触和内脏性幻觉。幻觉是诊断精神障碍的重要症状之一。

(3)感知综合障碍是指能够正确认识客观事物的本质属性或整体,但对其个别属性如形状、大小、颜色、位置、距离等产生错误的知觉。

(三)记忆

1.记忆的概念 记忆是过去的经验在大脑中的反映,是个体对经验的识记、保持、再认或回忆的过程。凡是感知过的事物、思考过的问题、体验过的情绪以及操作过的动作等都可以成为个体的经验而保存在我们的大脑中,在一定的条件下,这些经验可以从大脑中提取出来,这个过程就是记忆。

2.记忆的分类

(1)根据记忆的内容分类。

①形象记忆:指对感知过的事物具体形象的记忆。这些具体形象以视觉形象和听觉形象为主,具有鲜明的直观性,比如感知过的绚丽的色彩、优美的图画、动人的旋律,往往以表象的形式储存在大脑中,所以也称表象记忆。

②语词记忆:指对词语概括的各种有组织的知识的记忆。这类记忆所反映的是客观事物的本质和规律,如定义、法则、公式、定理等,为人类所特有,具有概括性、理解性和逻辑性等特点。

③情绪记忆:指以个体曾经体验过的情绪或情感为内容的记忆。这种记忆与个体的亲身经历有关,个体可能早已淡忘了引起情绪体验的具体事件,但那种情绪回想起来却仍旧清晰。例如,"一朝被蛇咬,十年怕井绳"、谈虎色变、失恋的痛苦等,都是情绪记忆。

Note

④动作记忆:指以个体经历过的运动状态或动作技能为内容的记忆。动作一经掌握并达到一定熟练程度,会保持相当长的时间,这是动作记忆显著的特征之一。一个人从小学会了游泳,长大后多年不游,也能较快地恢复游泳能力,这就是过去习得的动作技能得以保持的结果。

(2)根据记忆储存状态分类。

①陈述性记忆:指对各种特定事实信息的记忆,它用单词、符号来表达。我们学习的课本知识和生活常识都属于这类记忆。

②程序性记忆:指对习得的行为和技能的记忆,包括基本条件反射和各种习得的技能。例如,打球、跑步、骑自行车等,这类记忆用动作来呈现。

(3)根据信息加工和记忆阶段分类。

①感觉记忆:也称为瞬时记忆,客观刺激停止后,大脑保持感觉刺激(光、声音、气味等)的时间非常短,只有1~2 s。它的容量非常大,凡是进入感官系统的信息都会被登记。它储存的信息未被加工处理,以事物的物理特性编码,形象鲜明。当感觉记忆的信息引起个体注意时,就会进入短时记忆。

②短时记忆:感觉记忆和长时记忆的中间过渡阶段,保持时间为1 min以内。它的容量有限,一般为7±2个组块,组块为短时记忆的容量单位,可以是一个字母、一个词语、一段话。它的编码方式以语言听觉编码为主,也存在视觉或语义编码。短时记忆的信息经过复述储存到长时记忆。

③长时记忆:指信息经过加工处理后在大脑中长时间保留下来,这是一种永久性的记忆。保持时间为1 min到几年,甚至终身不忘,容量无限。它的编码方式以意义编码为主,有语义编码和表象编码两种方式。长时记忆的信息在需要时会被提取,进入短时记忆。

3. 记忆过程　记忆包含"记"和"忆"两部分,从记到忆分为识记、保持、再认或回忆三个基本环节。从信息加工的角度来看,记忆过程就是对输入信息进行编码、储存和提取的过程。其中,信息的编码相当于识记、信息的储存相当于保持、信息的提取相当于再认或回忆。

(1)识记:识别和记住信息,从而获得知识和经验的过程,是记忆的初始阶段。识记可以分为以下几类。

①根据识记是否有目的和意志努力,分为有意识记和无意识记。有意识记是有明确目的,识记过程需要一定意志努力的识记,也称随意识记。学校的学习活动主要依靠有意识记。无意识记是没有明确目的,也不需要意志努力的识记,也称不随意识记,大多和我们的兴趣、需要等相关。一般而言,有意识记比无意识记的效果好。

②根据识记的材料是否有意义,分为机械识记和意义识记。机械识记是指在没有理解材料意义的情况下,采用多次机械重复的方法进行的识记。我们平常所说的死记硬背,小学生对"乘法表""古诗词"的反复背诵,均属于机械识记。意义识记是在理解材料的基础上,依据材料内在联系进行的识记。高中生对知识点的理解记忆就是意义识记,只有在对知识点的逻辑关系有充分理解的基础上,才能进行有效的识记和掌握。一般而言,意义识记比机械识记的效果好。

(2)保持:记忆过程的第二个环节,是已经获得的知识经验在大脑中的巩固过程。保持是记忆过程的中心环节,是再认或回忆的重要条件。

(3)再认或回忆:指在不同条件下对过去经验的再现。再认是过去的事物再度出现时能够准确识别出来。例如,一眼就能在人群中认出许久不见的好朋友。回忆是不在眼前的事物,在脑海中重新呈现出来的过程,例如,闭卷考试时,学生在大脑中呈现问题答案的心理活动就是回忆。再认要比回忆容易,能回忆起来的必定能够再认,能再认的不一定能够回忆起来。

4. 记忆的品质　记忆的品质主要包括敏捷性、持久性、准确性和准备性四个方面。

(1)敏捷性:指识记速度的快慢,"过目成诵"表明个体记忆的敏捷性较好。提高记忆的敏捷性要明确识记目的,并集中注意。

(2)持久性:指识记内容在保持时间上的长短,"过目不忘"说明个体记忆的持久性较强。加强记忆的持久性要善于把新的识记内容纳入已有的知识框架内,并且更应该及时经常性地复习。

(3)准确性:指识记的内容是否准确,"倒背如流"说明个体记忆的准确性高。在医疗实践中,准确的记忆对于诊断和治疗至关重要,可以通过对识记的内容进行有效的区分来提高记忆的准确性。

(4)准备性:指识记内容能否在需要时被及时地提取出来以解决问题,"出口成章"说明个体记忆的准备性较好,"提笔忘字"表明个体记忆的准备性较差。医学生应通过实践应用所学知识,培养解决实际问题的能力,从而提高记忆的准备性。

5.遗忘

(1)遗忘的概念:遗忘是指对识记的信息不能再认或回忆,或者表现为错误的再认或回忆。遗忘分为暂时性遗忘和永久性遗忘。暂时性遗忘是指对已经进入长时记忆的信息提取失败,但在适当的情况下可以恢复。例如,学生在考场上,由于情绪紧张,本来熟记的内容却忘记了,不去刻意想它反而又回忆起来了。永久性遗忘是指不经重新学习永远也不能恢复记忆的遗忘。

(2)遗忘的规律:德国心理学家艾宾浩斯以无意义音节(由若干音节字母组成,能够读出,但没有任何意义,也不是词语)为识记材料,用节省法计算保持和遗忘的数量,根据实验数据绘出遗忘进程的曲线,即著名的艾宾浩斯遗忘曲线(图2-5)。艾宾浩斯遗忘曲线表明,遗忘的速度并非一成不变,最初遗忘速度很快,随着时间的推移,遗忘速度会越来越慢,到达一定程度后就基本保持不变。也就是说,遗忘的进程是"先快后慢"。

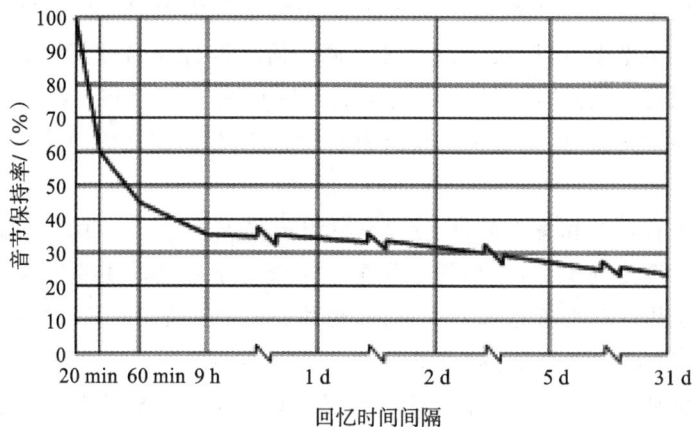

图2-5 艾宾浩斯遗忘曲线

(3)遗忘的影响因素:一是识记材料的性质和数量,一般认为有意义的材料比无意义的材料遗忘得慢,形象、直观的材料比抽象的材料遗忘得慢;材料越多,要诵读和记忆的时间越长,不及时复习,就越容易遗忘。二是学习程度,学习程度太小或太大,都不利于对知识的记忆,过度学习达到50%时,即学习的熟练程度达到150%时,学习效果最好。三是识记的方法,意义识记的信息比机械识记的信息遗忘得慢,有意识记的信息比无意识记的信息遗忘得慢。四是识记材料的位置,最后呈现的材料最易回忆,遗忘最少,称作近因效应;最先呈现的材料较易回忆,遗忘较少,称作首因效应。五是识记者的态度,符合个体需要、感兴趣的事物,遗忘得较慢。

知识链接

遗 忘 理 论

关于遗忘理论,主要有以下几种。

1.消退理论　该理论认为遗忘是记忆痕迹得不到及时强化而逐渐衰退,以至于最后消退的结果。

2.干扰理论　该理论认为遗忘是因为新的记忆对旧的记忆的提取造成了干扰。倒摄抑制和前摄抑制的存在为干扰理论提供了佐证。倒摄抑制指的是后面的学习材料对前面学习材料的提取产生干扰作用。前摄抑制指的是前面的学习材料干扰了后面学习材料的提取。

3.提取失败理论　该理论认为遗忘只是暂时性的,记忆的信息仍然保存在大脑中,只是因为失去了正确的线索,就像是找不到打开盒子的钥匙一样,一旦找到钥匙(即正确的线索),盒子(记忆)也就打开了。

4.压抑理论　该理论认为记忆系统对让人痛苦的信息进行监管,并抑制这些信息,以缓解焦虑,保护个人的自我同一性。所以,信息并不是被遗忘了,只是被压制在记忆深处了。

(四)思维

1.思维的概念　思维是大脑对客观事物本质属性和内部规律的间接和概括的反映。人们日常所说的"思考""考虑""设想"等都是思维活动的形式。作为一种复杂的认知过程,思维与感觉、知觉这些相对低级的认知过程不同,感知觉是对客观事物直接的反映,但仅能反映客观事物的外在属性和外部联系,属于认识的低级阶段,即感性认识阶段。思维是在感知觉的基础上,依靠大量感性材料,通过假设、推理和验证等方式,揭示客观事物的本质属性和内在规律,属于认识的高级阶段,即理性认识阶段。

2.思维的特征

(1)间接性:思维需要以其他事物为媒介来反映客观事物。其主要表现为以下几个方面:①反映不在眼前的事物。例如,早晨起来看到地上白茫茫的一片,可以推断"昨夜落雪了"。②反映根本不能直接感知的事物。例如,中医通过"望闻问切"的方式来推断患者的疾病。③反映未来的事物。例如,气象台可以根据气象资料推断近期的天气,做出天气预报。

(2)概括性:思维能够认识客观事物的本质属性和规律。主要表现为两个方面:①把同一类事物共同的本质特征抽取出来,形成概括性的认识,即形成概念。例如,把各种水果的共同特征抽取出来加以概括,形成了水果的概念。②把多次感知到的事物之间的联系或关系加以总结,得出事物之间的内在联系或规律。例如,"日晕三更雨,月晕午时风"就是对自然现象的归纳总结。

3.思维的种类

(1)根据思维的凭借物,可把思维分为动作思维、形象思维和抽象思维。

①动作思维:伴随实际动作进行的思维活动。3岁以前的幼儿以动作思维为主。例如,幼儿在计算简单数学题时,需要通过掰手指来完成。成人的动作思维也很普遍,如修理工人、工程师经常运用动作思维来解决实际问题。

②形象思维:利用大脑中的表象来解决问题的思维方式。其解决问题的方式是想象活动。例如,小学低年级儿童计算简单数学题不需要借助掰手指等实际动作,而是在脑海中想象掰手指的画面。

Note

③抽象思维:指以概念、命题、判断、推理等形式进行的思维。例如,数学定理的证明、科学假设的提出、文章中心思想的概括、人物性格的分析等都要运用这种思维。

(2)根据思维探索问题答案的方向,可把思维分为发散思维和聚合思维。

①发散思维:又称求异思维,是指从一个目标出发,沿着各种不同途径寻求各种答案的思维。例如,在分析农场火灾发生的原因时,我们做出种种假设,产生许多联想。

②聚合思维:又称求同思维,是指把问题所提供的各种信息聚合起来得出一个正确的或最好的答案的思维。例如,我们通过假设验证,最后找到了数学问题的唯一正确答案。

(3)根据思维的创新程度,可把思维分为常规性思维和创造性思维。

①常规性思维:指人们运用已获得的知识经验,按照惯常的方式解决问题的思维。

②创造性思维:指以新异、独创的方式解决问题的思维。创造性思维是人类思维的高级过程,是多种思维的结晶,它既是发散思维和聚合思维的有机结合,又是形象思维和抽象思维的统一。科学理论的提出、新机器的发明、文学艺术作品的创作等,都是不同领域中创造性思维活动的成果。创造性思维具有流畅性、变通性、独特性和敏感性的特点。

a.流畅性:即丰富性,是指在限定时间内产生想法数量的多少。在短时间内产生的想法越多,思维流畅性越强;反之,思维流畅性越弱。

b.变通性:即灵活性,是指不墨守成规,不钻牛角尖,能随机应变、触类旁通的能力。例如,对于"砖头的用途",变通性强的人会想到"建房子""砸核桃""当坐垫""当哑铃健身""防身工具"等各种各样的答案,变通性差的人只会想到"修堤坝""盖高楼""建桥梁"等单一建筑方面的用途。

c.独特性:指能够独具匠心,想出非同寻常、独一无二观念的能力。富有独特性的个体能给出新奇而独特的观念。

d.敏感性:指及时把握独特新颖观念的能力。独创性的观念可能稍纵即逝,这要求我们能够敏锐感知到。富有创造性的个体思维具有高度敏感性。

| 知行领航站 |

嫦娥六号首次月球背面(月背)采样

2024年6月25日,嫦娥六号返回器载着1935.3 g月背样品返回地球,这是人类历史上首次实现月背采样返回的任务。作为我国迄今为止开展的最复杂的深空探测任务,嫦娥六号实现了月球逆行轨道设计与控制、月背智能采样、月背起飞上升三大技术突破。随后短短数月间,我国科学家利用嫦娥六号月背样品,已经取得了揭示月背岩浆活动、月球古磁场信息等多项科研成果。

嫦娥六号月背采样,体现了我国在航天技术和科学研究方面的创新能力和勇于探索的精神,是我国建成创新型国家的标志性成果之一,为我国未来的深空探测任务奠定了坚实的基础。

(五)想象

1.想象的概念 想象是大脑对已储存的表象进行加工改造,形成新形象的过程。所谓表象,是指事物不在眼前时,人们在大脑中出现的关于该事物的形象。表象是过去感知过的事物的形象在头脑中的再现,属于记忆范畴;想象是在表象的基础上创造新形象,属于思维范畴。例如,我们看完电视剧《西游记》,脑海中浮现出孙悟空的形象,就是表象;吴承恩创造出孙悟空这一形象的过程就是想象。

2.想象的种类 根据想象的产生是否有目的性,可把想象分为无意想象和有意想象。

(1)无意想象:又称不随意想象,指没有预定目的,在意识减弱的情况下不由自主产生的想象。例如,看到天上火烧云的形状,不由自主地把它想象成奔驰的骏马、翱翔的雄鹰等。梦是无意想象的极端形式,是人们睡眠状态下出现的一种心理意象活动,其主要特点是无意识性、被动性,且梦境内容怪诞离奇。

(2)有意想象:又称随意想象,指有预定目的和自觉进行的想象,有时还需要意志努力。有意想象包括再造想象和创造想象。

①再造想象:指依据语言描述或图样示意,在大脑中形成相应的新形象的过程。例如,不同的人读《红楼梦》,大脑中会浮现出不同的林黛玉形象。再造想象依赖于丰富的表象储备、生动鲜明的语言描述和实物标志,以及对语言描述和实物标志意义的正确理解。

②创造想象:指按照预定的目的、任务,根据自己的知识经验,在大脑中独立创造出新形象的过程。例如,创造新产品、新艺术作品等时,大脑中关于事物的新形象。创造想象是一切创造活动、科学发明的必要条件。幻想是创造想象的一种特殊形式,是一种指向未来并与个人愿望紧密联系的想象,是创造想象的准备阶段。如果幻想立足现实、指向个人未来,经过努力最终得以实现,幻想就变成了理想。如果幻想完全脱离客观现实,毫无实现的可能,幻想仅仅是空想。理想能够鼓励人们积极进取,是人们从事创造性活动的动力,而空想往往会把人引向歧途。

知识链接

想象的功能

1.预见功能 想象具有预见作用,它能够预见活动的结果,指导人们活动的方向。例如,科学家的发明创造、工程师的工程设计、艺术家的文艺创作等,都是想象预见功能的体现。

2.补充功能 想象具有补充作用,它能够弥补人类认知活动时空局限和不足,拓宽人类知识经验的视野。在现实生活中,许多事物不能被直接感知,但可以通过想象去认识。例如,考古学家虽不能回到原始社会,但可以根据出土的文物来想象原始人的生活。

3.替代功能 想象具有替代作用,当人类的某种需要得不到满足时,可以利用想象获得心理上的安慰。例如,成语"望梅止渴"就体现了想象的替代功能。

(六)注意

1.注意的概念 注意是人的心理活动对一定对象的指向和集中。它不是一个单独的心理活动,而是伴随着认知过程、情感过程、意志过程的一种共同的心理特征,例如,"注意听讲"是注意伴随着感知过程,"注意思考"是注意伴随着思维过程。指向性和集中性是注意的两个特征,指向性表现出人的心理活动具有选择性,人们会有目的地选择注意的对象;集中性使人的心理活动在所选择的对象上保持一定的时间。注意的集中性使注意对象更加鲜明和清晰,当人的注意高度集中时,对指向的对象感知就更加清晰,注意对象之外的事物就会"视而不见、听而不闻"。

2.注意的分类 根据注意有无目的和意志努力的程度,可把注意分为无意注意、有意注意和有意后注意。

(1)无意注意:又称不随意注意,是没有预定目的、不需要意志努力、不由自主地对一定对象发生的注意。例如,在安静的阅览室里,突然传来一声巨响,大家不由自主地转向声音发出的方向。无意注意是人和动物都具有的初级注意形式。它的产生既取决于客观刺激物的强度、新颖性等特点,又和主体的兴趣、情绪、态度等因素有关。

(2)有意注意:又称随意注意,是有预定目的、需要意志努力、主动地对一定对象发生的注意。当我们带着任务和目的去做某件事情(如听讲、做作业),就会有意识地把注意集中在这件事情上,而同这件事无关的其他刺激,都会被忽略掉。因此,它受人的意识调节和支配,需要付出意志努力,是人类独有的高级注意形式,是在人的实践活动中发展起来的。

(3)有意后注意:又称随意后注意,指有自觉的目的,但不需要意志努力的注意。例如,人们熟练地阅读课文、骑自行车、打字等活动中的注意状态都是有意后注意。培养有意后注意的关键在于激发对活动的直接兴趣。

3.注意的品质

(1)注意的广度:又称注意的范围,指同时能够清楚把握对象的数量。例如,"一目十行""眼观六路、耳听八方"体现的是注意的范围大。注意的广度受下列因素的影响:一是注意对象的特点,知觉对象越集中,排列越有规律,越能成为彼此联系的整体,注意的广度越大;二是任务的复杂程度,活动任务越复杂,越需要关注活动的细节,注意的广度就越小;三是个体的知识经验,个体的经验越丰富,注意的广度越大。

(2)注意的稳定性:指注意在同一对象或活动上所保持时间的长短。它是衡量个体注意品质的重要指标,对我们的工作和生活具有重大意义。但人们的注意不能长时间保持固定不变,经常会出现周期性的加强或减弱,这是注意的起伏现象。注意不稳定表现为注意的分散,也叫分心,是指注意不自觉地偏离心理活动所指向的对象,而被无关的对象所吸引。

(3)注意的转移:指根据一定的目的,主动把注意从一个对象转移到另一个对象上,或从一种活动转移到另一种活动上。例如,在考前复习的时候,我们先背诵一个小时的英语单词,再做一张数学试卷,这就是注意的转移。注意的转移和注意的分散完全不同,前者是有目的地转移注意,而后者是被其他无关刺激所吸引。

(4)注意的分配:指在同一时间内把注意分配到不同的对象或不同的活动上。例如,老师可以一边讲课,一边观察学生的反应。注意的分配是有条件的,同时进行的几种活动的复杂程度、熟悉程度和自动化程度都会影响注意分配的难易。同时进行的注意活动越简单、越熟悉、越习惯,注意的分配就越容易;相反,注意的分配就越困难。

4.注意的功能

(1)选择功能:注意能够从大量的信息中筛选出对当前活动最有意义、最符合需要的部分,排除无关信息的干扰,使心理活动指向特定的对象。

(2)维持功能:注意使心理活动持续保持在被选择的对象上,直到任务完成。这种持续的集中有助于深入加工信息,提高认知活动的效率和准确性。

(3)调节和监督功能:注意能够调节和控制心理活动,使其沿着预定的目标进行,同时监督心理活动的过程和结果,以便及时发现问题并进行调整。

5.提升注意的策略

(1)设定明确的目标:明确的目标有助于个体将注意集中在当前任务上。

(2)创造有利的环境:减少环境干扰,如保持安静、整洁的工作环境。

(3)合理安排时间:采用番茄工作法等方法,将长时间的工作划分为若干个短时段,每个时段专注于一项任务。

(4)培养兴趣:对任务产生兴趣可以激发个体的内在动机,进而提高注意的稳定性和持久性。

(5)锻炼意志品质:通过日常生活中的小事锻炼自己的意志力和自控力,有助于在面对挑战时保持稳定的注意。

二、情绪与情感过程

(一)情绪与情感的概述

1. 情绪与情感的概念 情绪与情感是人对客观事物是否满足自身需要而产生的主观态度体验。可以从以下三个方面来理解情绪与情感的概念。

(1)情绪与情感是客观事物与个体需要之间关系的一种反映形式,客观事物是情绪、情感的产生源泉,脱离了具体的客观事物,情绪、情感就无从产生。

(2)情绪、情感的产生是以客观事物是否满足个体需要为中介条件。凡是能够满足个体需要的事物,便会产生肯定的情绪体验,如快乐、喜爱、赞叹等;相反,凡是妨碍个体需要得到满足的事物,便会产生否定的情绪体验,如痛苦、厌恶、恐惧等。

(3)事物是否符合主体需要有赖于认知的评价功能。个体的需要是各有差异的,同一种事物可能满足个体的这类需要,却不满足另一类需要,可能满足这类人的需要,也可能妨碍另一类人需要的满足。可见,事物是否满足个体需要取决于个体的认知评价,认知评价有差异,情绪、情感体验也各有不同。例如,同是面对夕阳,引发的是不同的情感,"夕阳西下,断肠人在天涯"体现的是悲伤的情感,"老夫喜作黄昏颂,满目青山夕照明"体现的是豪迈的情感。

2. 情绪与情感的组成部分 情绪与情感由主观体验、生理唤醒和外部表现三个要素构成。在评定情绪与情感状态时,三者缺一不可,只有三者同时活动、同时存在,才能构成一个完整的体验过程。

(1)主观体验:指个体对不同情绪与情感状态的自我感受。每种情绪、情感都有不同的主观体验,它们代表了人们的不同感受,构成了情绪与情感的心理内容,如快乐、哀伤、恐惧等。

(2)生理唤醒:指情绪与情感活动在生理上引发的不同程度的唤醒状态。不同情绪与情感的生理反应模式不同。例如,激动时血压升高,愤怒时浑身发抖,紧张时心跳加快,害羞时满脸通红等。

(3)外部表现:通常称为表情,包括面部表情、姿态表情和言语表情。面部表情体现在嘴唇、眉毛以及眼睛光泽的变化上,例如喜悦、愉快、欢乐时嘴角向后拉伸,上唇略提,两眼闪光,两眉舒展。姿态表情是借全身姿态和四肢活动来传达情感,例如欢乐时手舞足蹈、捧腹大笑,悲恸时捶胸顿足,痛恨时咬牙切齿等。言语表情则包括言语的声调、节奏和速度,例如高兴时语调高昂、语速加快,痛苦时语调低沉、语速缓慢等。

知识链接

情绪与情感的联系和区别

1. 情绪与情感的联系 首先,两者都和个体的需要有关,可以笼统地称为感情。其次,稳定的情感是在情绪的基础上形成,又通过情绪反应表达出来。

2. 情绪与情感的区别 ①情绪为人类和动物所共有,与生理需要有关;情感是人类特有的心理活动,是与社会需要(如友谊、劳动等)相联系的高级情感。②情绪具有冲动性,并带有明显的外部表现,情绪一旦发生,其强度往往较大,有时个体难以控制;情感则主要指人的内心体验和感受,一般不轻易外露,并始终受意识的调节支配。③情绪具有情境性和短暂性的特点,情绪由一定的情境引起,又伴随情境的变化而变化,同种情绪很难长时间保持;情感则具有较大的稳定性和持久性,情感一经产生就比较稳定,一般不受情境所左右,保持时间长久甚至一生。

Note

（二）情绪与情感的功能

1. 适应功能　情绪是有机体适应生存和发展的一种重要方式。在自然界中,动物遇到危险时产生害怕情绪,从而发出求助信号,这是动物求生的一种手段。在人类生活中,刚出生的婴儿通过大声哭闹来表达自身的基本需要,以此得到成人的抚育。情绪也直接反映出个体的生存状况,如愉悦表示生存状况良好,痛苦表示生存状况困难。

2. 动机功能　情绪能够激励个体的活动,提高工作效率。适度的情绪可以使个体的身心处于最佳状态,从而有效推动工作任务的完成。心理学研究发现,适度的紧张和焦虑可以促使个体积极地应对压力和问题,焦虑程度过高或太低,都不利于问题的解决或任务的完成。例如,适度焦虑可以使学生在课堂上状态紧张而活跃,主动学习,积极寻找困难问题的答案,认清自己的不足并有计划地进行改善。

3. 组织功能　情绪对其他心理活动产生影响,这种影响主要表现为积极情绪的协调作用和消极情绪的破坏作用。例如,在生气的情况下,我们的注意范围会缩小,与此同时,能够有效记忆的信息也会减少;相反,当我们情绪高涨的时候,注意会更加集中,记忆效果也会更好。

4. 信号功能　情绪具有传递信息、沟通思想的功能。这种功能主要是通过表情来实现的。面部表情是人们的基本沟通方式,具有跨文化的一致性,同一种面部表情会被不同文化背景下的人们共同承认和使用,以表达相同的情绪体验。心理学研究发现,有七种表情是世界上各民族的人都能识别出的,它们是快乐、惊讶、生气、厌恶、害怕、悲伤和轻蔑。而且,不同文化背景的人都能精确辨认这七种表情,5岁的孩子在辨认表情的精确度上已等同于成人。

（三）情绪与情感的分类

1. 基本情绪和复杂情绪　我国古代对情绪的研究颇为丰富,流传最广的大概是"七情"说,即喜、怒、哀、惧、爱、欲、恶(《礼记·礼运》)。心理学家从生物进化角度把情绪分为基本情绪和复合情绪。

基本情绪是人和动物所共有的,是我们与生俱来的最原始、最纯粹的情绪。一般而言,把快乐、悲哀、愤怒和恐惧视为四种基本情绪。而与基本情绪相对的是复合情绪,它是由基本情绪不同组合派生出来的,其发展伴随个体的认知成熟而逐渐展开。例如,悔恨、羞耻这类情绪包含着不愉快、痛苦、怨恨、悲伤等复杂因素,是复杂的情绪体验。

2. 情绪状态　心理学家根据情绪发生的强度、紧张度和持续时间等指标,把情绪分为心境、激情和应激。

（1）心境:一种微弱而持久,具有弥散性的情绪状态。心境具有以下特点:一是具有持久性,心境的持续时间较长,少则数小时,多则数天甚至更久,一旦形成,不易随外界情境的变化而改变;二是具有弥散性,心境不指向某一特定事物,而是使人们的整个心理活动和行为染上某种情绪色彩。

心境具有积极和消极的作用。积极向上、乐观的心境可以提高人的活动效率,使人增强信心,对未来充满希望,有益健康。消极、悲观的心境会降低人的活动效率,使人丧失信心和希望,有损健康。

（2）激情:一种强烈的、爆发式的、持续时间短暂的情绪状态。生活中的狂喜、盛怒、大悲、异常恐惧等都是激情状态的表现。激情具有以下特点:激情的发生过程十分迅猛,大量的心理能量在极短的时间内迸发而出,犹如火山爆发,强度极大;常出现"意识狭窄现象",即在激情状态下,个体注意范围缩小,理智分析能力受到抑制,自我控制能力减弱,行为容易失控;激情通常由特定对象引起,生活中的特大事件、失恋、受人侮辱、突发的危险情境等都会引发激情;伴有明显的生理变化,例如盛怒时拍案而起、捶胸顿足,狂喜时捧腹大笑、手舞足蹈等,严重时可能会出现"激情性休克现象"。

（3）应激：指出乎意料的紧张情况所引起的情绪状态。例如突发火灾、地震、抢劫等，无论是自然因素还是人为因素，这些突发事件都会引起心理上的高度警觉和紧张，个体必须充分调动体内各种资源去应付紧急、重大的局面，这时产生的复杂生理和心理反应就是应激状态。

在应激状态下，个体产生的生理反应大致相同，但是外部表现却各有差异。其生理反应表现为：当紧张刺激作用于个体的大脑时，下丘脑产生兴奋，肾上腺髓质释放肾上腺素和去甲肾上腺素，流向大脑、心脏等器官的血液量增加，提高个体对紧张刺激的警觉能力和感受能力，并做出适应性反应。外部表现分为积极应激反应和消极应激反应，前者表现为沉着冷静、急中生智，个体智力、体力都超水平发挥，从而化险为夷、转危为安；后者表现为惊慌失措、一筹莫展，或者采取错误的应对方式，加剧局面的严重性。

3.情感　情感是同个体的社会需要相联系的高级态度体验，包括道德感、理智感和美感。

（1）道德感：个体根据一定的道德标准去评价自己或他人的思想或言行时，所产生的情感体验。例如，人们对无私奉献精神的敬仰、对不幸遭遇的同情、对自身过失的羞愧、对家庭的责任、对祖国深沉的爱等，都属于道德感。不同的民族、历史时代、社会制度和阶级阶层，道德标准都是不同的，道德感总是受社会历史生活条件制约。

（2）理智感：个体在智力活动中所产生的情感体验，与个体的求知欲、认识兴趣、解决问题的需要相联系。例如，人们在探索未知的事物时表现出来的求知欲望、认识兴趣和好奇心；在解决问题过程中出现的迟疑、惊讶、焦躁以及解决问题后的喜悦、快慰，在评价事物时坚持自己见解的热情，为真理而献身时感到的幸福与自豪，由于违背和歪曲了事实真相而感到羞愧，这些都是在探索活动和求知过程中产生的理智感。

（3）美感：个体根据一定的审美标准来评价事物时所产生的情感体验。它是在欣赏自然美景、社会上的和谐现象、艺术作品时产生的。美感具有两个明显的特征。其一，美感是一种愉悦的体验。大自然的美景让人感叹造物的神奇，高尚的行为、优良的品格让人肃然起敬，艺术作品使人在笑声中得到美的熏陶。其二，美感是一种倾向性的体验，对于美好的事物总是促使人反复去欣赏它，以至于沉醉其中、乐此不疲，而对于丑的事物则会产生强烈的厌恶。

（四）情绪调控

积极有效地调控情绪的方法很多，大致可以分为认知类和行为类。

1.从认知上调控情绪

（1）理性情绪行为疗法：情绪 ABC 理论认为，引发不良情绪的关键在于不合理的信念。我们需要找出不良情绪出现时大脑中存在的不合理信念，然后找出证据与不合理信念进行辩驳，最后发展出合理、健康的信念。

（2）自我暗示法：主要通过积极的语言来激励自己以调整情绪。当我们面临不良情绪或遇到挫折时，可以在心中默念一些鼓励自己的话，给自己加油打气。

2.从行为上调控情绪

（1）转移注意：把注意从消极的情绪状态转向自己喜爱的事物，以淡化或忘记那些令人不快的情绪。例如，漫步于大自然、听欢快的音乐、看喜剧电影、参加公益劳动、品尝美食等，均可以在一定程度上排遣内心的不快。

（2）合理宣泄：正确的表达和适度的宣泄可以使不良情绪得到缓解，如找个没人的地方痛快地哭一场、大声喊叫、进行运动等。宣泄情绪要通过合理、正确的方式，不能随意发泄，更不能影响别人或伤害自己。

（3）自我放松训练：自我放松可以有效缓解紧张、焦虑等不良情绪。常见的放松方法包括肌肉放松法、深呼吸放松法、想象放松法。

Note

三、意志过程

(一)意志的概念

意志是个体自觉地确定目的,调节和支配自己的行为,并通过克服困难和挫折,实现预定目的的心理过程。人的意志总是与行动紧密相连,是通过个人的行为活动表现出来的,我们称这种行动为意志行动。

(二)意志的特征

1. 自觉确定行动目的是意志行动的前提 人的意志活动是经过事先思考、有计划展开的行动,是在充分意识到行动目的实现的重大意义后自觉地确定下来的,这与动物适应环境的本能行为有着根本的不同。人的意志行动是意识活动的能动作用体现,只有人才有意识活动。

2. 随意动作是意志行动的基础 所谓随意动作,是受意识支配,具有一定目的性和方向性的动作。生活中有些动作是习惯性的、无意识的,例如爱眨眼、习惯性抖腿,这些都不是意志行动,因为它们没有明确目的,常常是无意识的。

3. 克服困难是意志行动的核心 并不是所有自觉的、有目的的活动都是意志活动,它特指那些有难度且需要克服困难的活动。例如,玩游戏是有意识的行为,且可以轻而易举做到;然而,要克制住不去玩游戏,经受住游戏的诱惑,这就是很难的事,需要巨大的意志努力。因此,克服困难是意志的核心价值体现,是衡量意志强弱的重要指标之一。

(三)意志的基本过程

意志行动有其发生、发展和完成的过程。这一过程分为采取决定阶段和执行决定阶段。前者是意志行动的准备阶段,是意志行动的动因;后者是意志行动的完成阶段,是意志行动的关键。

1. 采取决定阶段 采取决定阶段一般包括动机冲突与目标确定、方法选择和制订行动计划等环节。动机是推动人们从事某种活动的直接原因。人在追求行动目标达成的过程中,可能会产生多种动机,当动机的性质和强度非常相似或相互矛盾时,我们必须做出取舍才能确立主导性动机,动机取舍势必会引起个体强烈的思想斗争,这就形成了动机冲突。动机冲突解决后,才能确定行动目标。目标是行动的期望结果。目标越明确,人的行动就会越自觉;目标越远大,对行动的推动作用越大;目标越深刻,唤起的意志努力也越大。目标确立后,就要选择实现目标的方法和制订行动计划,方法的选择和行动计划的制订必须以目标实现为导向,要深思熟虑,择优选择。

2. 执行决定阶段 执行决定阶段是付诸实践的具体行动阶段,是个人意志努力的集中体现阶段。该阶段主要包括以下两个环节。

(1)意志对行动的调节:在执行决定的过程中,意志表现为两个方面,一方面是推动个体采取积极的行动来实现目标,另一方面是排除不利于目标实现的无关干扰因素。如果一个人仅仅做出了决定而没有采取积极的行动,或者在行动中总是容易受到其他外界因素的影响,意志薄弱、抵不住不良因素的诱惑,以至于半途而废,那么就无法实现目标。

(2)克服困难:在执行决定的过程中,必然会遇到各种各样的困难,这就需要意志努力。克服困难必须依赖以下心理条件。一是坚定的理想信念,一个人的理想信念越坚定,就会在困难面前毫无畏惧,迎难而上、不断超越自我。二是对目标实现后的美好憧憬,当我们想象目标实现后的情境,会不断调节行动的方向,从而对克服困难满怀信心和力量。三是行动目标的性质,伟大的目标能激励人去克服困难,渺小的目标则会经不起困难的考验。四是执行计划的坚定性,在执行决定过程中,可能会产生新方法、新目标、新期望和新问题等,这些会动摇我们执行决定的决心和信心,必须坚持不懈地将原来的计划贯彻到底,凭借坚强的意志去克服这些不利因素的干扰,达到预定目标。

Note

(四)意志的品质

意志的品质是指构成人意志的稳定心理特征,一个人的意志品质主要表现在四个方面,分别是独立性、果断性、坚定性和自制性。

1.独立性 指个体不屈服于他人的压力,也不随波逐流,在深刻认识到行动目的的正确性和重要性的基础上,独立自主地做出决定并执行决定。与独立性相反的品质是独断性和易受暗示性。独断性的人表现为盲目自信,对他人合理的意见置若罔闻,固执己见、独断专行。易受暗示性的人表现为行动缺乏主见、没有自信,容易受他人影响,盲目跟从、人云亦云。

2.果断性 指一个人善于明辨是非,迅速而合理地采取决定和执行决定的意志品质。优柔寡断和草率决定是缺乏果断性的表现。优柔寡断的人在决定前会面临无休止的动机冲突,迟疑不决;做决定时,左思右想,犹豫不决;决定后又反悔,甚至怀疑决定的正确性。草率决定的人表现为对事情缺乏深思熟虑,不计后果而草率行事。优柔寡断和草率决定都是意志薄弱的表现。

3.坚定性 指在意志行动中不惧失败和挫折,通过克服困难和排除障碍,把已经开始的行动坚定地执行到底的意志品质。与坚定性相反的意志品质是顽固性和动摇性。顽固性的人缺乏对自身行动的理性评价,执迷不悟、一意孤行,明知不可为而为之。动摇性的人表现为一遇困难便怀疑目标,不加分析就放弃目标或随意更改目标和行动方向。顽固性和动摇性是对待困难的错误态度,属于消极的意志品质。

4.自制性 指在意志行动中善于控制自己的情绪,约束自己言行的意志品质。自制力反映了人们意志的抑制能力。自制力强的人,在意志行动中,能够克制与实现目标不一致的思想,抵制各种欲望的诱惑,排除消极情绪的干扰。易冲动、意气用事、不能律己,都是缺乏自制力的表现。

第三节 人 格

一、人格概述

(一)人格的概念

人格(personality)是一个人稳定、独特的心理特质组成的总和,反映一个人的整体精神面貌。人格一词源于拉丁语"persona",具有"面具"之意,用来形容一个人在社会大舞台上表现出来的"我",以及不为他人所知的面具背后的"我"。

(二)人格的特征

1.整体性 人格是由多项心理特质组成的总和,反映整体精神面貌,因而人格是一个整体,具有整体性。人格的多项特质在自我意识的凝聚作用下组成一个有机的整体。若人格失去了整体性,人格各成分间犹如一盘散沙,表现为双重人格或多重人格。

2.稳定性 人格是一个人经常表现出来的心理特质组成的总和,因而人格具有稳定性。人格的稳定性使得个体在不同情境下可能会表现出相同或相似的人格特质。"江山易改,本性难移"便是对人格稳定性较为形象的描述。

3.独特性 人格是一个人独特的心理特质组成的总和,因而人格具有独特性。人格的独特性使得每个个体与他人均不相同,世界上没有完全相同的两片树叶,更没有完全相同的两个人。"龙生九子,各有不同"便是对人格独特性较为形象的描述。

4.社会性 个体的人格特质是在社会生活中逐渐形成的,是他人眼中的"我",因而人格具有社会性。如一个人自信特质的形成,与儿童期重要他人的肯定和赞扬有着密切的关联。

5. 功能性　人格决定一个人的生活方式,甚至影响一个人的命运,因而是人生成败的影响因素之一。人们经常会使用人格特质来解释某人的言行及事件发生的原因。

（三）人格的结构

人格由人格倾向性和人格心理特征两部分组成。人格倾向性是指具有一定动力性的心理特质组成的总和,包括需要、动机、兴趣等。人格心理特征是指具有一定特征性的心理特质组成的总和,体现人与人的不同,包括能力、气质、性格三种。

二、人格倾向性

（一）需要

1. 需要的概念　需要(need)是个体生理方面和社会方面的客观需求在大脑中的反映。客观需求是客观存在的,大脑对客观需求反映的需要是主观的。需要是一个人心理活动与行为的动力源泉,人类一切心理活动与行为的展开都源于需要的存在。生命不息,需要不止,人的心理活动与行为便会持续进行。

2. 需要的分类

(1)生理性需要与社会性需要:生理性需要是人们为满足各种生理的客观需求所产生的心理体验。生理性需要包括个体生存所必需的需要,如对饮水与食物的需要、排泄的需要、呼吸的需要、光照的需要等,以及种族繁衍所必需的需要,如性的需要。社会性需要是人们为满足社会的客观需求所产生的心理体验。社会性需要包括人际交往的需要、爱与被爱的需要、成就的需要等。

(2)物质需要与精神需要:物质需要是人们对物质产品的客观需求在大脑中所产生的心理体验,如对食物、水、书籍、住所、衣着的需要等。精神需要是人们对客观精神需求在大脑中所产生的心理体验,如对求知、审美、亲合、成功的需要等。

(3)优势需要与从属需要:一个时期内,人们会存在多种需要并存的情况。其中,对个体心理活动和行为起主要影响作用的需要称为优势需要,起从属辅助作用的需要称为从属需要。例如,患者因意外事故紧急入院抢救,此时,安全的需要起到优势作用,为患者的优势需要,爱与归属的需要、尊重的需要等则为从属需要。随着治疗的推进,患者病情好转,优势需要与从属需要也会随之发生改变。例如,疾病康复阶段,安全的需要可能转变为从属需要,爱与归属的需要、尊重的需要等转变为患者的优势需要。

3. 马斯洛的需要层次理论　美国的人本主义心理学家马斯洛认为,人的心理活动与行为是在需要的推动下发展的,他对人类的需要做了系统研究,将人类的需要归纳为 5 个层次,从低级到高级分别如下。

(1)生理的需要:生理的需要是人类最低级的需要,主要包括个体生存所必需和种族繁衍所必需的需要,如对食物、水、呼吸、排泄、阳光、性的需要等。生理的需要处在最底层,推动力也最强,只有生理的需要获得基本满足后,个体才可以产生更高层次的需要。

(2)安全的需要:生理的需要获得基本满足后便会产生安全的需要。安全的需要包括人身安全、财产安全、出行安全、食品安全等,人们不仅希望此刻安全,更希望将来处在困境或年老失去劳动能力时也是有保障、安全的。人们购买养老保险及各种商业保险,注重考察工作单位是否为其购买"五险一金"等行为皆是安全需要的体现。

(3)爱与归属的需要:当安全的需要获得满足后便会产生爱与归属的需要。爱的需要包括爱与被爱的需要,我们既希望自己是被爱的,也希望自己的爱给予别人时能够得到回应。归属的需要是指个体归属于一定的团体,并在团体中取得一定的地位,而不是一个可有可无的人。患者住院后感到孤独,是归属需要未获得满足的表现。

(4)尊重的需要:当爱与归属的需要获得满足后便会产生尊重的需要。尊重的需要表现为希望自己出人头地、功成名就,希望自己对环境、对他人是有影响力的,希望自己得到他人的尊敬和肯定。马斯洛研究发现,很多人终其一生都在追求尊重需要的满足。

(5)自我实现的需要:当尊重的需要获得满足后,便会产生自我实现的需要。自我实现的需要是希望自己的潜能和价值得到最大程度发挥的需要。如"最美村官"秦玥飞在耶鲁大学毕业后拒绝百万年薪,选择去湖南农村当了一名村官,他说自己的价值在农村,要在为百姓谋民生福祉的路上继续走下去。

(二)动机

1. 动机的概念 动机(motivation)是激发并维持个体活动,促使其朝向一定目标前进的内部动力。动机在需要的基础上产生,当需要与满足需要的条件相结合时,便上升成为动机。动机是行为的直接推动力。

2. 动机的分类

(1)生理性动机:在生理性需要的基础上形成生理性动机,常见的生理性动机包括饮水与进食动机、母性动机和性动机等。

(2)社会性动机:在社会性需要的基础上形成社会性动机,常见的社会性动机包括亲合动机、成就动机等。

3. 动机冲突的类型 同一时期在不同需要的基础上会形成多种动机,有些动机方向相反,强弱相当,则会形成动机的冲突。常见的动机冲突类型如下。

(1)双趋冲突:两个目标个体都想要达到,但二者只能实现其一,此时的动机冲突类型为双趋冲突,如"鱼和熊掌不可兼得"。现实中,纯粹的双趋冲突往往并不存在,面对该类冲突时,改变对其中一个目标的认知评价,使得二者强弱不再相当,便可解决此类动机冲突。

(2)双避冲突:两个目标都对个体有威胁,个体都想避开,但现实中只能选择其中一个才能避开另一个,此种动机冲突类型为双避冲突,如"前有悬崖,后有追兵"。第三方因素的引入可能利于此类型动机冲突的解决。

(3)趋避冲突:一个目标有两个方面,好的方面使个体趋向它,不好的方面使个体想避开它,个体困惑到底"选不选择"该目标,此时的动机冲突类型是趋避冲突,如"想吃糖又怕胖"。解决此类冲突时,可以仔细对比分析该目标的趋与避,并赋予相应的权重,综合权衡后做出选择。

(4)双重趋避冲突:有两个或多个目标,每个目标都有趋与避两个方面,个体不知选择哪个目标。例如,在就业选择上,西部医院有编制、发展机会多,但条件相对艰苦,东部医院处于发达地区,工作条件好,但无编制、工资低,到底选择哪所医院,常常令毕业生困惑不已,此类冲突为双重趋避冲突。解决此类冲突时,其他人的经历和建议可起到一定的借鉴和帮助作用。

(三)兴趣

1. 兴趣的概念 兴趣(interest)是个体积极探究某种事物或活动的内在心理倾向,反映个体对客观事物的选择性态度。孔子曰"知之者不如好之者,好之者不如乐之者",兴趣是最好的老师。兴趣又与个体需要有关。

2. 兴趣的分类 兴趣分为直接兴趣和间接兴趣:①直接兴趣指对活动本身感兴趣,如喜欢看电影、享受美食、外出旅行等;②间接兴趣是对活动的结果感兴趣,如我学好"人体解剖学"这门课后,能参加解剖大赛并获奖,还能为我后续的学习打下坚实的基础。

3. 兴趣的培养

(1)我的兴趣我做主:个体的兴趣看似与外在事物或活动有着千丝万缕的联系,但兴趣毕竟是属于个体人格的一部分,故而内因在兴趣培养中起到决定性作用,即"我的兴趣我做主"。就学

Note

生来讲,对一门课是否感兴趣、培养何种兴趣等,都是自己可以调控的,并不完全取决于任课老师的课堂讲授效果。

(2)从间接兴趣到直接兴趣:有些活动本身充满趣味性,如看电影,培养直接兴趣较为容易。有些活动本身趣味性较少,且充满困难,如专业课程学习、读书,培养时可从间接兴趣开始,培养对活动结果的兴趣,伴随着活动的推进,间接兴趣往往会转化为直接兴趣,正所谓"书中自有颜如玉,书中自有黄金屋"。

(3)从中心兴趣到广博的兴趣:"择一行,爱一行",学生选择某个专业进行学习,在早期阶段就可以培养专业兴趣。专业兴趣的培养要以专业核心课程的兴趣为中心兴趣,培养对这些课程的深入、浓厚的兴趣;另外,围绕着中心兴趣还要培养与专业相关的广博兴趣,让专业兴趣更加广泛。

三、人格心理特征

(一)能力

1. 能力的概念 能力(ability)是顺利完成某种活动所必备的人格心理特征。能力在活动中得以展现,它直接影响活动的效率。例如,医学生的实践能力在实习实践活动中得以展现,学生能力水平的高低直接影响学生实践操作的效率和效果。

2. 能力的分类

(1)一般能力:完成任何活动所必备的能力,即一般所说的"智力"。智力分为流体智力和晶体智力。流体智力更多受遗传因素的影响,出生后会随着年龄的增长逐渐提高,到20岁左右会进入一个缓慢的平台期,25岁以后会随着年龄的增长而逐渐下降。晶体智力更多受后天经验的影响,随着年龄增长而逐步提高。智力是从事任何活动所必备的条件,若智力存在严重缺陷,生活可能难以自理,学习、工作等其他复杂活动更无从谈起。

(2)特殊能力:完成某项专业活动所必备的能力,如钢琴演奏能力、机械设计能力等。完成某些专业活动除具备必备的特殊能力外,还需要具备一般能力。一般能力水平越高,越有助于专业活动中特殊能力的发挥,专业活动所达到的质量和效果往往也越高。

(二)气质

1. 气质的概念 气质(temperament)是个体生来就具有的典型且稳定的心理活动的动力特征,表现在心理活动的速度、强度、灵活性与指向性等动力方面。气质即平时所说的"脾气"和"秉性"。

2. 气质类型 古希腊医学家希波克拉底提出了气质的体液说。他认为人体中含有四种液体,分别是血液、黏液、黄胆汁、黑胆汁,身体中每种液体成分所占比例的多少决定了气质类型。若血液占优势,则为多血质;黄胆汁占优势,则为胆汁质;黏液占优势,则为黏液质;黑胆汁占优势,则为抑郁质。每种气质类型有独特的行为特征,具体如下。

(1)多血质:如同春天般,温暖而润泽。此类人活泼好动,动作灵活,适应环境能力强,人际关系广泛,但大多为泛泛之交,脾气温和。代表人物如猪八戒、史湘云等。

(2)胆汁质:如同夏天般,炽热而干燥。此类人精力旺盛,情绪高涨,待人热情,说话快,做事节奏快,行动迅速,脾气急躁。代表人物如鲁智深、王熙凤、孙悟空等。

(3)黏液质:如同秋天般,冷静而干爽。此类人安静稳重,说话、做事节奏慢,情绪和缓稳定,善于忍耐,在人际交往中稍显冷淡。代表人物如林冲、沙僧、薛宝钗等。

(4)抑郁质:如同冬天般,寒冷而湿润。此类人说话、做事节奏慢,对外界反应敏感,内心细腻,情感丰富,常流露出情绪和情感的波动。代表人物如唐僧、林黛玉等。

3. 气质的生理机制 随着科学的发展,希波克拉底的体液学说已无法充分解释人们为何表现出不同的行为特征、被划分为不同的气质类型。苏联著名的生理学家巴甫洛夫在大量动物实验研究的基础上,提出了高级神经活动类型说,该学说解释了人类气质分型的生理机制。他提出,人和动物的高级神经活动表现出兴奋和抑制两个方面,高级神经活动在兴奋和抑制的过程中呈现出强度、平衡性、灵活性三个特点。根据这三个特点,高级神经活动可划分为四种类型。

(1)兴奋型:此类型高级神经活动的特点是强而不平衡,强而不平衡是其典型特征。在此生理基础上,个体表现为各项心理活动和行为强而有力,如思维敏捷、情感高涨、行动迅速,但脾气急躁,且难以有效地调控冲动情绪。

(2)活泼型:此类型高级神经活动的特点是强、平衡、灵活,灵活是其典型特征。在此生理基础上,个体表现为各项心理活动和行为灵活、快速且平衡,如动作灵活、反应迅速、行动快而协调,在人际交往中表现灵活且社交范围广泛。

(3)安静型:此类型高级神经活动的特点是强、平衡、不灵活,稳定是其典型特征。在此生理基础上,个体表现为各项心理活动和行为稳定、平衡且较慢,如安静稳重,话语较少,行动较慢且不够灵活,人际交往范围相对较窄但关系较为深刻。

(4)抑制型:也称为弱型,此类型高级神经活动的特点是弱、敏感,弱且敏感是其典型特征。在此生理基础上,个体表现为各项心理活动和行为缓慢、微弱,如走路慢、说话慢、精力不够充沛,但敏感是其突出特点,这使得个体能感受到其他类型个体察觉不到的细节,内心细腻、情感丰富,易动情伤感。

4.气质的特点

(1)气质的先天性和稳定性:气质是一个人生来就具有的人格心理特征,个体出生时通过哭闹、动作等行为表现,便已在展现其气质类型特征,因而气质具有先天性,它更多地受到遗传因素的影响。因其先天性的特点,气质具有超强的稳定性,"江山易改,本性难移"便可用来描述气质的稳定性。气质虽有极强的稳定性,但不代表它是不可改变的,随着年龄的增长、阅历的增加,个体的气质表现也具有一定的可塑性。例如,个体可能由单一的多血质转变为两种或三种混合的气质类型。

(2)气质影响活动效率:由于高级神经活动特点不同,气质会影响一个人的活动效率。具有某种气质类型的人在从事某些活动时更容易上手且效率更高,即更适宜从事该项活动。例如,胆汁质的人适宜从事田径、球类等运动训练活动,抑郁质的人适宜从事写作、绘画等活动。

(3)气质无好坏之分,不能决定成败:任何一种气质类型都既有优点又有缺点,因而气质类型无好坏之分。在任何一种气质类型的基础上,每个人都有可能成功,也有可能失败,所以气质类型不能决定一个人的成败。

(4)与疾病有一定的关联:气质类型虽无好坏之分,但某些气质类型的特点易与某些疾病产生关联。例如,胆汁质的脾气急躁、情绪冲动等特点与高血压、心脑血管疾病有着密切关联;抑郁质的敏感、悲观消极等特点与抑郁症、癌症等疾病有一定的关联。

(三)性格

1.性格的概念 性格(character)是个体在后天生活中形成的对客观现实稳定的态度,以及与之相适应的习惯化的行为方式,如一个人的懒惰和勤劳就是性格的不同表现。性格是在后天生活过程中逐渐形成的,最能体现一个人的生活经历,反映人与人之间的差异,因而性格是人格的核心。

2.性格的分类 性格的分类方法很多,比较有代表性的分类有如下几种。

(1)内倾型和外倾型:瑞士心理学家荣格将人的性格分为两种类型,即内倾型和外倾型。内倾型,又称内向型,个体心理活动倾向于内部,表现为沉静、内敛、不善言谈和社交等。外倾型,又称外向型,个体心理活动倾向于外部,表现为开朗、健谈、善于交往等。

扫码看视频:
气质

Note

（2）场独立型和场依存型：美国心理学家威特金将人的性格分为场独立型和场依存型。场独立型的人表现为独立性强，不易受到外在因素的干扰，能独立思考并发现问题，尊重事实和逻辑，依据自身判断行事。场依存型的人易受外在因素的影响，常常不加批判地接受他人的意见和建议，在紧急情况和突发情况时，常常不知所措，难以应付。

（3）A 型、B 型和 C 型：根据心身疾病的易罹患程度将性格分为 A 型、B 型和 C 型。A 型性格主要表现为说话快，做事快，易急躁，善于进取，求胜心切。B 型性格主要表现为个性随和，不急不躁，做事随遇而安，注重过程的享受，不过分追求结果。C 型性格主要表现为个性压抑，情绪克制，委曲求全，回避冲突，屈从于权威。

3.性格的特点

（1）性格具有后天性：性格在后天生活过程中逐渐形成，更多地受到后天环境因素的影响，具有后天性。因其后天性的特点，性格具有较大的可塑性，会受家庭生活环境、个体生活经历、学校教育、同学关系、自我觉察与成长等多种因素的影响而改变。

（2）性格具有好坏之分，能够影响成败：良好的性格特征能够影响一个人的成败，如工作认认真真的人比工作马马虎虎的人更易获得事业的成功，因而性格有好坏之分，塑造良好的性格更能助力个体获得成功。在人格各成分中，性格是唯一一种具有道德评价意义的人格心理特征。

（3）性格与气质有一定的关联：性格与气质同属于人格心理特征，都可以区分人与人的不同，二者也有一定的关联。例如，胆汁质与多血质的人大多为外倾型的人，黏液质与抑郁质的人大多为内倾型的人。

本章小结

本章通过对心理现象与实质、认知过程、情绪情感过程、意志过程、人格倾向性、人格心理特征等内容的详细介绍，让学生对心理学有一个科学系统的认识，明白掌握心理学基础知识对医学实践的重要意义；通过对心理现象与实质的学习，让学生了解心理学的研究内容，意识到心理学是一门科学，树立起科学的心理学观念；通过对心理过程的学习，促进学生对人的认知过程、情绪情感过程和意志过程的理解，把握心理过程的一般规律，使自身对心理过程有客观、正确的认识和评价；通过对人格倾向性、人格心理特征的学习，认识人与人之间人格特征的差异，能够积极接纳自我，理解和尊重他人。

直通执考

1.临床执业助理医师考点对接

（1）心理现象的分类；感觉与知觉的概念、种类与特征；记忆的概念、种类与过程；情绪与情感的分类；情绪的作用、调节管理；动机冲突的类型；人格的概念；气质的概念、特点与类型；性格的概念、特点与分类（掌握）。

（2）心理实质的内容；思维的概念、特征与创造性思维；情绪与情感的概念；意志的概念、特征与基本过程；需要的概念、需要层次理论及其应用；能力的概念与分类（熟悉）。

（3）心理学的概念；意志的品质；动机定义与分类（了解）。

2.拓展书籍推荐 《心理学与生活》（第 20 版），[美]理查德·格里格著，王垒等译，人民邮电出版社。

简介：《心理学与生活》是心理学导论类教材的典范之作，是一本关于心理学入门的"教科书"，在全世界心理学界一直享有盛誉。开创这本书编写工作的是被誉为"当代心理学的声音和面孔"的菲利普·津巴多。该书自问世以来，历经半个世纪，不断与时俱进，现已发行了 20 版。

思维导图

该书贴近生活、深入实践,是一般大众了解心理学、理解人性和提升自身素质的读物。

实训　气质类型的测定

[实训目的]　掌握陈会昌气质类型测验的自评、计分和结果解释。

[实训方式]　两人一组,分别扮演医生和患者,运用气质类型测验量表,在普通教室完成对患者的心理评估。

[实训要求]　①指导学生明确陈会昌气质类型测验的适用范围、用途和评价要求。②学生自行完成量表。③学生对照计分方法完成各气质类型分值的计算。④指导学生对各个分数进行解释,合理评价自己的气质类型。

能 力 检 测

一、选择题

1.心理活动不包括(　　)。

A.知、情、意过程　　　B.自我意识　　　　C.行为　　　　　　D.气质、性格、能力

E.需要、动机、兴趣

2."仁者见仁,智者见智"反映的是知觉的(　　)特性。

A.理解性　　　　　B.整体性　　　　C.选择性　　　D.恒常性　　　E.补偿性

3.某个同学上课"走神"、爱做"白日梦"是指(　　)。

A.有意想象　　　B.再造想象　　　C.有意后想象　　　D.无意想象　　　E.创造想象

4."一心二用"是注意的(　　)。

A.分心　　　　　B.分配　　　　　C.分散　　　　D.转移　　　　E.起伏

5.为科学研究中发现新线索、学习中有了新进展而陶醉,属于(　　)。

A.道德感　　　　B.美感　　　　　C.理智感　　　　D.应激　　　　E.激情

6."司马光砸缸"反映的是(　　)思维。

A.抽象思维　　　B.创造性思维　　　C.常规性思维　　　D.形象思维　　　E.发散思维

7.马斯洛的需要层次理论由低到高,最高层次的需要是(　　)。

A.爱与归属的需要　B.安全的需要　　　C.尊重的需要　　　D.自我实现的需要

E.生理的需要

二、思考题

1.简述知觉的特征。

2.简述意志的特征。

3.简述马斯洛的需要层次理论的五个层次。

(洪升伟　杨玉娟)

第三章 心理发展与心理健康

学习目标

知识目标

(1)掌握心理健康的概念与标准,不同年龄阶段的心理问题及维护方法。

(2)熟悉心理发展的概念与规律,不同年龄阶段的心理特征。

(3)了解心理发展的基本理论,心理卫生的概念、等级划分与发展历史。

能力目标

(1)能够理解各类人群心理健康状况,并给予尊重和关怀。

(2)在临床医疗实践中,具备对各年龄阶段心理问题进行干预与指导的能力。

素质目标

(1)树立正确的健康观,养成良好的自我心理卫生习惯,具备对个体进行心理健康教育的能力。

(2)建立疾病与健康的整体观,预防心身疾病和心理问题,树立整体医学观和正确的健康观。

案例导入

李某,男,大二学生,4岁时父母离异,母亲靠打零工及居民最低生活保障抚养他和他哥哥。初二时李某因喜欢同学玩具偷偷私藏,被发现后老师当众指责他是小偷,回家后又遭母亲严厉训斥,自此李某在校经常遭同学嘲笑甚至肢体攻击,他却不敢告诉母亲,渐渐惧怕与人相处。大学时独来独往,被室友孤立,李某经常沉默寡言,敏感胆怯,唉声叹气,做事无兴趣,睡眠差,最近挂科一门,班级同学反馈他近两周经常躲在角落哭泣,面容憔悴,李某还说"没有他世界会更美好"。

请思考:

(1)对照本章内容,案例中李某心理健康吗?

(2)你认为心理健康的人具有什么特征?

第一节 心理发展概述

心理发展的理论是用于描述和解释个体心理发生和发展规律的学说,发展心理学家们从不同理论观点看待发展,不同的理论强调心理发展过程的不同方面。其中,精神分析理论、认知发展理论、行为主义理论、文化-历史发展理论对研究个体心理发展规律产生了重大影响。

一、基本概念

广义的心理发展指个体从生物学受孕到生理死亡整个时期所经历的一系列变化的过程,这一过程也称为"生命周期",它涵盖从婴幼儿、童年、少年、青年、中年、老年到死亡的各个发展阶段,每个阶段都有典型的心理发展特征、特定的发展主题。而狭义上的心理发展仅指从出生到心理成熟阶段的心理演变与扩展。目前广泛采用的是广义的概念。从心理发展的内容,可分为认知的发展和人格的发展。认知的发展经历"从无到有""从简单到复杂""从不完善到成熟""从成熟到某些认知功能的衰退"的过程;人格的发展经历从幼稚到成熟并趋向个性化的过程。

二、心理发展的特征

心理发展具有客观规律,它是通过量变达到质变的过程,是从简单到复杂、由低级到高级、新质否定旧质的过程,是矛盾的对立面统一又斗争的过程。个体心理发展表现出一些普遍性特点,概括起来包括以下几点。

(一)连续性与阶段性

连续性特征是指在心理发展过程中,后一阶段的发展总是以前一阶段的发展为基础,并在此基础上萌发出下一阶段的新特征,表现出心理发展的连续性。阶段性特征是指在心理发展过程中,当某些代表新特征的量积累到一定程度时,就会取代旧特征,从而处于优势的主导地位,表现为阶段性的间断现象。个体的心理发展在某些年龄阶段会因为持续发展的积累而出现某种心理特质的突发性变化或出现新的心理特征。从人的一生看,发展是连续的,各阶段并非彼此孤立,而是相互重叠、渐进且具有连续性。

(二)定向性与顺序性

心理的发展总是从低级向高级、从简单向复杂、从不完善向完善发展,发展的总趋势是向上的,发展过程具有定向性和顺序性,既不能超越,又不能逆向发展。其有序模式为:①语言的发展:从简单发音到词与句的运用,再到用完整的句子和语法进行表达。②认知及社会行为:从认识客体直接的外部现象发展到认识事物内部的本质规律;由直觉判断事物发展到有假设、判断、推理的思维能力;个体动作的发展遵循由头到尾、由中心到边缘、由粗到细的原则,比如"三翻六坐七滚八爬"。③心理功能总体的发展顺序:感知、运动、情绪、动机、社会能力(语言交往)、抽象思维过程。这种方向性和顺序性在某种程度上体现出基因型在环境影响下不断把遗传程序显现出来的过程。

(三)不平衡性

发展的不平衡性表现如下。一是不同年龄阶段的心理发展速度存在差异。例如,儿童在一岁前和青春期的心理发展最快。二是不同的心理过程发展速度不同。例如,儿童掌握语言的速度极快,而抽象逻辑思维的形成却要经过相当长时间的培育。如感知觉、机械记忆等早在少年期之前就已发展到相当水平,而逻辑思维则需至青年期才有相当程度的发展。

(四)共同性和差异性

心理发展的共同性指在一定年龄阶段中表现出的一般、典型、本质的特征,这些特征是在相应年龄阶段,由各个个体进行抽象、概括出的带有规律性的共同特点。心理发展的差异性指在同一年龄阶段中个体与个体之间、男性与女性之间心理发展上的个体差异和性别差异。

一个身心正常的儿童,尽管都要经历共同的基本阶段,但发展的个体差异仍然非常明显。每

Note

个人发展的优势(方向)、速度、高度(达到的水平)往往千差万别。例如,有的人观察能力强,有的人记忆力好;有的人爱动,有的人喜静;有的人善于理性思维,有的人长于形象思维;有的人早慧,有的人则开窍较晚。不过,其心理的发展总是符合发展的总趋势。

(五)发展存在关键期

个体在早期心理发展过程中,存在获得某些能力或学会某些行为的关键期。例如,1～3岁是口头语言掌握的关键期,0～4岁是形象视觉发展的关键期,4～5岁是书面语言掌握的关键期,5岁以前是音乐学习的关键期,10岁以前是外语学习的关键期,也是动作技能掌握的关键期。这一心理发展规律说明,在正常社会环境中成长的个体,各种心理功能成长与发展在每个关键期内比较容易接受某种刺激的影响,比较容易进行某些形式的学习。如果错过这个关键期,这种心理功能产生和发展的可能性依然存在,但是可能性变小,心理功能形成和发展起来比较困难。

(六)发展是毕生的

个体的整个一生都在发展,从胚胎到死亡,始终是一个前进发展的过程。个体的发展除了在生物意义上的发育、成熟以外,其行为的变化过程贯穿一生,这是一个在时间、顺序和方向等方面各不相同的种种变化的体系。个体的发展受多种因素的影响,是年龄阶段、历史阶段、社会环境等多种因素共同作用的结果。生命的每一阶段都受前一阶段的影响,同时也影响以后的发展阶段,个体一生的经验都对发展有重要意义。

(七)发展是多维度和多方向的

发展的形式具有多样性,是多维度的,发展的方向也因发展内容的种类不同而有所差异,如行为的各个方面或同一方向的各个成分、特性,其发展进程各不相同。心理发展存在很大的个体差异和可塑性,不同的个体有不同的发展形式,没有一条单一的曲线能描绘个体发展的复杂性。例如在智力领域,晶体智力指人通过掌握文化知识经验而形成的一种能力;流体智力指不依赖于人的文化知识经验的能力,表现为空间定向、知觉操作等方面的能力。两者都随年龄的增长而变化,晶体智力到成年后继续增长,但增长速度减慢,而流体智力在成年早期达到顶峰后就开始衰退。

(八)发展是获得(成长)与丧失(衰退)的结合

发展是一个有序变化的过程,不是简单地朝着功能增长方向运动,生命过程中任何时候的发展都是成长和衰退的结合。任何发展都是新适应能力的获得,同时也包含着以前部分能力的丧失。

知识链接

哭声免疫法到底害了多少人

婴儿哭声免疫法是指婴儿哭了不抱、不哭才抱的婴儿完整睡眠训练法,曾在美国风靡一时。被用这种方法"训练"长大的孩子,有的轻则出现睡眠障碍,重则出现人格障碍甚至精神分裂。付出一代美国儿童的幸福代价后,此方法终于被欧美社会深刻反思并摒弃,其创始人约翰·华生也曾被评为"美国人讨厌的人"之一。

表面上看,哭声免疫法似乎能高效控制孩子的哭闹行为,它背后有行为主义心理学的理论支持,似乎也能通过立规矩避免娇纵孩子。但详细探究可以发现,其核心遵循的是美国20世纪20年代的经典行为主义思路,认为只要精准调控个体的外在行为就可以将其塑造为任何想要的样子。然而,在强调外在环境对个体塑造的同时,经典行为主义理论漠视个体自主性,使之成为被任意操纵的提线木偶,被行为主义实验干预的个体,后来都面临很多问题甚至出现巨大的精神创伤。

机械使用哭声免疫法,会让家长忽视探寻孩子哭闹的原因,简单地通过刻板步骤训练孩子的表现。看似养成了规矩,实际是完全不顾孩子情绪的正当表达,以家长的权威凌驾于孩子之上。在这个过程中,孩子通过哭闹传达的需要与问题,也被"免疫"掉了。

不当的延迟满足反而成为强加的外部控制。现实生活中,一些家长煞费苦心地寻找培养孩子专注而坚持做事的方法,看到延迟满足的相关理论时,感到如获至宝,相信只要通过外部干预延缓孩子的即时满足,就可以培养孩子具有忍耐和专注的品质。有些家长甚至狠下心来控制孩子的如厕、进食、喝水等需求,以求在生活的方方面面让孩子快速成长。

三、心理发展的规律

(一)动作发展的规律

动作分为大动作和精细动作,大动作的发展涉及对躯干的控制,包括抬头、挺胸、坐、爬、站、走等。精细动作指个体主要凭借手以及手指等部位的小肌肉或小肌肉群的运动,在感知觉、注意等多方面心理活动的配合下完成特定任务,比如手的抓取、抓握、书写、绘画、穿衣、扣纽扣等。格塞尔(A. L. Gesell)等人的研究表明,个体动作发展遵循一个相对固定的发展序列,从无条件反射动作、无意识动作发展到复杂、精确、有意识的动作技能。动作发展遵循4个发展规律:①动作的发展有一定顺序,上部动作先于下部动作,大肌肉动作先于小肌肉动作,呈现出由头到尾、由中心到边缘的发展趋势。例如,先发展抬头,然后发展坐立;取物的过程是先抱再握,最后抓取。②动作的发展具有系统性,它不是肌肉、骨骼、关节的孤立发展,而是在与知觉、动机、情绪等系统相互作用中发展的,并与知觉形成不可分离的关联。③动作的发展是"分化—整合"不断往复地螺旋式上升的,比如刚学会走的婴儿往往会倒退至爬行,稍假时日,会放弃爬行而以行走来移动身体。④动作发展的历程与时间在不同个体上可能有不同的具体表现。例如,在动作发展上,女童的肌肉控制与骨骼发育较快,早于男童。

(二)认知发展的规律

认知是个体内在心理活动的产物,指能使个体获得知识和解决问题的操作和能力。思维是认知的核心,思维的发展水平决定着整个认知系统的结构和功能。婴幼儿在2岁左右开始萌发思维,到青少年时期思维成熟。围绕认知发展,提及最多的就是发展的阶段性问题。发生认知论的开创者、瑞士著名的儿童心理学家皮亚杰(J. Piaget),试图从儿童思维发展过程中找到人类认知发展的规律,他认为认知发展是环境影响和大脑及神经系统成熟的综合结果。他用几个术语描述了心理发展的过程和内容。①图式:用来描述一个有组织、可重复的行为或思维模式,是认知结构的一个单元。皮亚杰认为个体的全部图式组成了个体的认知结构。②同化与顺应:认知发展理论认为儿童认知结构的发展,即个体对环境的适应,包括"同化"和"顺应"两个对立的过程。"同化"是指在对新的环境刺激做出反应时,通过使用已经存在的结构来获取新的信息。"顺应"是指创造新的结构来取代旧的结构,以适应新的信息。皮亚杰认为,个体的心理发展就是通过同化与顺应达到平衡的过程。个体在平衡与不平衡的不断交替中实现着认知发展。

Note

1. 感知运动阶段(0~2岁) 感知运动阶段是儿童智力发展的萌芽阶段,此阶段儿童借助感知和动作获得动作经验,在这些活动中形成了一些低级的行为图式,以此来适应外部环境,进一步探索外部环境,其中手的抓取和嘴的吮吸是他们探索世界的主要方式。

2. 前运算阶段(2~7岁) 在这个阶段,儿童的各种感知运动图式开始内化为表象或形象模式。特别是语言的出现和发展,使儿童日益频繁地用表象符号来替代外界事物,但他们的语词或其他符号还不能代表抽象的概念,思维仍受到具体直觉表象的束缚,难以从知觉中解放出来。

3. 具体运算阶段(7~11岁) 7岁以后,儿童思维进入运算阶段。所谓运算,指在心理上进行操作,即将外部动作化为头脑内部的动作(操作)。此阶段,儿童认知结构中已经具备抽象概念,思维具有可逆性,因而能够进行逻辑推理。他们能够凭借具体事物或从具体事物中获得的表象进行逻辑思维和群集运算,但思维仍需要具体事物的支持。此阶段最大成就是学会了守恒,即事物外形发生了变化,但其特有属性不变,例如"液体守恒"。

4. 形式运算阶段(11岁~成人) 此阶段又称命题运算阶段,是思维发展的最高阶段。其最大的特点是儿童思维已摆脱具体事物的束缚,能将心理运算运用于可能性和假设性情境,并通过假设和命题进行逻辑推理,同时能够监控和内省自己的思维活动。

(三)语言发展的规律

语言发展自胎儿期便已开始。4~6个月的胎儿内耳能接收和加工声音信号,在孕28周时,声音可唤起胎儿皮层电位,胎儿已经能够区分不同频率和强度的声音。学界把婴儿说出第一个真正意义的词之前的阶段(0~12个月)称为前语言阶段。8个月婴儿对语调升降有感知,7~10个月婴儿能通过语调表达"原始词汇"。婴儿6个月时表现出对简单词汇的理解,1岁左右能开口说话,也就是真正语言表达的开始。到了10~13个月,幼儿能够说出最初的词汇。1岁半左右,幼儿开始进入双词句阶段,又称"电报句";2~3岁会使用简单的句子;3~6岁掌握更复杂的语法结构。7岁前是语言学习最迅速、最关键的时期。三个语言发展关键期为:8~10个月是理解语义的关键期,1岁半左右是口头语言发展的关键期,5岁半左右是掌握语法、理解抽象词汇以及开始形成综合语言运用能力的关键期。儿童早期的语言教育在儿童认知发展全过程中起着非常重要的作用,心理学家常根据儿童说话能力的发展大致推测儿童智力的水平。

(四)情绪发展的规律

婴幼儿时期是情绪发展的主要时期。婴儿出生时会表现出满足、痛苦、厌恶和好奇等情绪。在2~7个月时,婴儿会表现出愤怒、快乐、悲伤、惊讶等情绪,此时会出现分离焦虑,8~10个月分离焦虑达到高峰。12~24个月时,幼儿开始出现自我意识情绪,如尴尬、害羞、自豪、内疚和嫉妒等,其中尴尬是最简单的自我意识情绪。5岁幼儿基于任务完成的好坏已经表现出明显的自豪和内疚情绪。到了儿童期,儿童情绪发展的最大变化是引发情绪的事件和情境反应之间的联系变得多样化和复杂化。情绪反应与表达到青少年期变得越来越波动,消极情绪有所增加,从青少年早期到中期,日常情绪体验从某种程度上讲消极成分增多。从成年早期开始,人又开始逐渐变得更为积极。中年期男女因为激素变化,情绪会发生波动,我们称为更年期,一般男性在55~60岁,女性在45~55岁进入更年期。

(五)人格发展的规律

人格发展遵循一定规律,童年是人格塑造的重要阶段,青少年期则是人格形成的关键时期,成人期后个体的人格仍在进一步发展。只有把人放在大的社会环境中加以考察,才能完整揭示心理发展的规律。在一定社会条件下,人格在不同年龄阶段中会形成一般(具有普遍性)、典型(具有代表性)、本质(具有特定的性质)的心理特征。美国埃里克森强调,个体在每个阶段都有特定的心理社会性任务要完成,如果冲突得以解决,就会产生积极的品质;如果冲突没有得到解决,自我就会受损,消极品质就会发展。他描述了人类发展的八个阶段。

(1)第一阶段为婴儿期(0～1岁),是信任对不信任的发展阶段。婴儿在本阶段的主要任务是满足生理上的需求,发展信任感,克服不信任感,体验着希望的实现。

(2)第二阶段为儿童早期(1～3岁),是自主对羞愧和疑虑的发展阶段。这个阶段儿童通过运用新的心理功能和活动技能,试图为自己做出选择和决定。如果父母允许儿童进行合理的选择,并且不强迫或者羞辱他们,那么儿童的自主感就能得到培养。

(3)第三阶段为学龄前期(3～6岁),是主动感对内疚感的发展阶段。此阶段儿童的主要发展任务是获得主动感和克服内疚感,体验目的的实现。如果成人讥笑儿童的创新行为和想象,儿童就会逐渐失去信心,当控制过度就可能引发儿童的过度内疚;如果父母对儿童的目标给予支持,那么主动感(即感到有雄心、责任感)就会得到发展。埃里克森认为,个体未来在社会中所能取得的工作上、经济上的成就,都与儿童在此阶段主动性发展的程度有关。

(4)第四阶段为学龄期(6～12岁),是勤奋感对自卑感的发展阶段。此阶段的发展任务是获得勤奋感、克服自卑感,体验能力的实现。这个时期的儿童社会活动的范围扩大了,儿童依赖重心由家庭转移到学校、少年组织等机构。埃里克森认为,许多人将来对学习和工作的态度及习惯都可追溯于此阶段形成的勤奋感。

(5)第五阶段为青少年期(12～18岁),是自我同一性对角色混乱的发展阶段。这一阶段的发展任务是建立自我同一性和防止角色混乱,体验着忠诚的实现。青年人通过探索价值观和职业目标,形成个人的自我同一性。若这一过程未能顺利进行,那么得到的消极结果就是他们对未来的成人角色的认识模糊。

(6)第六阶段为成年早期(18～25岁),是亲密感对孤独感的发展阶段。此阶段的发展任务是获得亲密感,建立深厚的友谊,避免孤独感,体验着关怀的实现。埃里克森认为,发展亲密感对于是否能满意地进入社会有重要作用。

(7)第七阶段为成年中期(25～65岁),是繁殖感对停滞感的发展阶段。此阶段的发展任务是获得繁殖感,避免停滞感,体验着关怀的实现。这时男女组建家庭,他们的关怀扩展到下一代。这里的繁殖不仅指个人的繁殖力,主要是指建立和指导下一代成长的需要。缺乏这种体验的人会沉浸于对自己的关注中,从而产生停滞感。

(8)第八阶段为成年晚期(65岁以后),是完善感对绝望感的发展阶段。发展任务是获得完善感和避免绝望感,体验智慧的实现。人生进入了最后阶段,如果对自己的一生获得了最充分的肯定,则会产生完善感,包括人生经历中产生的智慧感和人生哲学,并有与新一代生命周期融为一体的感觉。如果达不到这种感觉就可能恐惧死亡,对人生感到厌倦和绝望。

知识链接

生长发育歌

本能反射生来佳,2、3抬头笑认妈,4、5翻身辨亲疏,6、7会坐学咿呀,8、9爬行10叫爸,12开步学短话,13、15试穿衣,18用勺爱画画,2岁跑跳学唱歌,3岁能脱鞋和袜,5岁认字会加减,渐渐长成大娃娃。

第二节　心理健康概述

一、健康

传统生物医学模式认为"健康就是躯体没有疾病",将健康理解为无病(无临床病理性变化)、无残、无伤的机体状态。随着疾病谱的改变和现代医学模式的转变,人们对健康的理解也逐步深入并趋于全面。世界卫生组织在 1948 年成立时,向世界发布了关于健康的新认识——健康不仅仅是没有疾病和虚弱现象,而是一种身体、心理、社会适应的完美状态。1989 年世界卫生组织对健康的定义是"健康,不仅是没有疾病,还包括生理、心理、社会适应和道德品质的良好状态。"这里的健康主要指一个人在身体健康、心理健康、社会适应健康、道德健康四个方面皆健全。

二、心理健康与心理卫生

(一)心理健康的概念

心理健康的概念迄今没有统一的标准。美国精神病学家麦灵格(K. Menninger)认为,心理健康指人们与环境相互之间达到最高效率且快乐的适应状态。第三届国际心理卫生大会(1946 年)提出,所谓心理健康,指在身体、智能、情感上与他人的心理健康不相矛盾的范围内,将个人的心境发展成最佳状态。《简明不列颠百科全书》指出,心理健康指个体心理在本身及环境条件许可范围内所能达到的最佳功能状态,但不是指十全十美的绝对状态。

综合上述观点,我们可以将心理健康定义为:一种持续高效且满意的心理状态,个体在这种状态下能够与环境有良好的适应,其生命具有活力并且能充分发挥其潜能。具体表现为:知情意活动的内在关系协调、心理内容与客观世界保持统一,并能据此促使人体内外环境平衡和促使个体与社会环境相适应,并由此不断发展健全人格,提高生活质量,保持旺盛精力和愉快情绪。

(二)心理卫生的概念

心理卫生又称"精神卫生""精神保健",是一门研究和促进心理健康、预防心理疾病的应用科学。它与心理健康是两个相邻的独立概念。心理卫生是以维护和促进人们的心理健康为目的,采取措施帮助人们更好地适应社会,从纵向(个体不同年龄发展阶段的心理特征和心理发展规律)和横向(不同社会群体的心理问题)来研究人的健康问题,重点是健康人群的心理保健。心理卫生是达到心理健康的手段,心理卫生在维护和促进人们的心理健康上主要有三级预防:初级预防是向人们提供心理健康知识,以减少和预防心理疾病的发生;二级预防是及早发现心理疾病并提供心理和医学的干预;三级预防是设法减轻慢性精神疾病患者的残疾程度,防止精神功能衰退。

三、心理健康的标准

关于心理健康的标准,至今没有公认的统一标准,下面列举几个影响较大的标准供大家参考。

(一)马斯洛与米特尔曼提出的十条标准

人本主义心理学家马斯洛与米特尔曼认为心理健康的人应符合以下标准:①有充分的安全感。②充分了解自己,能恰当地评价自己的能力。③生活目标与理想切合实际。④与外界环境保持良好的接触。⑤保持个性的完整与和谐。⑥具有从经验中学习的能力。⑦能保持良好的人际关系。⑧能适度地表达和控制自己的情绪。⑨能在不违背集体意志的前提下,有限度地发挥自己的才能,发展自己的兴趣爱好。⑩能在不违背社会道德规范的前提下,个人的基本需要能得到恰当的满足。

(二)中国精神卫生专家许又新教授提出的三条标准

1. 体验标准　以个人的主观体验和内心世界作为衡量心理健康的标准。其中包括是否有良好的心境和恰当的自我评价。如果一个人长期感到不愉快,可认为其心理不健康,良好的心境包括张弛有度,正所谓"文武之道,一张一弛";恰当的自我评价是衡量心理健康的重要标准,古人云"知人者智,自知者明;胜人者有力,自胜者强",说的就是这个道理。

2. 操作标准　用观察、实验和测验等可操作的方法来了解人的心理活动效率的高低,又称为效率标准。主要包括个人的心理活动效率和个人的社会效率或社会功能,如学习或工作效率的高低、人际关系是否和谐等。

3. 发展标准　在时间轴上对个体心理发展状况进行纵向回顾与展望。个体有明确的目标,有向较高水平发展的可能性,并能很好地进行自我调控,把理想转化为切实可行的行动,是心理健康的标志之一。

(三)国内其他学者总结的标准

1. 智力发展正常　智力是个体观察力、注意力、想象力、记忆力、思维力的综合体现,是个体进行正常生活所具备的最基本的心理条件,是衡量心理健康的首要标准。凡智力处于正态分布曲线内,以及能对日常生活做出正常反应的智力超常者,都属于心理健康的范畴。

2. 意志品质健全　意志是个体的重要精神支柱。心理健康者行动目的明确,独立性强;能在复杂情境下迅速做出有效的决定,当机立断,不优柔寡断、盲目草率;在任何情况下都能坚定不移地执着追求既定目标;具备良好的心理承受力和自我控制力。

3. 情绪乐观稳定　情绪在心理健康中发挥着核心作用。心理健康者乐观情绪占主导,经常保持开朗自信的心情,遇到挫折能主动调控不良情绪以适应外界环境,情绪反应与客观刺激相适应;而心理不健康者则易陷入消极情绪中不能自拔,对刺激反应过于敏感消极。

4. 人格健全完整　个体人格形成的标志是自我意识的形成和社会化。人格健全完整是心理健康的最终目标,其表现为:人格的各个结构要素没有明显的缺陷与偏差;具有清醒的自我意识,能够客观评价自己,接纳自我,生活目标与理想切合实际,不出现自我同一性混乱;有相对完整的心理特征,以积极进取的人生观、价值观作为人格的核心。

5. 人际关系和谐　和谐的人际关系是心理健康必不可少的条件,也是增进心理健康的重要途径。和谐的人际关系主要表现为:有稳定而广泛的人际交往圈,在交往中能够保持完整的人格特征,有自知之明,能客观评价自我,能与他人和谐相处。

6. 适应社会环境　能否适应变化着的社会环境,是判断个体心理健康与否的重要依据。能够适应环境主要指:有积极的处世态度,与社会接触广泛,对社会现状有较清晰正确的认识,其心理行为能顺应社会改革变化的进步趋势,勇于改造现实环境以达到自我实现与社会奉献的协调统一。在行为方面,行为方式与年龄特点、社会角色相一致;行为反应强度与刺激程度相一致。

7. 心理行为符合年龄特征　在人的生命发展过程中,不同的年龄阶段有着不同的心理行为,从而形成了不同年龄阶段独特的心理行为模式。如果一个人的心理行为严重偏离自己的年龄特征,也是心理不健康的表现。

扫码看视频:
心理健康的标准

Note

心理卫生的运动历史与发展

早在 2000 多年前的《黄帝内经》中就已强调"圣人不治已病治未病"。

1792 年,皮纳尔(P. Pinel)医生首先提出要使精神病患者得到康复,除了不受束缚外,还应从事有益的劳动。人们要以关心的态度来倾听他们的诉说,并且在他所管辖的精神病院迈出了解放患者的第一步。这是当代心理卫生运动的起点。

1908 年,患精神病康复后的比尔斯(C. Beers)以自己的亲身体验所著的《一颗找回自我的心》(A Mind That Found Itself)又一次使心理卫生运动得以迅速发展。他使人们了解到当时精神病患者被当作疯子,在近乎监狱的精神病院中所遭受的非人待遇,最终结束了这样的"看护"和"管理"模式,这使心理卫生运动迅速得到医生、心理学家、精神病学家及社会各界的广泛支持。

1908 年 5 月,成立了世界第一个心理卫生协会——康涅狄格州心理卫生协会。办会宗旨有五项:①保持心理健康;②防治心理疾病;③提高精神病患者的待遇;④普及关于心理疾病的正确认识;⑤加强与心理卫生有关的机构合作。

1930 年 5 月 5 日,在华盛顿成立了国际心理卫生委员会,其宗旨是"完全从事于慈善的、科学的、文艺的、教育的活动"。

1936 年,中国心理卫生协会在南京成立,后因抗日战争中断,直到改革开放后心理卫生才开始兴盛。

1985 年,在山东泰安召开了中国心理卫生协会恢复成立大会,从此心理卫生工作和各类学术活动在我国如雨后春笋般普及推广开来,对维护人民健康起到了不可低估的作用。

第三节　不同年龄阶段心理卫生

按照人类心理发展的年龄划分,个体发展可分为若干相对独立而又相互联系的阶段。从胚胎开始到出生为胎儿期,胎儿出生后到小学时(0～12 岁)为儿童期,12～18 岁为青少年期,18 岁以后为成年期。其中,儿童期又分为婴幼儿期(0～3 岁)、学龄前期(3～6 岁)、学龄期(6～12 岁),成年期又分为成年早期(18～25 岁)、成年中期(25～65 岁)、成年晚期(65 岁以后)。

一、胎儿期心理卫生

(一)胎儿期心理发展特点

胎儿期指从胚胎开始到出生这一阶段。胎儿期生长发育迅速:①胎儿内脏器官形成后,其视觉、听觉、味觉、触觉的感知觉能力开始发育。②胎儿在妊娠末期已具有初步的听觉记忆能力。③胎儿能对语言进行初步的听觉分析,并将其储存于听觉记忆中,这是言语知觉能力的萌芽表现。④胎儿在妊娠末期可接受言语、音乐等外界刺激并获得经验,该经验能被保持到出生后并对其行为产生明显的影响,这说明胎儿的记忆发展为学习提供了可能性。综上所述,胎儿已经具备一定程度的感知觉能力、记忆能力和言语知觉能力,有了接受教育影响的潜在可能性。因此,采用科学的方法对胎儿适当进行胎教,对于开发个体潜能有一定的帮助。

(二)胎儿期心理发展问题

1.孕妇营养问题 营养不良,如蛋白质、维生素、钙、磷、碘及其他微量元素的缺乏会导致胎儿罹患克汀病、身材矮小症及智力低下等;营养过剩或不均衡,如维生素 A 过量可能会影响胎儿大脑和心脏发育。

2.孕妇情绪问题 孕妇情绪波动过大可导致内分泌紊乱,进而引发胎儿身心发育缺陷,如发育迟滞、唇裂等,也可能会导致早产、难产或子痫等情况。

3.孕妇行为习惯问题 孕妇吸烟、酗酒、熬夜可能会导致流产、死胎、胎儿先天畸形等。滥用药物如四环素、链霉素、抗精神病药等,可能会导致胎儿先天畸形。另外,孕妇病毒感染、躯体疾病、X 线辐射等都会影响胎儿健康,可致胎儿出生时矮小、体重轻,长大后智力低下、动作迟缓,甚至导致畸形。

(三)胎儿期心理卫生维护

胎儿期的心理卫生维护主要通过孕妇的心理行为调节来实现。胎儿的心理健康在很大程度上取决于孕妇的心理健康。因此,孕妇需要在孕期做到以下三点。其一,合理的膳食及保健,孕妇营养丰富合理是胎儿心身发育的重要保证;其二,稳定愉悦的情绪,以积极的态度对待妊娠,多接触美好的事物,保持良好的心理状态;其三,养成规律健康的作息,适当进行胎教,通过"抚摸法""听觉训练法"等胎教为胎儿发育创造良好的外部环境。

二、儿童期心理卫生

(一)儿童期心理发展特点

1.婴幼儿期 儿童生理发育和心理发展最迅速的时期。脑重量由出生时的 390 g 左右增至 1000 g 左右,相当于成人脑重量的 2/3,大脑皮质迅速发展,语言功能迅速发展,在言语调节下产生有目的的行动或抑制某些行动,自我意识开始萌芽,无意识记忆、机械记忆、形象记忆占据优势。出生后 5～6 周,情绪逐步分化,以最初的社会性微笑(即婴儿在看到一个人的脸时会微笑)表达对人的特别兴趣和快乐,逐渐开始了情绪的表达。3 岁左右表现出某些早期的人格特征和最初的自我意识,同时最简单的自我评价开始发生。婴幼儿与主要抚养者(通常是母亲)的依恋关系,是情感社会化的重要标志。

2.学龄前期 儿童生理与心理发展非常迅速的时期。精神分析学派认为,此阶段的心理创伤对其以后人格的发展有难以估量的影响。学龄前期也是许多心理功能发生、形成的关键期,如语言、智力、情感等,其心理发展有以下六个基本特点。①能较好地控制自己的身体和动作,大运动技能和精细运动技能得到发展,如体操、系鞋带等,特别是绘画技能为这一时期精细运动技能发展中较受关注的方面。②学龄前期是个体一生中词汇量增长最快的时期。能使用各类词汇自由与人交谈,言语表达逐渐由连贯性言语取代情境性言语,从对话言语发展为独白言语。③对周围世界充满好奇,喜欢提问,在与周围人们的交往中逐渐发展其智力。④游戏成为主导活动,是此阶段儿童的生活内容。比婴幼儿更会玩游戏,游戏的内容和水平均有助于智力的提升。⑤开始形成最初的人格特点。人格受到外界环境的强烈影响开始萌芽,自我意识也有所发展,具备初步的自我评价能力,如能区分好坏、美丑等。个性心理特征雏形初步形成,使其出现了一定的对人、对事的态度和一整套的行为习惯,并且有了特殊的兴趣和爱好。⑥社会化行为开始形成,并形成了初步的社会认知。

3.学龄期 儿童进入学龄期后,学习成了主导活动,促进了他们心理过程和社会性的全面发展。其心理发展特点为:①逻辑思维迅速发展,以形象逻辑思维为主,在发展过程中完成从形象逻辑思维向抽象逻辑思维的过渡。②有意识记忆替代无意识记忆,从而成为记忆的主要形式;意

Note

义记忆(一种理解识记)在记忆活动中逐渐占主导地位;抽象记忆的发展速度逐渐超过形象记忆的发展速度。③有意注意有较大的发展,无意注意仍在起作用。④儿童言语进一步发展,能够在表达见解、运用对话策略上使用口头语言,书面语中读写能力逐渐发展。⑤自我意识发展迅速,出现了反省思维,能站在别人的立场上思考别人对自己的看法。⑥在情感和社会性方面,儿童对成人权威的认知发生转变,从盲目服从转向批评性的思考;亲子关系从家长控制阶段转移到家长与孩子共同控制阶段。在同伴关系上,研究者根据同伴交往的性格特征将儿童分为受欢迎型、不受欢迎型、被忽视型,此阶段儿童高级的社会情感得到较大发展,理智感、荣誉感、友谊感、美感、责任感在儿童身上有明显体现。儿童对道德概念的认识表现为从直观、具体、肤浅的认识到较抽象深刻的认识,对道德行为的评价从只注意行为的后果过渡到较全面地考虑动机和效果的统一。

(二)儿童期心理发展问题

1. 婴幼儿期 易出现分离焦虑与陌生人焦虑,婴幼儿期的依恋状况直接关系到个体以后的身心发育。分离焦虑是熟悉的照料者离开后产生的痛苦情绪,而陌生人焦虑则是婴幼儿对不认识的人的警觉反应,这是婴幼儿期情绪和认知发展的重要标志。

2. 学龄前期 易出现过度依赖行为,此类行为可占整个学龄前期的21%左右。其次,学龄前期是语言发展的关键时期,这时期可能会出现言语发育迟缓、发音不清等语言问题。由于神经系统发育不完善,儿童情绪反应具有不稳定、易被诱发、易外露和易失控等情绪爆发的特点。儿童易出现焦虑、恐惧等情绪问题以及退缩行为问题,表现为过分胆怯、孤独、躲避人群、常哭泣等。

3. 学龄期 学业逐渐取代游戏,成为活动的主导内容,儿童此时易出现入学适应困难、学习技能问题和学习情绪问题。

(三)儿童期心理卫生维护

1. 婴幼儿期

(1)提倡母乳喂养。母乳不仅含有必要的营养元素,可增强婴幼儿的免疫力并促进智力发展。更重要的是,通过哺乳可增加母亲与婴幼儿的情感沟通,使其获得心理上的满足,有助于神经系统的发育和健康情感的培养。

(2)要进行口头言语训练。婴幼儿期语言中枢已具备一定发育基础,因此要鼓励婴幼儿多说话,父母要创造口头言语交流的机会。

(3)要进行运动技能的训练。对婴幼儿心理发展具有重要意义的动作是手的抓握动作和独立行走。所以要选用搭积木、装拆玩具等训练手的抓握技能,训练走、跑、跳、攀等运动动作。

(4)要培养良好的习惯。个体在幼年养成的习惯对其以后的性格发展和社会适应性有着重要影响。这包括培养良好的饮食习惯、规律的睡眠习惯以及大小便等卫生习惯。

2. 学龄前期

(1)鼓励儿童多做游戏。在游戏过程中儿童的智力得到开发,性格得到塑造。在与同伴的游戏过程中,儿童能形成一定的交往能力,情感得以丰富等。

(2)注意儿童性别意识的强化。在儿童的穿着打扮、言行举止上,引导其与性别身份相一致。

(3)端正儿童在家庭中的地位。儿童正处在人格开始形成的时期,家庭成员对他的态度以及他在家庭中的地位都会对他的性格产生重要影响。

(4)为儿童营造一个温暖和睦的家庭环境。在一个敬老爱幼、互相关心的和睦家庭中,可唤起儿童愉快的心境。儿童还可以通过观察、模仿学习很多家庭中的适应行为,这对其以后处理人际关系、婚恋关系、家庭关系等方面会产生积极影响。

(5)正确对待儿童的过失和错误。他们是在错误和过失中不断学习成长的,要引导儿童认识错误,吸取教训,避免挫伤儿童的积极主动性和自信心。

(6)不要过分保护,过分保护指的是包办代替和控制。包办代替影响儿童独立做事能力和技巧的培养,其直接后果是剥夺了儿童在解决问题、面对困难中锻炼成长的机会。控制是父母将儿童严格地限制在父母规定的活动范围内,要求儿童必须按父母的意愿生活。

3. 学龄期

(1)帮助儿童尽快适应学校环境,如尽快熟悉学校的制度、课程安排、任课老师和班级同学。耐心地从品德行为、课堂纪律、学习方法、体育锻炼、劳动卫生等方面引导儿童对自己进行规范和约束。

(2)按照儿童的心理发展规律来安排教学内容和教学方法,培养儿童广泛的学习兴趣。

(3)合理安排学习任务,实施素质教育,这是保障儿童身心健康的重要措施。

(4)发现心理问题并及时解决。

(5)关心爱护儿童,善于体验他们的情绪反应,疏导不良情绪,鼓励儿童的自信心和独立性。

(6)利用有利条件和主导文化培养儿童的价值观、时间观念、竞争意识、自强自立精神,拒绝不良社会风气和不健康文化的侵蚀。

三、青少年期心理卫生

青少年期指初中至高中时期,又称“青春期”。青少年期是个体生长发育的特殊时期,是身心发育的转折阶段,是从儿童期的不成熟状态向青年期的成熟状态过渡的时期,是生理变化最明显,既有强烈的独立性和自觉性,又有极大依赖性的时期。

(一)青少年期心理发展特点

青少年期生理发育变化显著,身高和体重迅猛增长,性器官发育,第二性征出现,男性出现遗精,女性出现初潮。脑和神经系统发育基本完成,认知能力迅猛发展,主要体现在思维上,抽象逻辑思维的发展是其思维的主要特点,创造性和批判性思维开始明显发展,同时思维的片面性和表面性也突出表现出来;情绪趋于复杂和冲突,情绪不稳定,性意识开始觉醒,内心复杂多变;人格可塑性强,个性特征处于似成熟非成熟、想独立又独立不了的阶段,自我学业意识、自我体验意识、自我成就意识都在迅速加强。“成人感”是自我意识形成和发展的标志,心理发展上出现“第二反抗期”。

(二)青少年期心理发展问题

青少年处于生理、心理发展不平衡阶段,受家庭、社会等诸多因素的影响,易出现以下问题:①自我意识问题。没有稳定的自我认识,自我评价过高或过低,缺乏综合的自我认识,表现出既独立又依赖的特征。②不良情绪问题。荷尔蒙的变化和大脑发育不平衡,导致情绪波动性大,过度情绪反应和持续的消极情绪会引发心理问题。③人际关系问题。在亲子关系、师生关系、同伴关系上缺乏良好的沟通技巧,产生社交困扰。④行为问题。表现出不符合社会期望和规范,且妨碍社会正常运转的行为。⑤适应问题。主要包括环境适应、学习适应、人际适应和自我心理适应问题。

(三)青少年期心理卫生维护

青少年期易受诸多因素影响心理健康,各类心理健康问题凸显,青少年期心理卫生维护也尤为重要。为促进青少年心理健康发展,可以从以下几个方面入手:①扩展中学生的生活经验和生活范围,帮助青少年全面正确地了解现实自我;②引导青少年确立符合实际情况的理想自我目标;③密切注意青少年的情绪变化,及时梳理“不合理认知”,增强自制力、情绪驾驭能力,通过教育引导青少年在实践中学习如何识别、表达和调控自己的情绪;④介绍青春期性生理、心理知识,消除青少年对性、对异性的神秘感,尊重异性,分清爱情和友情的界限,学会自尊自爱;⑤注重培养青少年辩证分析问题的能力,使其学会良好的沟通技巧和正确处理人际矛盾,以维护和建立良好的人际关系;⑥正确对待青少年出现的异常行为,密切关注其日常活动,了解行为形成的原因,通过心理危机干预,帮助青少年减少行为问题;⑦帮助青少年设定明确的规则和目标,建立自我效能感,培养独立解决问题的能力,以平稳度过"心理断乳期"。

四、成年期心理卫生

(一)成年期心理发展特点

1.成年早期 人生中生命力最旺盛、最富有理想和朝气、最有特色的"黄金时代",也是从心理上构建人生价值观的时期。生理发育成熟,骨化完成,身高增长逐渐停止,身体各项生理系统功能指标趋于稳定;认知旺盛,是智力发展的高峰期,理解能力、分析能力、推理能力和创造能力等方面趋于稳定;情感体验进入最丰富的时期,体验强烈但情绪不稳定,有明显的倾向性,友谊和爱情在社会情感中占主导地位;意志发展迅速,自觉性和主动性增强,人格逐渐成熟,自我意识趋于成熟,人生观和道德观已初步形成,能力提高,兴趣、性格趋于稳定。

2.成年中期 生理功能逐渐衰退,特别是心血管系统、呼吸系统和内分泌系统等,这也是慢性疾病易发时期;心理能力持续发展,智力发展达到最佳状态,成年中期是创造力表现最为突出的时期,也是容易出成果和事业取得成功的重要阶段。情绪趋于稳定,意志坚定,人格稳定,能建立稳定的社会关系,努力完成人生目标。成年中期心理发展日趋成熟,思维能力达到较高水平,这也是一生中身心负荷最重的时期,各种心理冲突较为严重。同时,男性在55～60岁,女性在45～55岁会进入更年期,会出现一系列生理和心理反应。

3.成年晚期 生理功能进入程度不等的全面衰退状态,身体也易出现各类疾病,感知觉能力、记忆能力出现衰退,智力出现发展与衰退两种对立倾向,晶体智力保持稳定,液体智力下降明显。情绪趋向不稳定,丧失感和孤独感增强,也易出现疑病和病态心理,情绪激动后需较长时间平息。人格特征相对稳定,但非常规事件可能会导致老年人人格改变,变得多疑、固执、刻板,以自我为中心,懒散保守、不合群等。

(二)成年期心理发展问题

1.成年早期

(1)社会适应问题:自我意识迅猛增长,期待得到社会尊重,同时社会成熟相对迟缓,常遇到各类挫折和人际关系方面的矛盾冲突。

(2)情感情绪问题:在客观现实与想象不符时遭受挫折打击,易消极颓废,自暴自弃。

(3)性困惑问题:成年早期是性及其他心理卫生问题发生的高峰期,对性的好奇与敏感、性需求与性压抑、对异性交往的渴望,在生理成熟提前与性心理成熟相对滞后的矛盾下,会导致心理卫生问题。

2.成年中期 在背负社会和家庭的双重责任下,许多中年人常陷入角色超载和角色冲突之中,易出现心理疲劳。同时,由于生殖、生理功能进入由盛转衰的过渡阶段,男女进入以自主神经功能失调为主的心理和躯体症状的更年期。家庭与婚姻、家庭中父母与子女的关系也是影响家庭和睦、心理健康的重要因素。

3.成年晚期 离退休是从一线变为二线,从上级身份变为"闲人",从拥有指挥权到无人指挥,从有职务到平民百姓等,这种转变易导致老年人产生失落感。同时,由于子女离家,亲友减少等,会逐渐滋生孤独感,特别是生理疾病的增多,会增加老年人对死亡的恐惧。此外,由于认知能力的下降,常不能正确认识外界事物与自我的关系,变得多疑敏感。

(三)成年期心理卫生维护

1.成年早期 引导青年人正确认识自我,制定切实可行的奋斗目标,在自我开放中学会人际交往,以此提高社会适应能力;通过调整期望值、增加积极正性体验、学会合理宣泄情绪、升华转移等方法来调节情绪情感;科学认识性,正确理解性意识与性冲动,增进男女正常交往,合理处理性困惑问题。

2. 成年中期 重新定义成功,调整抱负水平,量力而行地处理工作生活事务。保持和谐的人际关系,妥善处理家庭关系、同事关系、亲子关系,调节性心理。尤其是面对女性40岁后性能力衰退而男性性欲相对旺盛的生理变化,夫妻双方要彼此尊重,建立"夫妻认同感"。采用科学的子女养育方式,"孩子是父母的镜子",父母是孩子的第一任老师。学会休闲,注重劳逸结合,学会宣泄放松自我,平稳度过更年期,对于症状明显的患者进行适当的心理与药物治疗。

3. 成年晚期 更新观念,正视衰老,培养新的志趣,减缓心理衰老速度。保持乐观情绪,适度劳动与锻炼。善于急流勇退,大力扶持年轻人走上领导与关键岗位;帮助老年人认识孤独的危害性,提升老年人人际交往技能;要有意识地正视死亡,确立生存的意义,赋予生命以意义,珍惜时间,完成尚未完成的心愿。性与爱是生命的源泉,对生活的"内驱力"有重要影响,也是缓解老年人面对死亡恐惧的一种方法,帮助丧偶老年人在自愿的前提下重组家庭,促进家庭与婚姻的和睦,享受天伦之乐。协调人际关系,保持一定的社会活动和社会参与度,通过学习和训练学会相互体贴、谦让与信任。树立"健康老龄化"的新观念,提倡"积极老龄化",改变对"老"的看法。

知识链接

思维导图

"三岁看大,七岁看老"的证据

证据一:3岁是大脑发育的重要时期。一个人出生时脑重量只有390克,第一年年末时,婴儿脑重量就已经接近成人脑重量的60%;第二年年末时,约为出生时的3倍,约占成人脑重量的75%;到3岁时,婴儿脑重量已接近成人脑重的范围,之后发育速度变慢。

证据二:3岁是孩子性格形成与能力培养的关键期。1980年,英国伦敦精神病学研究所教授卡斯比同伦敦国王学院的精神病学家们对1000名3岁幼儿进行实验,等到这批孩子长到26岁时,发现这群孩子在3岁时的言行准确预示了他们成年后的性格,7岁以前展现出的行为和思考方式,几乎完全预示了他们成年后的状态。这就说明,3岁是孩子学习的关键期,把握关键期,在关键期对孩子及时进行教育,能够达到事半功倍的效果;7岁前孩子就像一块海绵,吸收所有的经历,并以此形塑他们的性格和行为方式。

证据三:3岁学习事半功倍。印度"狼孩"卡玛拉被人发现时已有7岁多,身上毫无正常孩子的特征,没有语言能力,不能直立行走,更不会与人交流。重返人间后经过长达6年的专业人员的护理,也只学会走路,到17岁时才学会十几个单词,智商只有4岁孩子的水平。

由此可见,孩子在出生后3年内,无论在生理还是心理方面,良好的育儿刺激对大脑的功能和结构都有重要的影响。

本章小结

通过对心理发展的概念、理论、规律的学习,学生们对心理发展的理论基础有了深刻了解。老师要提醒学生学会尊重及利用规律,把握好发展的"关键期";通过对心理健康的概念、标准以及心理卫生概念的学习,增强学生客观、全面评估患者心理健康状态的能力;通过对不同年龄阶段心理发展的特点、常见心理问题及心理卫生知识的学习,增强个体对心理疾病的管理与预防能力,提升学生的职业技能,让医学心理学的理论和实践充满人文关怀精神。

Note

直通执考

1.临床执业助理医师考点对接

(1)心理健康的概念(熟悉)。

(2)心理健康的简史(了解)。

(3)心理健康的标准及应用(掌握)。

(4)心理健康的研究角度及应用(了解)。

(5)儿童阶段心理健康常见问题与对策(熟悉)。

(6)青少年阶段心理健康常见问题与对策(掌握)。

(7)中年人心理健康常见问题与对策(了解)。

2.拓展书籍推荐 《发展心理学——人的毕生发展》(第8版),[美]罗伯特·费尔德曼著,苏彦捷等译,华东师范大学出版社。

简介:介绍了人类个体从生命的孕育到生命终结这一毕生过程中心理发展的基本规律。该书已被200多所国际知名大学广泛采用,被译为近20种语言。它以人不同年龄阶段的心理发展为主线,介绍了大脑、运动、认知、言语、社会性和个性等发展的过程及其相互关系,并探讨了遗传和环境等因素在心理发展中的地位和作用。系统阐述了发展心理学的重要理论,并在经典和前沿研究的基础上,展现了各个发展阶段中个体在心理和生理等方面的发展特点及其所面临的发展任务。该书从个体的角度进行论述,范围涵盖了人类从出生到死亡的整个存在过程。当我们对毕生发展有了更深刻的认识,并以毕生发展的视角看待世界,也许我们就能更好地走过生命之旅、成长之旅、认知之旅,也能更好地做父母、做自己、做子女……

实训 观察归纳幼儿的年龄特征

[实训目的] 通过观察归纳总结幼儿基本的心理特点及年龄特征。

[实训方式] 利用学期临床见习的机会,或者观察幼儿园视频录像,详细记录幼儿的行为,然后对所收集的资料进行分类分析。一般先描述事实,之后再对描述的内容进行解释和评价。

[实训要求] ①详细记录以下内容:思维(直观行动思维/具体形象思维/抽象逻辑思维);社会交往(关注同伴/自动结交伙伴/合作玩),情绪(冲动/能控制自己的情绪),语言(语言能力表达的强弱),模仿(强弱),玩(会不会玩),个性(有无),好问好学程度。②总结讨论幼儿的心理特点。

能力检测

一、选择题

1.如果父母对孩子控制过多,孩子就逐渐失去信心,体验更多内疚,如果父母对孩子的目标给予支持,孩子的责任感、成就感就会逐渐发展,这是处于埃里克森人格发展的( )阶段。

　A.信任对怀疑　　　　　　　　B.自主对羞愧和疑虑

　C.主动感对内疚感　　　　　　D.勤奋感对自卑感

　E.自我同一性对角色混乱

2.在心理发展过程中,后一阶段的发展总是以前一阶段的发展为基础,而且又在此基础上萌发出下一阶段的新特征,表现出心理发展的( )。

　A.阶段性　　　B.连续性　　　C.不平衡性　　　D.定向性　　　E.共同性

3.婴幼儿期易出现的心理发展问题是( )。

　A.分离焦虑　　　B.过度依赖　　　C.行为退缩　　　D.冲动性　　　E.睡眠障碍

能力检测答案

Note

4.个体自我意识开始发展的时期是(　　)。

A.婴幼儿期　　　　B.学龄前期　　　　C.学龄期期　　　　D.青春期　　　　E.成年中期

5.儿童语言发展的关键期是(　　)。

A.婴幼儿期　　　　B.学龄前期　　　　C.学龄期　　　　D.少年期　　　　E.胎儿期

6.女性更年期处于(　　)阶段。

A.青年晚期　　　　B.成年早期　　　　C.成年中期　　　　D.成年晚期　　　　E.老年早期

7.更年期是指(　　)。

A.个体在成年中期出现生理变化和心理状态明显改变时期

B.个体在成年晚期出现生理变化和心理状态明显改变时期

C.个体由成年早期向成年中期过渡过程中生理变化和心理状态明显改变时期

D.仅指女性更年期

E.个体由成年中期向成年晚期过渡过程中生理变化和心理状态明显改变时期

二、思考题

1.心理发展的特征有哪些？

2.国内学者总结的心理健康的标准有哪些？

3.简述成年早期的心理发展特点及心理卫生维护。

(钟兴泉)

Note

第四章 心理障碍

学习目标

知识目标

(1)掌握心理障碍的概念、判断标准与分类。

(2)熟悉神经症、睡眠障碍、人格障碍、心境障碍的概念及分类。

(3)了解神经症、睡眠障碍、人格障碍、心境障碍的临床表现。

能力目标

(1)能够运用心理障碍的判断标准进行临床案例分析。

(2)具备在临床医疗实践中处理患者心理问题的能力。

素质目标

(1)培养从事医学工作的道德感和责任感。

(2)养成尊重和关爱心理障碍患者的意识。

案例导入

朱某,男,35岁,已婚,大学本科文化程度,机关单位职员。其父亲为县级领导,对子女要求严格。父亲为人处世按部就班,为政清廉,一丝不苟,做事原则性强但灵活性不足,时间观念强,从不迟到、早退。朱某性格酷似其父,在幼儿园时就与一般孩子不同,上学前一定会穿得整整齐齐,书包内物品安放有序,回家后脱下的衣服和鞋子会放在固定位置。他读书刻苦,兴趣爱好不多,一般不看影视剧或戏剧,学习成绩优良。毕业后到机关工作,对待工作认真负责,上班早下班晚,自我要求严格,无论做什么事都追求完美无瑕,反复检查,导致工作速度不如他人。有一次与同学外出买衣服,总是犹豫不决,跑了很多商店也未买成。办公桌上文具用品的摆放有固定位置,如果他人无意挪动位置,他便会不高兴,甚至发脾气,因此办公室内其他同事都不敢动他的东西。

请思考:

(1)初步判断朱某属于哪一类型的神经症性障碍?

(2)请说明判断依据。

第一节 心理障碍概述

一、心理障碍的概念

心理障碍也称为病理心理、变态心理、心理疾病等，是指人的心理、行为及人格上出现的种种异常表现。心理障碍初期反应较强烈，持续时间一般在 3 个月以上，此时心理问题内容充分泛化，患者自身难以克制，形成一种沉重精神负担，社会功能基本受损。一般找不出明显的刺激原因，患者很难摆脱内心的痛苦，不但情绪起伏大，人格也出现一些障碍，心理状态出现了某些病理性改变。它可以表现在心理活动的多个方面，如认知、情感、意志行为及人格等多方面出现缺损，如重性精神病；也可仅在某一方面表现异常，如酗酒、性异常等。但是不论呈现何种症状，心理障碍都严重地损害了个人的能力，有些还伴有生理结构或功能的改变。心理障碍是心理问题和心理疾病的一种过渡状态。人群中的发生率一般是 $10\%\sim15\%$ ，患者需要心理咨询或者心理治疗等心理干预措施。

精神病学与变态心理学都研究心理障碍，但二者有所区别。精神病学是医学的重要分支，着重从临床应用的角度研究心理障碍的病因、发病机制、临床症状和发展规律，主要是以临床治疗和预防为目的的一门学科。变态心理学是心理学的重要分支，它着重探讨心理障碍发展变化的一般规律，侧重于心理障碍的本质和机制的理论研究，在涉及心理障碍的病因和发病机制时，侧重关注心理因素、社会文化因素与心理障碍的关系。

预防、治疗心理障碍不仅是单纯的医疗问题，更是一个重大的社会问题。心理障碍既影响本人的正常工作、学习与生活，也影响家庭、人际关系及社会稳定。现代社会，科学技术发展日新月异，社会生产力空前提高，物质生活得到极大改善，人们虽然从繁重的体力劳动中解放出来，但是市场经济的兴起、生活节奏的加快、社会竞争的激烈，导致人们的心理负担急剧加重，从而使得心理障碍的患病人数急剧增多。因此，学习掌握有关心理障碍的理论和技术，预防和治疗心理疾病，对每位医务人员有着重大意义。

| 知行领航站 |

心 渡 破 障

每一次战胜心理障碍，都是一次自我超越；每一次走出心灵困境，都是一次生命的蜕变。心理障碍如同路上的绊脚石，但只要勇敢跨过去，就能踏上更坚实的成长之路。用乐观的心态驱散心理阴霾，让希望的阳光照亮内心的每一个角落。

认识自己的心理障碍，是走向治愈的第一步；接纳不完美的自己，是开启新生的钥匙。在面对心理障碍时，我们不是孤独的战士，身边的关爱与支持是我们最坚强的后盾。

伸出援手，给予他人温暖与力量，共同驱散心理障碍的阴霾，让世界充满阳光与爱。一句鼓励的话语，一个温暖的拥抱，都可能成为他人战胜心理障碍的动力源泉。

Note

二、心理障碍的判断标准

在心理障碍的诊断上,确定心理正常或异常的判断标准是一个相当困难的问题。

首先,异常心理与正常心理之间的差别具有相对性,二者之间极难确定一个明确的分界线,目前尚无人能够找到一个固定不变、能判别所有异常心理的绝对标准。

其次,异常心理的表现受多种因素影响,包括客观环境、遗传素质、主观经验和心理状态、人际关系以及社会文化背景等。而判断标准往往因判断者对这些因素作用的认识不同而产生较大差异。

此外,由于人们的世界观和方法论存在差异,知识素养也不尽相同,因而难以确立一个被大家普遍接受的统一客观标准。所以,关于如何判断心理的正常与异常,不少专家学者从不同立场和观点出发,建立了不同的具体标准。其中影响较大的主要有以下几种。

(一)内省经验标准

内省经验标准是指评价者根据自己的感性认识和体验,对被评价者的心理是正常还是异常做出评价。这种评价方法应用极为普遍,社会上的大部分人基本上依据这个标准来评价人的心理是否正常,评价者也往往首先采用该方法对人的心理是否正常做出初步判断。但该评价方法主观性较强,由于评价者的参照标准和经验不同,常常会对同一被评价者做出不同的评价结果。所以,该评价标准具有一定局限性。

(二)社会适应标准

所谓社会适应标准,就是以社会常模为参照,评价人的心理行为是否正常的标准。人总是在特定的社会环境中生活,社会也规定了社会成员应遵循的基本行为模式和规范。在一般情况下,人们总是依照这些模式和规范开展活动,与环境保持协调一致。

例如,人们按照社会的要求和规范行事,其行为符合社会准则,这便是适应性行为,此时的心理就是正常的;反之,如果个体没有能力按照社会认可的方式行动,其行为后果与社会不相适应,则认为此人心理异常。该评价方法被许多心理学家所采用。但该方法也存在不足,因为社会是不断发展变化的,人的社会适应行为和能力受时间、地区、习俗、文化等条件的制约和影响。因此,这一标准具有不确定性,以此进行评判也会存在较大差异。例如,人类历史上的一些启蒙者和革命家,他们反叛当时占统治地位的社会"常模",提出先进的科学和革命理论,最初不被人们所接受,甚至被诬蔑为"异端邪说",被视为心理行为异常的人。

(三)医学标准

医学标准也称为以病因与症状为依据的标准,即从传统医学的角度出发,将异常心理和行为视作躯体疾病的症状表现。医学标准认为,心理障碍者的脑部应存在病理过程,如某些异常心理或致病因素在正常人身上必然不会出现,而在某人身上发现这些致病因素或疾病的症状则可被判定为心理异常,如脑损伤、麻痹性痴呆、药物中毒性心理障碍等,都属于此类情况。这种评价方法被临床医生广泛采用。该标准较为客观,十分注重生理检查和心理生理测定,但实际应用范围明显受限,因为某些心理异常,如神经症、人格障碍等,目前尚未找到脑部病变的证据。这进一步说明,导致心理障碍的因素并非单一的,而是多种因素共同作用的结果。

(四)统计学标准

统计学标准来自心理测量的统计学处理结果,是对人群的心理状态进行统计分析得出的。研究表明,具有一般心理特征的人数频率多呈常态分布,即处于中间的大多数人为正常。如此一来,便可以依据被评价者心理特征偏离值来确定其心理是否正常。也就是说,许多心理异常现象在正常人身上也有一定程度的表现,但不像患者身上那样严重。所谓异常程度,要根据其与全体

Note

人群的平均差异来确定。这种评价方法的应用也存在局限性,因为有些心理行为的分布并非一定是常态曲线,有的即使呈常态分布,但仅有一端为异态,另一端则是正常状态,所以不能绝对地说居两端者为异常,如智力测验就存在这种情况,因此该方法也有不足之处。

综上所述,评价心理正常与否,难以找到一个完美无缺、客观且一致的标准。人们必须根据具体情况,扬长避短,选择较为恰当的方法,以实现评价的目的。

近年来,我国心理学家总结了多种心理学理论,结合我国国情,提出了判断心理正常与否的三项原则。

1. 心理与环境的同一性 心理是对客观现实的反映,任何正常的心理活动和行为,无论其形式还是内容,都应与客观环境(社会环境、自然环境)保持一致,即具有同一性。如果一个人经常歪曲地反映客观现实,行为离奇古怪,那么人们就会认为他心理异常。

2. 心理与行为的统一性 一个人的认知、情感、意志行为在自身构成一个完整、协调的统一体。这种统一性是确保个体具有良好的社会功能并有效开展各种心理活动的基础。心理异常者往往表现为心理与行为的不统一,如某些强迫症患者,心里清楚其强迫行为没有任何意义,但却无法改变。

3. 人格的稳定性 人格是人在长期的生活经历过程中形成的独特的个性心理特征,其形成后具有相对的稳定性,并在一切活动中展现出区别于他人的独特性,一般不易改变。例如,性格表现上的反复无常,往往是心理异常的一个突出特点。

上述三项原则是评价人的心理是正常还是异常的基本指导准则。

三、心理障碍的分类

心理异常的表现多种多样,其归类工作非常复杂,至今,仍有许多不同的分类方法。目前,在医学临床诊断上使用的精神疾病分类方法有三种:①世界卫生组织颁布的《国际疾病分类》中精神与行为障碍分类现已修订到第 11 版,即 ICD-11;②美国精神医学学会编写的《精神障碍诊断与统计手册》,现已颁布第 5 版,即 DSM-5;③中华医学会精神科分会制定的《中国精神障碍分类与诊断标准》,其第 3 版为 CCMD-3(表 4-1)。知识链接中为以上三个分类系统的病类简述。这几个分类方法,在精神病学的学科中有详细的介绍。以下主要介绍现象学分类和医学心理学分类方法。

(一)现象学分类

1. 认知过程障碍 包括感觉障碍,如感觉过敏、内感性不适、感觉减退、感觉倒错;知觉障碍,如幻觉、错觉、感知综合障碍等;思维障碍,如思维过程障碍中的联想障碍(思维贫乏、思维散漫、思维迟缓)、思维内容障碍(妄想)、思维活动障碍中的强迫症状等;注意障碍,如注意增强、减弱、涣散、狭窄、固定等;记忆障碍,如记忆增强、记忆减退、遗忘症、错构症、虚构症、潜隐记忆、似曾相识、旧事如新等;智能障碍,如智能低下、痴呆;自知力障碍,即对自我的认识出现障碍。

2. 情感过程障碍 如情感高涨、情感低落、焦虑、情感脆弱、情感爆发、易激惹、情感迟钝、情感淡漠、情感倒错、表情倒错、恐惧、病理性激情、矛盾性情感、病理性心境恶劣等。

3. 意志行为障碍 包括意志障碍,如意志增强、意志减退、意志缺乏、意向倒错、矛盾意向等;行为障碍,如兴奋状态、木僵状态、违拗症、被动性服从、刻板动作、模仿动作、矫饰行为、离奇行为、强制性动作、强迫性动作等。

4. 意识障碍 包括对周围环境感知的意识障碍,如以意识清晰度降低为主的意识障碍,包括嗜睡状态、意识混浊、昏迷状态、昏睡状态等;以意识范围改变为主的意识障碍,包括意识朦胧、神游症等;以意识内容改变为主的意识障碍,包括谵妄、精神错乱状态、梦幻状态等;自我意识障碍,如人格解体、交替人格、双重人格、人格转换等。

（二）医学心理学分类

医学心理学按心理障碍的严重程度分为重度心理障碍和轻度心理障碍，以及不明原因所致的心理障碍。以下简要介绍重度和轻度心理障碍的类型及特点。

1.重度心理障碍 重度心理障碍是指人的心理障碍程度较重，心理功能全面受损，心理活动各方面的协调一致性瓦解，个体与现实环境的关系严重失调。有些人可能脑部还存在某些器质性病变，对个体心理和社会造成的危害比较严重。主要包括精神分裂症、情感性精神病、反应性精神病，以及偏执型、周期型人格障碍等。重度心理障碍有以下共同特点。

第一，心理活动的完整性和统一性遭受破坏，包括感知觉、记忆、情感、注意、思维、意志活动以及人格等出现不同程度的障碍，导致心理活动的完整性和统一性受损。

第二，严重社会适应不良，丧失社会适应能力。患者心理活动脱离社会现实，缺乏社会伦理、道德、信仰和法律观念，出现严重社会适应不良并丧失社会适应能力，症状高峰期无法进行社会活动，需要他人监护。

第三，自知力缺损。患者不能正确评价自己的言行和所处的状态，不承认自己有严重的心理障碍，拒绝医疗帮助和社会支持。

2.轻度心理障碍 轻度心理障碍是指心理活动某些方面受损，表现出高级神经功能活动失调，往往无器质性病变，适应环境的能力受到一定影响，但患者有自知力。常见类型包括神经症、神经症性障碍、适应障碍等。其共同特点如下。

第一，心理活动部分出现障碍，但基本保持心理活动的完整性和统一性，情感、思维、意志行为活动一般可以被理解。

第二，与环境基本保持协调一致，社会适应能力大部分尚存。患者在人际交往中无明显异常，但社会活动能力明显削弱，适应环境较为困难，生活自理能力基本正常。

第三，自知力基本存在，患者能意识到心理障碍的存在，对心理障碍的原因能做出较合理的解释，并主动寻求医疗帮助。只是由于人格类型的某些缺点，认知与意志之间产生一定差距，因而在医疗过程中配合不够得力。

知识链接

表 4-1　CCMD-3、ICD-11 与 DSM-5 分类的比较

CCMD-3	ICD-11	DSM-5
器质性精神障碍	神经发育障碍	神经发育障碍
精神活性物质或非成瘾物质所致精神障碍	精神分裂症及其他原发性精神病性障碍	精神分裂谱系及其他精神病性障碍
精神分裂症（分裂症）和其他精神病性障碍	紧张症	双相及相关障碍
	心境障碍	抑郁障碍
心境障碍（情感性精神病）	焦虑及恐惧相关障碍	焦虑障碍
癔症、应激相关障碍、神经症	强迫及相关障碍	强迫及相关障碍
心理因素相关生理障碍	应激相关障碍	创伤及应激相关障碍
人格障碍、习惯与冲动控制障碍和性心理障碍	分离性障碍	分离性障碍
	喂养及进食障碍	躯体症状及相关障碍

续表

CCMD-3	ICD-11	DSM-5
精神发育迟滞与童年和少年期心理发育障碍	排泄障碍 躯体痛苦和躯体体验障碍	喂食及进食障碍 排泄障碍
童年和少年期的多动障碍、品行障碍和情绪障碍	物质使用和成瘾行为所致障碍 冲动控制障碍	睡眠-觉醒障碍 性功能失调
其他精神障碍和心理卫生情况	破坏性行为或去社会障碍	性别烦躁
	人格障碍及相关人格特征 性欲倒错障碍	破坏性、冲动控制及品行障碍
	做作性障碍	物质相关及成瘾障碍
	神经认知障碍	神经认知障碍
	影响归类他处的障碍或疾病的心理行为因素	人格障碍 性欲倒错障碍
	与归类于他处的障碍或疾病相关的继发性精神行为综合征	其他精神障碍 药物所致的运动障碍及其他不良反应
		可能成为临床关注焦点的其他状况

第二节 常见心理障碍

一、神经症

（一）神经症的概念

神经症（neurosis）旧称神经官能症，是一组非精神病性功能性障碍。其发病有一定人格基础，受各种心理社会因素的影响，是导致个体神经系统功能状态削弱、大脑功能活动暂时性失调的一类疾病。其共同特征为症状没有可证实的器质性病变基础，与患者的现实处境不相称，无持久的精神病性症状，但患者对存在的症状感到痛苦和无能为力，自知力完整或基本完整，病程多迁延，进入中年后症状常可缓解或部分缓解。

我国CCMD-3分类系统对神经症提出了下列诊断标准：①症状标准，以下述神经症性综合征之一为主要临床相：癔症性分离症状或转换症状，轻度抑郁症状、恐怖症状、强迫症状、惊恐发作、广泛性焦虑症状、疑病症状、神经衰弱症状，其他神经症性症状或上述症状的混合。②严重程度标准，因上述症状造成至少下述情况之一：妨碍工作、学习、生活或社交；无法摆脱精神痛苦，以致主动求医。③病程标准，病程持续至少3个月（除癔症或惊恐障碍外）。④排除标准，排除器质性精神障碍、精神分裂症等疾病。

（二）分类及临床表现

常见的神经症种类包括以下内容。

1. 恐怖性神经症　又称恐怖症（phobia），是一种以过分和不合理地惧怕外界某种客观事物或情境为主要表现的疾病，患者明知这种恐惧反应是过分的或不合理的，但仍反复出现，难以控制。恐惧发作时常伴有明显的焦虑和自主神经紊乱症状，患者极力回避导致恐惧的客观事物或情境，或是带着畏惧去忍受，进而影响其正常生活。

（1）场所恐怖症：最为常见的一种恐怖症。患者处于公共场所时便会产生恐惧，因而害怕到各种公共场所中去。场所恐怖症中典型的是广场恐怖症，即患者在身处空旷场所（如广场、旷野等）或人群密集场所时，会产生强烈的恐惧和焦虑情绪，感觉失去控制，甚至产生濒死感，该症在女性中较为多见。

（2）单纯恐怖症：表现为比较单纯地对某一特定事物或环境产生不合理的恐惧，如恐高症的表现是不敢站在高处往下看，否则会心慌气短；或者是害怕猫、犬、鸟、老鼠等常人并不特别害怕的小动物。单纯恐怖症常始于童年，有典型的回避行为和自主神经反应。

（3）社交恐怖症：主要表现为在社交场合中出现恐惧。例如，不敢在公众场合发表自己的看法，不敢与人对视甚至害怕被别人注视，不敢当众写字、进食或者去厕所，严重者会出现心慌气短、眩晕、心跳加快、面红耳赤、出汗甚至呕吐等症状。如果病情严重，患者可能因恐惧而不愿与人打交道甚至失去工作能力，多在14～30岁发病。

案例

小杨极度害怕乘坐公共交通工具，尤其是地铁和公交车，一进入这些场所，她就会感到强烈的恐惧和不安，心跳加速、呼吸困难、出汗和颤抖。她也害怕进入商场、电影院等人群密集的封闭场所。为了避免这种恐惧，她会选择步行或者打车去上班，即使这样会花费更多的时间和金钱。对于商场和电影院等场所，她会尽量避免前往，即使有朋友邀请，她也会找各种借口拒绝。在不得不面对这些场所之前，小杨就会开始感到焦虑和紧张，她会提前担心可能出现的恐惧情况，并且会想尽办法寻找逃避的方法。

2. 强迫性神经症　又称为强迫症（obsessive-compulsive disorder，OCD），是一种以强迫症状为主的神经症。其特点是有意识的自我强迫和反强迫并存，二者强烈冲突使患者感到焦虑和痛苦。患者体验到观念或冲动来源于自我，但违反自己意愿，虽极力抵抗但又无法控制；患者也意识到强迫症状的异常性，但无法摆脱。病程迁延者可能通过强迫性仪式动作来减轻精神痛苦，且社会功能严重受损。

（1）强迫观念：表现为反复且持久的观念、思想或冲动念头。患者迫切希望摆脱这种观念，但常常因为摆脱不了而出现紧张焦虑、烦躁不安和某些躯体症状，如面红耳赤、出汗等。常见的临床表现有强迫怀疑、强迫联想、强迫回忆、强迫意向等。

（2）强迫动作：又称强迫行为，即不停重复一些动作，患者意识到这些动作不必要却又无法加以控制。常见的临床表现有强迫检查、强迫洗涤、强迫计数、强迫性仪式动作等。

案例

小李，男，28岁，公司职员。每次出门前，小李会反复检查门锁是否锁好、电器是否关闭，即使已经确认过多次，仍然不放心，会不断地回去检查，常因检查门锁和电器而上班迟到。

3.焦虑性神经症 又称为焦虑症(anxiety disorder),是一种以焦虑情绪为主的神经症,对实际并不存在的危险产生紧张、担心和恐惧,或者其紧张不安与惊恐的程度与现实的处境不相称,可伴有自主神经系统症状和运动不安的现象。

(1)广泛性焦虑症:也称慢性焦虑症,是焦虑症最常见的表现形式。患者对实际上不存在的威胁感到紧张不安、心烦意乱、害怕,缺乏安全感,整天提心吊胆,丧失了对美好事物的兴趣。严重时出现恐惧情绪,对外界的一些刺激容易出现惊恐反应。通常还会伴有睡眠障碍和多种自主神经功能紊乱的临床表现,如头痛、胸闷、心慌、多梦、易惊醒、面色潮红、易出汗、四肢发冷、眩晕心悸、胸部有紧压或窒息感、进食障碍、口干、便秘或腹泻、尿频尿急、内分泌失调、性欲缺乏等。

(2)惊恐发作:又称急性焦虑症,是一种急性发作的临床症状。患者会突然发生强烈不适,例如突然发作的惊恐、焦虑和恐惧,发作时除了有惊恐情绪外,常伴有生理反应,如胸闷、强烈的窒息感、心跳加快、手脚发麻。持续时间为1~20 min,少数情况也可达1~2 h。发作可无明显原因或无特殊情境,可有阵发性恐惧发作,表现为情绪极度焦虑、恐慌、呼吸困难、窒息感、出汗、胃不适、全身颤抖以及产生发疯感和飘浮不稳感等,患者往往有一种濒死的感觉,常误以为是心脏病发作。

案例

王某,男性,35岁,已婚。因突发紧张、恐惧,伴胸闷、呼吸不畅半小时由"120"急救车送入医院。患者近来因工作劳累感到疲倦,半小时前在工作中突然感到紧张、恐惧,伴胸前区不适,迅速发展为胸闷、呼吸不畅,患者怀疑可能是心脏病发作,有濒死感。在他人帮助下由"120"急救车送入医院。入院检查:体温36.5 ℃,血压130/90 mmHg,心率96次/分,呼吸24次/分,急诊心电图(ECG)、血糖检查均正常。一般内科检查无异常发现。精神检查显示患者意识清楚,出现焦虑情绪,无抑郁情绪。1个月前有类似发作,但只持续了数分钟且自行缓解,发作后ECG检查正常。

二、睡眠障碍

(一)睡眠障碍的概念

睡眠障碍(sleep disorder)是睡眠量不正常以及睡眠中出现异常行为的表现,也是睡眠和觉醒正常节律性交替紊乱的表现。DSM-5对睡眠障碍的定义包括两个要点:①连续出现睡眠障碍的时间长达一个月以上。②睡眠障碍的程度足以造成主观的疲累、焦虑,或客观的工作效率下降、角色功能损伤。

(二)分类及临床表现

睡眠障碍分为四大类:①入睡和维持睡眠障碍(主要指失眠)。②白天睡眠过多(嗜睡)。③睡眠中的异常行为(睡行症、夜惊、梦魇等)。④睡眠节律紊乱。

1.失眠 指睡眠启动和睡眠维持障碍,致使睡眠质量不能满足个体需要的一种状况。失眠主要表现为入睡困难、睡眠不深、易醒和早醒、醒后再次入睡困难,还有部分患者表现为睡眠感缺失。以入睡困难为主要表现的常见于以焦虑情绪为主的患者,对失眠的恐惧和对失眠所致后果的过度担心会加重失眠,失眠者常陷入这样的恶性循环。长期失眠可导致情绪不稳、个性改变,长期以饮酒或使用镇静催眠药来改善睡眠者还可引起酒精和(或)药物依赖。

2.嗜睡 又称原发性过度睡眠,表现为在安静或单调环境下,经常困乏嗜睡,且不分场合,甚至在需要十分清醒的情况下,也出现不同程度、不可抗拒的入睡。该症状并非由睡眠不足、药物、酒精、躯体疾病所致,也非某种精神障碍(如抑郁症等)所致。过多的睡眠会引起患者显著的痛苦感,以及社交、职业或其他重要功能的损害,常伴有认知和记忆功能障碍,表现为记忆减退、思维能力下降、学习新鲜事物出现困难,甚至意外事故发生率增高。

3. 睡眠-觉醒节律障碍　指睡眠-觉醒节律与常规不符而引起的睡眠紊乱。有的患者睡眠时间延迟,比如常在凌晨入睡,下午醒来;有的入睡时间变化不定,总睡眠时间也随入睡时间的变化而长短不一;有时可连续 2~3 天不入睡,有时整个睡眠时间提前,过于早睡和过于早醒。患者多伴有忧虑或恐惧心理,并引起精神活动效率下降,妨碍社会功能。

4. 睡眠中的异常行为　主要指与睡眠有关的发作性躯体异常或行为异常,其特点与睡眠阶段或睡眠-觉醒的转变有关。如梦游症、梦呓(说梦话)、夜惊(在睡眠中突然骚动、惊叫、心跳加快、呼吸急促等)、梦魇(做噩梦)等,这些发作性异常行为并非贯穿整夜睡眠,而是多发生在特定的睡眠时期。

案例

王先生,40 岁,企业高管。每天晚上躺在床上,脑子里总是充满各种想法和思考,无法放松下来,翻来覆去,常常要一两个小时才能入睡。即使好不容易睡着了,王先生也很容易被轻微的声音或动静惊醒。睡眠过程中频繁醒来导致其睡眠质量很差,并且常常在凌晨三四点醒来,之后无法再入睡,他感到疲惫不堪,但又无法再次进入睡眠状态。

三、人格障碍

(一)人格障碍的概念及特征

人格(personality)是一个人固定的行为模式以及在日常活动中处事待人的习惯方式。人格障碍(personality disorder)是指明显偏离正常且根深蒂固的行为模式,具有适应不良的性质,致使患者的社会功能受到明显影响,患者往往为此感到痛苦和(或)使他人遭受痛苦。

患者无智能障碍,一般能够处理好自己的工作、学习等日常生活事务。但由于其人格异常妨碍了他们的情感和意志活动,破坏了其行为的目的性和统一性,给人以与众不同的特异之感,这种特质特别是在待人接物方面表现得尤为突出。并且,人格障碍者对自身人格缺陷常无自知之明,难以从失败中吸取教训并加以纠正。人格障碍通常开始于童年、青少年或成年早期,并一直持续到成年乃至终身。部分人格障碍患者在成年后症状有所缓解。

(二)分类及临床表现

人格障碍的表现复杂多样,目前分类尚未统一,主要分为以下几个类型。

1. 偏执型人格障碍　也称妄想型人格障碍,以猜疑和偏执为特征,始于成年早期,男性多于女性。其人格障碍特征为:①心胸十分狭隘,好嫉妒别人,同时高估自己的能力,认为自己应该受人赏识,常感怀才不遇。②常常自以为是,将过错推给他人,骄傲自大,目中无人。③他们对任何事都缺乏安全感,常无端猜疑他人会给自己带来伤害,把他人的友好行为误认为是嫉妒自己或轻视自己,过于警惕和防卫。④在大多数情况下,喜好争辩且态度敌对,固执地追求个人不合理的"权利"或利益,总认为有人在"暗算"自己,不愿相信他人的意愿与自己不相符,常常强词夺理,难以沟通,即使有事实依据也难以改变自己的想法。⑤患者常常与所在的群体格格不入,缺乏兴趣爱好,难以建立较为亲密的人际关系,也难于建立婚姻恋爱关系,或难以维持良好的家庭关系。⑥喜欢告状或诉讼,不断地上访以达到自己的目的。⑦怀疑自己亲近的人或配偶对自己不忠诚,欺骗自己。

案例

梁某,45岁,部门经理。生活中总是对他人过度猜疑,比如怀疑下属在背后议论他、算计他,即使没有任何证据,他也坚信有人想要取代他的位置,对同事的一举一动都格外敏感。他固执己见,在工作决策中,很难听取他人的意见,一旦自己做出决定,就绝不更改。即使事实证明他的决策有误,他也会找各种理由为自己辩解。如果有人曾经对他提出不同意见,他会一直记在心里,伺机报复。

扫码看视频:
偏执型人格障碍

2. 分裂型人格障碍 以观念、行为和外貌装饰奇特,情感冷漠及人际关系明显缺陷为特点,男性略多于女性。其人格障碍特征为:①常常有一些奇怪的信念或表现出与社会文化不相符的行为,如举止怪异、反常,服饰奇特,不注重自身形象等。②在认知方面可能会有非同寻常的知觉体验,如错觉、幻觉;在言语表达和沟通时用词不当、怪异,表达意思不清晰,且这种情况并非由文化或智能等因素引起。③在情感方面表现为对人漠不关心,从不表达自己的关心或体贴,常常表情呆滞,缺乏深刻或生动的情感体验。④性格明显内向,往往被动、退缩,不愿参与社交活动,不愿主动与人交往或接触,常常独自活动,沉迷于自己的世界,除直系亲属外常无知心朋友。⑤无法正常遵循社会规范开展活动,行为怪异。

案例

小明,男,25岁。在工作中,小明总是独来独往,很少与同事交流,同事们组织的聚餐等团体活动他几乎从不参加,对他人的表扬或批评似乎都无动于衷,每天只是机械地完成自己的工作任务。在生活中,小明也没有什么朋友,他大部分时间都待在自己的房间里,沉浸在自己的兴趣爱好中,比如阅读一些非常专业的书籍或研究复杂的数学问题。他对社交活动缺乏兴趣,即使偶尔外出,也总是避开人群密集的地方。他与家人的关系也很淡漠,父母打来电话,他总是简单几句就挂断,很少表达自己的情感和想法。

3. 反社会型人格障碍 又称社交紊乱型人格障碍,患者行为不能遵守社会道德规范,经常违法乱纪,对人无情无义,多见于男性。患者常常在童年或青少年时期就出现违反道德的行为。其人格障碍特征为:①极度缺乏责任感和社会良知,不遵守社会规范、规则与义务,甚至有违反法律或实施家庭暴力的行为。②对他人的感受漠不关心,与亲朋关系较差,甚至对自己子女也很冷漠。③对挫折的耐受性极低,易激惹,经常与人发生冲突或打架斗殴。④对别人的痛苦无动于衷,在某些情况下有意给别人制造痛苦和麻烦,常将自己所作所为的责任推给他人,不懂得从所经历的处罚中吸取教训。⑤不尊重事实,经常谎话连篇,难以建立并维持良好的人际关系。

案例

小刚,28岁,无固定职业。他经常参与违法活动,如小偷小摸、打架斗殴等。他对法律和道德的约束毫不在意,认为只要自己不被抓到就没关系。他善于说谎和欺骗,为了达到自己的目的,会不择手段地操纵他人。他曾经以虚假的理由向朋友借钱,然后消失不见,不打算还钱,并从不对自己的行为感到内疚或自责。他在工作中经常偷懒、不负责任,导致多次被辞退。他脾气暴躁,容易冲动,在与他人发生冲突时,会毫不犹豫地使用暴力,甚至会对陌生人发起攻击。

Note

4. 冲动型人格障碍 又称爆发型人格障碍,在青少年时期较为多见。此类型人格障碍患者以明显的行为冲动为特征,易激惹、情感易爆发。其人格障碍特征为:①常常做事不考虑后果,情绪起伏大、反复无常,对事物的计划和预见能力明显受损。有时虽可意识到自己行为错误,但行为爆发后情绪难以控制,往往伤人又伤己。②当自己的行为受到阻碍或批评时,易与他人发生争吵或冲突,常常产生暴力行为。③对未来生活没有目标、没有计划,随意性强,做任何事情缺乏毅力,无法坚持下去,做事有始无终,不顾事情后果。④无法与他人建立良好的人际关系,只有在有利可图时才与他人相处,反之便与他人翻脸,因此人际关系非常紧张。

案例

小张,男,26 岁。在工作中,小张经常因为一点小事就与同事发生冲突。有一次,同事在讨论项目方案时提出了不同意见,小张立刻情绪激动起来,大声指责同事,甚至差点动手。领导多次找他谈话,但他总是控制不住自己的脾气。在生活中,小张也经常冲动行事,他喜欢玩网络游戏,一旦在游戏中遇到不顺心的情况,就会砸键盘、摔鼠标。有一次,他在游戏中与其他玩家发生争执,竟然冲到对方的住所,与对方发生了肢体冲突。他的人际关系非常紧张,身边的朋友越来越少,他自己也很苦恼,不知道为何总是控制不住自己的情绪和行为。

5. 癔症型人格障碍 又称为表演型人格障碍,多见于 25 岁以下女性。其典型表现为心理发育不成熟,情绪不稳定,易受暗示,有较强的依赖性。其人格障碍特征为:①富有表演性,常常用夸张的言行和举止表达自己的情感,以吸引人们的注意,情绪表露过分,具有很强的表演色彩。②情感体验肤浅,情感变化大。③以自我为中心,自我放纵,极度渴望得到他人的表扬或同情。④比较任性,有时爱撒娇,需要别人附和自己的想法,心胸狭窄。⑤寻求刺激性活动,情感丰富且不稳定,缺乏理性思维。⑥具有幻想倾向,往往凭借猜测或预感做出判断,难以区分幻想与现实,言语常不可信,有自欺欺人之嫌。

案例

冯某,女,22 岁,大学生。她的情绪变化非常快,一会儿开心得手舞足蹈,一会儿又伤心地哭泣,总是希望成为众人的焦点。她在各种场合都努力表现自己,说话和动作都很夸张,穿着打扮也非常引人注目。如果别人没有关注她,她就会感到失落和不满,常常做出一些戏剧性的举动,以引起他人的关注。

6. 强迫型人格障碍 常形成于儿童期,多与父母管教过分严厉、苛刻、要求严格、强调循规蹈矩有关,男性多于女性。其人格障碍特征为:①过分谨小慎微、严格要求自己,具有完美主义倾向,内心极度缺乏安全感。这类人做任何事都要求完美无瑕、按部就班,否则会感到焦虑,甚至影响工作效率,而且还要求别人按照自己的方式严格执行。②内心缺乏安全感,倾向于通过对事物的控制获取部分安全感,但完成一件工作后仍然没有愉快感,又会陷入新的纠结之中。③办事常常缺乏主见、优柔寡断,纠缠于工作或生活中的小细节,对细节的过分关注可能导致忽视整体大局。④兴趣爱好较少,不愿与人交往,缺少友谊方面的往来。

案例

小李,女,35 岁。在工作中,小李对每一个细节都要求完美,她会花费大量的时间检查文件中的每一个标点符号、格式是否正确,即使这些文件并不需要如此高的精度。她的办公桌上必须保持一尘不染,物品摆放得整整齐齐,稍有混乱就会让她感到极度不安。在生活中,小李也有很多强迫行为,她每天必须按照固定的顺序洗漱、穿衣、出门,如果这个顺序被打乱,她就会感到焦虑,甚至会重新开始。小李的人际关系也受到了影响,她对别人的要求也很高,常常因为别人达不到她的标准而感到不满,她的家人和朋友都觉得她很难相处,因为她总是在挑剔和指责别人。

7. 焦虑型人格障碍 其最大特点是幼年时期即胆小、行为退缩、心理自卑、缺乏安全感,遇到挑战或危机时多采取回避的态度或无心应对。其人格障碍特征为:①害怕自己不被他人接纳,对他人的拒绝和批评极度敏感,喜欢夸大日常生活的潜在危险,有回避某些活动的倾向。②往往有持久、广泛的内心紧张和忧虑,对事情感到无能为力和过分的自我否定。③因害怕批评和遭到拒绝而回避有较多人际交往的活动,缺乏人际交往能力,难以与他人发展亲密的人际关系。④自卑,认为自己很笨、没有吸引力,比别人差。⑤特别腼腆、害羞和害怕被曝光,生活方式往往受到限制。

案例

患者,女,21岁,学生。从小害羞胆小,上课时不敢举手回答问题,老师叫她起来回答问题时会异常紧张,吞吞吐吐,说不出话来。平时与陌生人讲话就不自主脸红,出门要拉着父母的手,不敢一个人出门。同学邀请她一起出去玩她也害怕出事,经常推辞。也不敢结交男朋友,害怕别人在背后说闲话,一点小事就提心吊胆,惶惶不知所措。

8. 依赖型人格障碍 以过分依赖他人为特征,常形成于幼年时期。在个体发育早期,父母如果对子女过分宠爱、溺爱,久而久之会使子女对父母产生依赖心理,成年后会对朋友甚至任何人都可能产生依赖心理。这种对他人的依赖是强迫、盲目、非理性的,与真实的情感无关。其人格障碍特征为:①表现为极度缺乏自信,害怕自己做出决定,要求他人为自己生活或工作的方方面面出主意,一旦要自己拿主意便会一筹莫展。②将自己的需要附属于所依赖的人,过分地服从他人的意愿。③如果与被依赖人的意志相悖,则不敢提出自己合理的需求。④常感到无助或无能,不敢自己独处,害怕被他人遗忘,要求他人做出不离开自己的承诺。⑤当与他人的关系结束时,常感到被遗忘或被毁灭。

案例

小丽,女,在生活中几乎事事要依赖别人。工作中,总是依赖同事,遇到问题不是自己想办法解决,而是马上向别人求助,对自己的能力缺乏信心,总是觉得自己做不好任何事情,不敢独立承担工作任务,担心会出错。在面临选择时会感到非常困难,她无法自己做出决定,总是希望别人替她做出选择。例如,在选择吃饭的餐厅时,她会让朋友决定去哪里以及点什么菜。

9. 自恋型人格障碍 以极端自我中心为特点,主要表现为重视自我、自夸自大,其表现出的"自恋",即自我欣赏,其实是自卑感极端病态的反应。自恋型人格障碍患者的自我(ego)动力较强,其他人或是自己的本我(id)和超我(superego)都难以动摇这种自我的状态。其人格障碍特征为:①需要他人的肯定、表扬或特殊的关照,且不能容忍批评。②在人际关系中爱占小便宜,嫉妒他人的聪明才智,认为"我是最优秀的""我不好,你也不能好"。③对他人感受不能理解,即不能换位思考,不能站在他人的角度去考虑问题,常不自觉地做出一些骄傲或傲慢的举止、行为。自

Note

恋型人格障碍的"自我"极为不成熟,面对现实问题时的表现极为脆弱。

案例

何某,男,40 岁。在工作中,何某总是认为自己的能力无人能及,对同事的意见和建议不屑一顾,他经常在会议上夸夸其谈,强调自己的功劳,而忽视团队其他成员的努力。如果项目取得成功,他会把所有的功劳都归于自己;如果项目出现问题,他则会把责任推卸给别人。在社交场合,何某渴望成为众人关注的焦点,无论是聚会还是商务活动,他总是想尽办法吸引别人的注意,他会穿着华丽的服装,高谈阔论自己的成就和见解,对他人的话题却缺乏兴趣,如果有人不认同他的观点,他会立刻变得愤怒和具有攻击性。在感情生活中,何某对伴侣的要求极高,期望对方完全围绕自己转,不断地赞美和崇拜自己。

四、心境障碍

(一)心境障碍的概念

心境障碍(mood disorder)又称情感障碍,是指由各种原因引起的、以显著而持久的心境或情感改变为主要特征的一组疾病。其临床特征是以情感高涨或低落为主要、基本或原发的症状,常伴有相应的认知和行为改变;可伴有幻觉、妄想等精神病性症状;多数患者有反复发作的倾向,每次发作多可缓解,部分患者可有残留症状或转为慢性。心境障碍还包括以心境高低波动但幅度不大为特征的环性心境障碍和以持久心境低落的慢性抑郁为主要特点的恶劣心境两种持续性心境障碍。

心境障碍可分为抑郁障碍(depressive disorder)和双相障碍(bipolar disorder)两个主要疾病亚型。抑郁障碍可由各种原因引起,以显著而持久的心境低落为主要临床特征,重者可发生抑郁性木僵。双相障碍一般是指既有躁狂或轻躁狂发作,又有抑郁发作的一类心境障碍,需满足至少一次轻躁狂、躁狂或混合发作。躁狂发作时,表现为情感高涨、思维奔逸、活动增多;而抑郁发作时,则表现为情绪低落、思维迟缓、活动减少等症状。病情严重时,在发作急性期可出现幻觉、妄想或紧张等精神病性症状。双相障碍一般呈发作性病程,躁狂和抑郁常反复循环或交替出现,也可以混合方式存在,每次发作症状往往持续一段时间,并对患者的日常生活和社会功能等产生不良影响。

反复出现躁狂或抑郁发作而无相反相位者,称为单相障碍(unipolar disorder)。我国精神病学家多数主张将躁狂障碍作为心境障碍中一个独立单元,与双相障碍并列。这体现在 CCMD-3 中(反复发作的轻躁狂或躁狂症)。在心境障碍的长期自然病程中,始终仅有躁狂或轻躁狂发作者实为少见(约 1%),且这些患者的家族史、病前人格、生物学特征、治疗原则及预后等与兼有抑郁发作的双相障碍相似。

(二)分类及临床表现

心境障碍典型临床表现可有情感高涨、低落,以及与此相关的其他精神症状的反复发作、交替发作或混合发作,其临床特征可按不同的发作方式分别叙述如下。

1. 抑郁发作 概括为情绪低落、思维迟缓、意志活动减退"三低"症状,发作时间至少持续 2 周,并且不同程度地损害社会功能,或给本人带来痛苦或不良后果。

(1)情绪低落:抑郁障碍患者常自觉兴致索然、痛苦难熬,忧心忡忡、郁郁寡欢,有度日如年、生不如死之感,自称"高兴不起来""活着没意思"等,愁眉苦脸、唉声叹气。典型病例常有晨重夜轻节律改变的特点,即情绪低落在早晨较为严重,而傍晚时可有所减轻,出现该特点有助于诊断。

Note

（2）抑郁性认知：常有"三无"症状，即无望、无助和无用。部分患者因为持续性的情绪低落和抑郁性认知产生自残、自杀等负面观念。

①无望：想到将来，感到前途渺茫，悲观失望，预见自己的将来会出现不幸，包括工作、财政、家庭、健康等，认为自己无出路。

②无助：在悲观失望的基础上，常产生孤立无援的感觉，对自己的现状缺乏改变的信心和决心，认为治疗难以取得效果。

③无用：认为自己活得毫无价值，生活中充满了失败，一无是处。患者还可能出现自责、自罪观念，对自己既往的一切轻微过失或错误痛加责备，或夸大自己的过失与错误，认为给家庭、社会带来了巨大负担。甚至坚信自己犯了某种罪，应该受到惩罚，严重者达到罪恶妄想程度。

④自杀观念和行为：患者感到生活中的一切，甚至生活本身都没意义，以为死是最好的归宿，但同时又想到自己的家庭离不开自己，或自己的离开会使亲人感到伤心、难受，又觉得世上还有值得留恋的东西，下不了死的决心，这种症状称为自杀观念。部分严重的抑郁障碍患者会认为"结束自己的生命是一种解脱"或"活在世上是多余的人"，进而可有自杀计划和行动，反复寻求自杀。自杀行为是严重抑郁的一个标志，抑郁发作中至少有 25% 的人有自杀企图或自杀行为。有的患者会出现"扩大性自杀"，患者会认为活着的亲人也非常痛苦，可在杀死亲人后再自杀，导致极其严重的后果。

（3）兴趣缺乏：患者对凡事都缺乏兴趣，提不起劲。对以前喜爱的各种活动兴趣显著减退甚至丧失，如患者以前很爱打球，现在却对打球一点儿兴趣都没有了。

（4）快感缺失：患者丧失了体验快乐的能力，不能从平日从事的活动中获得乐趣。部分患者也能参与一些看书、看电视等活动，但主要是为了消磨时间，或希望能从悲观失望中摆脱出来，进一步询问可发现，患者无法在这些活动中获得乐趣，毫无快乐可言。

（5）思维迟缓：患者思维联想速度缓慢，反应迟钝，思路闭塞，自觉愚笨，思考问题困难。表现为主动言语减少，语速慢，语音低，严重者应答及交流困难，自觉"脑子好像是生了锈的机器"。

（6）意志活动减退：患者意志活动呈显著持久的抑制状态。表现为行动缓慢，生活被动、懒散，不想做事，不愿与周围人交往，常独坐一旁或整日卧床，少出门或不出门，回避社交。严重时不修边幅，甚至发展为不语、不动、不食，可达木僵状态，即"抑郁性木僵"。

（7）精神运动性改变。

①焦虑：焦虑与抑郁常常伴发，表现为莫名其妙的紧张、担心、坐立不安，甚至恐惧。可伴发一些躯体症状，如心跳加快、尿频、出汗等。

②运动性迟滞或激越：迟滞表现为活动减少，动作缓慢，工作效率下降，严重者可表现为木僵或亚木僵状态。激越患者则与之相反，脑中反复思考一些没有目的的事情，思维内容无条理，大脑持续处于紧张状态。由于无法集中注意思考一个问题，实际上思维效率下降，表现为紧张、烦躁不安，难以控制自己，严重时可出现攻击行为。

（8）生物学症状。

①睡眠障碍：抑郁障碍患者在睡眠方面出现的障碍类型呈多样化。大部分患者以失眠为主要表现，多导睡眠图及神经递质研究表明，抑郁障碍患者的特征性失眠主要是早醒。但由于造成睡眠问题的原因是多元的，抑郁障碍患者也可以表现出入睡困难、觉醒次数增加或受梦的困扰等多种失眠症状。部分患者可出现过度睡眠的症状，主要体现在睡眠时间延长，并且患者在睡后没有"清爽"或体力、精力恢复的良好体验。在近几年的病例中，过度睡眠最长的案例为 17 h/24 h，同时伴有思维迟缓及精力严重不足。还有部分患者可出现睡眠节律障碍的表现，最常见的情况是睡眠昼夜节律颠倒。

②食欲、性欲改变：抑郁障碍对食欲的影响尤为明显。食欲下降和进食行为抑制是常见的表现，许多抑郁障碍患者进食量锐减，即使是自己以前爱吃的饭菜也食之无味，严重者甚至完全丧

Note

失进食欲望,体重明显下降;也有的抑郁障碍患者可出现食欲增加和进食行为增强的情况而导致体重增加,医学界对于进食行为增强个案的病理心理解读是进食行为可获得快感,在心境低落情况下的进食行为增强是因为患者希望通过进食来缓解内心所感受到的痛苦;也存在两者兼有的情况。在缺乏对行为意义认知的基础上,抑郁障碍患者一般表现为性欲下降和性行为抑制。但在某些患者中也可以观察到性欲增强及性行为亢进的情况,医学界对这类个案的病理心理解读仍然是患者试图通过性行为中所获得的快感来缓解压抑所产生的痛苦体验。

③精力缺失:抑郁障碍患者常诉说"很累"或"完成不了任务""缺乏精力",常感到精力不足,容易疲倦。

④其他躯体不适:在抑郁发作时很常见。可有非特异性的疼痛,如头痛或全身疼痛,这些疼痛可以是固定的,也可以是游走的,有的疼痛较轻,有的难以忍受。相当一部分患者因疼痛而就诊于综合医院。躯体不适的主诉可涉及各脏器,如恶心、呕吐、心慌、胸闷、出汗、尿频、尿急、便秘、性欲减退、阳痿、闭经等。这类非特异性症状常在综合医院被诊断为各种自主神经功能紊乱。一般认为,躯体不适主诉可能与文化背景、受教育程度和经济状况等有关,主诉较多患者的社会阶层、受教育程度及经济状况均较低。对于部分抑郁障碍患者,其抑郁症状被躯体症状所掩盖,而使用抗抑郁药物治疗有效,有人称之为"隐匿性抑郁障碍"。这类患者长期在综合医院各科室就诊,虽然大多无阳性发现,但容易造成误诊。

(9)精神病性症状:患者可以在一段时期内出现幻觉和妄想(可与抑郁心境相协调,如罪恶妄想,伴嘲弄性或谴责性的幻听;也可与抑郁心境不协调,如关系妄想、贫穷妄想、被害妄想,没有情感色彩的幻听等)。

儿童和老年患者的抑郁障碍症状常不典型。儿童患者多表现为兴趣减退,不愿参加游戏,退缩,学习成绩下降等。老年患者除抑郁心境外,焦虑、易激惹、敌意、精神运动性迟缓、躯体不适主诉等较为突出,病程较迁延,易发展成慢性。

案例

小张,男性,21岁,大三学生。最近总是感到心情沉重,对任何事情都提不起兴趣。以前喜欢的电影、音乐、运动等现在都无法让他感到快乐,常常一个人发呆,沉浸在悲伤的情绪中。小张觉得自己浑身无力,做什么事情都很费劲。他觉得每天上学是一种负担,学习效率低下,回到家后,他也只是躺在床上,不想动,不想与人交流,并出现了严重的睡眠障碍,要么难以入睡,要么早醒,即使睡了几个小时,也感觉没有休息好,依然很疲惫。食欲明显下降,对食物失去了兴趣,以前喜欢的美食现在也觉得索然无味,甚至有时候会出现恶心、呕吐的症状。他对自己充满了负面评价,觉得自己一无是处,是个失败者,他常常责怪自己,认为自己给家人和朋友带来了麻烦。在抑郁症最严重的时候,他出现过自杀的念头,觉得生活没有意义,只有死亡才能解脱。

2. 躁狂发作 躁狂发作的典型临床表现是情感高涨、思维奔逸、活动增多的"三高"症状,可伴有夸大观念或妄想、冲动行为等。发作应至少持续1周,并造成不同程度的社会功能损害,可给自己或他人造成危险或不良后果。

(1)情感高涨:情感高涨是躁狂发作的主要原发症状。典型表现为患者自我感觉良好,主观体验特别愉快,感觉生活充满快乐、幸福;整日兴高采烈,得意扬扬,笑逐颜开。其高涨的情感具有一定的感染力,言语诙谐风趣,常博得周围人的共鸣,引起阵阵欢笑。症状轻时可能不被视为异常,但了解患者的人可以看出这种表现的异常性。有的患者尽管情感高涨,但情绪不稳,时而欢乐愉悦,时而激动易怒。部分患者可表现为以易激惹、愤怒、敌意为特征,尤其当有人指责其不切实际的想法时,动辄暴跳如雷、怒不可遏,甚至可出现破坏及攻击行为,但持续时间较短,易转怒为喜或赔礼道歉。

(2)思维奔逸:患者联想速度明显加快,思维内容丰富多变,自觉脑子聪明,反应敏捷。语量大、语速快,口若悬河,有些患者自感语言表达跟不上思维速度。联想丰富,概念一个接一个地产生,或引经据典,或高谈阔论,信口开河。由于患者注意随境转移,思维活动常受周围环境变化的影响,致使话题突然改变,讲话的内容常从一个主题很快转到另一个主题,即意念飘忽,严重时可出现"音联"和"意联"。患者讲话时眉飞色舞或手舞足蹈,常因说话过多而口干舌燥,甚至声音嘶哑。

(3)活动增多、意志行为增强:多为协调性精神运动性兴奋,即内心体验、行为方式与外界环境相协调。患者自觉精力旺盛,能力强,兴趣范围广,想多做事,做大事,想有所作为,因而活动明显增多,整日忙碌不停,但多虎头蛇尾,有始无终。部分患者表现为喜交往,爱凑热闹,与人一见如故,爱管闲事,爱打抱不平,爱与人开玩笑,爱接近异性;注重打扮装饰,但并不得体,行为轻率或鲁莽(如挥霍、不负责任或不计后果等),自控能力差。患者无疲倦感,声称"全身有使不完的劲"。病情严重时,自我控制能力下降,举止粗鲁,可出现攻击和破坏行为。

(4)夸大观念及夸大妄想:患者的思维内容多与情感高涨一致。在情感高涨的背景上,常出现夸大观念(常涉及健康、容貌、能力、地位和财富等),自我评价过高,言语内容夸大,说话漫无边际,认为自己才华出众、出身名门、腰缠万贯、神通广大等,自命不凡,盛气凌人。严重时可达到妄想的程度,有时也可出现关系妄想、被害妄想等,但内容多与现实贴近,持续时间也较短。

(5)睡眠需求减少:睡眠明显减少,患者常诉"我的睡眠质量非常高,不愿把有限的时间浪费在睡眠上",终日奔波但无困倦感,这是躁狂发作的特征之一。

(6)其他症状:可有食欲增加、性欲亢进,有时则可在不适当的场合出现与人过分亲热而不顾别人感受的情况。体格检查可发现瞳孔轻度扩大,心率加快,且有交感神经兴奋症状等。多数患者在疾病的早期即丧失自我认知能力。

躁狂发作的严重程度不同,临床表现较轻的称为轻躁狂,患者可存在持续数天的情感高涨、精力充沛、活动增多,有显著的自我感觉良好的表现,注意不集中、不持久,轻度挥霍,社交活动增多。有时表现为易激惹,行为较鲁莽,但不伴有幻觉、妄想等精神病性症状。部分患者有时达不到影响社会功能的程度,一般人常不易觉察。若躁狂发作较重,可伴有精神病性症状(多与心境协调,但也可不协调),明显影响社会功能者称为伴精神病性症状的躁狂发作。

案例

小赵,女,32岁。在一段时间里,小赵的情绪突然变得异常高涨,感觉浑身充满了无穷的精力,每天只睡四五个小时却依然神采奕奕。她不停地说话,语速极快,话题转换也非常频繁。和朋友聊天时,她可以连续说上几个小时,不容别人插嘴。在工作上,小赵变得异常积极主动,揽下大量的任务,觉得自己可以在短时间内全部完成。她制订了许多不切实际的计划,比如要在一个月内完成一项原本需要半年才能完成的大项目,对自己的能力充满了过度的自信,完全不考虑实际的困难和限制。小赵的消费行为也变得异常冲动,她会去高档商场疯狂购物,买很多昂贵的衣服、首饰和电子产品,丝毫不考虑自己的经济状况;她还经常请朋友吃饭、娱乐,出手非常大方。此外,小赵变得脾气暴躁,稍有不如意就会大发雷霆。比如在餐厅吃饭时,如果服务员上菜稍慢,她就会大声斥责。

3. 混合发作 躁狂症状和抑郁症状可在一次发作中同时出现,如抑郁心境伴以连续数日至数周的活动过度和言语急促,躁狂心境伴有激越、精力减退和本能活动降低等。抑郁症状和躁狂症状也可快速转换,因日而异,甚至因时而异。如果在目前的疾病发作中,两类症状在大部分时间里都很突出,则应归为混合发作。

4.环性心境障碍 主要特征是持续性心境不稳定。情感高涨与低落反复交替出现,但程度都较轻,心境波动通常与生活事件无明显关联,与患者的人格特征关系密切。波动幅度较小,每次波动均不符合躁狂或抑郁发作的诊断标准。这种心境不稳定一般开始于成年早期,呈慢性病程,可持续数年,有时甚至占据个体一生中的大部分时间,不过有时也可有正常心境,且一次稳定数月。如果没有相当长时间的观察或是对个体既往行为有较充分的了解,很难做出诊断。

5.恶劣心境 原称抑郁性神经症,是一种以持久的心境低落状态为主的轻度抑郁,从不出现躁狂发作。躯体不适症状较常见。睡眠障碍以入睡困难、噩梦、睡眠较浅为特点。可有头痛、背痛、四肢痛等慢性疼痛症状,尚有自主神经功能失调症状,如胃部不适、腹泻或便秘等。但无明显早醒、昼夜节律改变及体重减轻等生物学方面的改变,且无明显的精神运动性抑制或精神病性症状。抑郁常持续 2 年以上,其间无长时间的完全缓解,如有缓解,一般不超过 2 个月。患者有求治要求,生活不受严重影响。它通常始于成年早期,持续数年,有时终身。恶劣心境与生活事件和性格都有较大关系。

思维导图

本章小结

本章通过对心理障碍的概念与判断标准,常见心理障碍(如神经症、睡眠障碍、人格障碍、心境障碍)的概念、分类及临床表现等内容的系统介绍,让学生对心理障碍有一个全面的认识,激发其对心理问题的探索欲望和学习主动性,知晓如何辨别各类心理障碍;通过对常见心理障碍的学习,让学生明白心理障碍的分类和临床表现,帮助学生更加清晰地辨别各类心理障碍;通过对各类心理障碍临床表现的学习,促进学生对人的心理和行为的理解,提升学生对各类心理障碍问题案例的分析能力。

直通执考

1.临床执业助理医师考点对接

(1)心境障碍的概念、分类及临床表现(掌握)。

(2)焦虑性神经症的概念与临床表现(掌握)。

(3)强迫性神经症的概念与临床表现(掌握)。

(4)睡眠-觉醒障碍的概念及临床表现(掌握)。

2.拓展书籍推荐 《变态心理学》(第 6 版),[美]苏珊·诺伦-霍克西玛著,邹丹等译,人民邮电出版社。

简介:这本书是美国高校广泛采用的变态心理学教材。基于《精神障碍诊断与统计手册》,以连续谱模型为视角,结合个案和前沿研究,全面深入地介绍了各种心理障碍的症状、诊断、成因和治疗手段。书中有各种专栏和图表,增加了读者对心理障碍的感性认识。它既具有科学严谨性,又有生动的表述,适合心理学专业的学生、心理咨询与治疗领域的工作者以及对变态心理学感兴趣的普通读者。

实训　实施辨别心理障碍的实践技能模拟训练

[实训目的] 学会应用心理障碍知识辨别患者的心理问题。

[实训方式] 根据真实案例模拟设置相应心理障碍问诊情境,学生分组扮演医务人员与患者、患者家属进行训练。

[实训要求] ①小组成员团结协作,能较好完成实训项目。②能够在角色扮演中对心理障碍问题辨别准确、对患者的疑问回应合理。③实训结束后,要对自己的表现进行反思,总结经验教训,不断提升心理障碍辨别能力。

Note

能力检测

能力检测答案

一、选择题

1.异常心理不包括(　　)。

A.一个人在感知、情感、思维、智能、行为及人格等心理活动中的异常

B.偏离正常的心理过程或行为异常

C.一般的精神病

D.多方面或某一方面的心理异常

E.所有犯罪行为

2.下列有关"心理障碍"的描述中哪项是错误的?(　　)

A.指没有能力按社会认为适宜的方式行事

B.包括行为异常和心理异常

C.判断心理障碍需考虑地区、文化方面的差异

D.违法者都存在心理障碍

E.器质性损害可导致心理障碍

3.下列哪一项不是判断一个人心理正常和异常的标准?(　　)

A.个人经验标准　　B.统计学标准　　C.生物医学标准　D.社会适应标准

E.道德标准

4.以下对变态心理判断正确的是(　　)。

A.患者坚决否认自己不正常可以排除心理变态

B.智力超常的人在人群中是极少数的,可认为是病态

C.只有全部满足心理健康标准才不是病态

D.任何变态心理都有可测量的生物学指标

E.不同时代、地域、社会文化和风俗习惯,社会适应标准也不同

5.形成异常心理的心理因素是(　　)。

A.本能矛盾冲突和情绪紊乱的结果　　　　　　　B.自卑情绪

C.从不良学习、模仿而来　　　　　　　　　　　D.自我实现过程受阻

E.以上都是

6.CCMD是哪一个分类系统的英文简写?(　　)

A.疾病及有关保健问题的国际分类

B.精神障碍诊断和统计手册

C.中国精神障碍分类与诊断标准

D.精神与行为障碍分类

E.以上都不是

7.焦虑症最主要的症状是(　　)。

A.精神性焦虑　　　B.躯体性焦虑　　C.自我焦虑　　D.分离性焦虑　E.现实性焦虑

二、思考题

1.如何判断正常心理和异常心理?

2.常见的人格障碍有哪些?

3.什么是心境障碍?简述抑郁发作的主要症状是什么。

(魏　星　何琰泽)

第五章 心理应激

学习目标

知识目标

(1)掌握心理应激的概念与理论模型,应激的生理、心理反应,应激的应对方式。

(2)熟悉心理应激的反应过程,心理防御机制。

(3)了解心理应激对个体心理、生理及行为的影响,应激与健康的关系。

能力目标

(1)具有在临床实践中指导患者应对应激事件的能力。

(2)培养自我调适能力,学会在压力环境下保持情绪稳定和心理平衡。

素质目标

(1)形成正确的心理应激观,以积极的心态面对心理应激。

(2)尊重患者、理解患者,关注、关心患者的感受和行为习惯,指导其应对应激事件。

案例导入

患者小丽,女,6岁,在学校与同学玩游戏时,被一位男同学突然推倒在地而受到惊吓,回家后开始反复低热、恶心呕吐、双腿颤抖、无法站立。家长以为摔倒时伤到了哪里,于是带到医院进行检查,发现并无大碍。但自此之后小丽时常出现双腿颤抖、无法站立的症状,且情绪不稳定,不愿意出门,一提到上学就发脾气,见到陌生人就害怕,夜晚梦魇,经常惊醒。后经医生建议,家长带小丽前往心理科就诊,被确诊为"急性应激障碍"。

请思考:

(1)本案例中的应激事件有哪些?

(2)当人们遇到重大应激事件时,会有哪些反应和心理危机?我们如何理解这些反应?

第一节 心理应激概述

生活中,人们时常遇到各种问题和困难,感受到挑战、威胁和压力,这些经历常常导致身心方面的变化,进而影响机体健康,有时甚至可能引发疾病。学习应激及相关理论可以帮助我们深入认识和理解生理、心理以及社会因素在疾病发生和发展过程中的作用,为病因学研究提供重要线索,同时也为临床工作提供心理干预的策略。

一、心理应激的概念

(一)应激的概念

应激最初是生理学研究领域的一个概念,由加拿大生理学家塞里(H. Selye)于1936年首次提出。20世纪前半叶,医学界关于病因学的研究还集中在对生理病理过程一对一关系的探讨。塞里通过对患者的观察发现,许多处于不同疾病状态下的个体,虽然他们的病症各不相同,但都表现出许多相同的全身病态反应,如食欲减退、体重下降、无力、萎靡不振等。后来塞里从事生理学的实验研究,在动物实验中也注意到,处于失血、感染、中毒等有害刺激作用下以及其他紧急状态下的动物,都可出现肾上腺、胸腺、脾及淋巴结等结构上的反应性改变。他尝试用不同动物组织的混合匀浆以及各种化学物质(如牛卵巢、酒精、甲醛等)注入小鼠腹腔,发现它们都能引起小鼠肾上腺皮质增生,胸腺、脾和淋巴结明显萎缩,嗜酸性粒细胞显著减少,胃黏膜浅层溃疡等变化,上述反应与注射物的种类和性质无关。塞里将这种反应称为一般适应综合征(general adaptation syndrome,GAS)。他认为,这是机体的一种非特异性反应,这一反应可分为三期。

1. 警戒期 表现为体重减轻,肾上腺皮质肥大。外周反应为肾上腺素分泌增加,血压升高,脉搏、呼吸频率加快,心、脑器官血流量增加及血糖升高等。这些反应有助于唤起机体的防御能力,使机体处于最好的应对状态,以应付紧张的情境、逃跑或战斗。有的动物在紧急情况下表现为假死以保存自己,但若应激过于强烈,可以直接导致动物的死亡。如果机体处于持续的有害刺激中,若能度过警戒期则会进入下一期。

2. 抵抗期 表现为体重恢复正常,肾上腺皮质变小,淋巴结激素水平恢复正常且保持恒定。这时机体对应激源表现出一定的适应性,对其抵抗力增强。若机体继续处于有害刺激下或刺激过于严重,则会丧失所获得的抵抗力而进入第三期。

3. 衰竭期 表现为肾上腺体积增大,最终耗竭。体重再次减轻,淋巴系统功能紊乱,激素再次增加然后耗竭,此时警戒期的症状再次出现。如果应激刺激仍不能消除,上述征象将变为不可逆改变,最终导致个体的死亡。

塞里的应激概念被称作生理应激,因为他的研究仅限于动物实验,对动物的观察也仅限于生理方面的变化。但从现代医学模式来看,应激不仅仅是一种简单的生理反应,而是一个复杂的生理和心理过程,涉及生理、心理等多个系统和器官的变化。因此,现代应激理论将应激定义为:应激是个体面临或觉察到环境变化对机体有威胁或挑战时做出的适应性和应对性反应的过程,它包括应激源、应激反应以及适应性结果。

(二)心理应激的概念

几乎与塞里提出应激的同时,心理学界已经开始关注社会生活中的紧张事件对人的影响。这类研究往往重点在社会生活和心理因素方面,而较少深入探究紧张刺激下的机体生理机制问题。也就是说,早期心理学界对应激的研究更多侧重于应激的刺激因素方面。

随着研究的深入,心理学家逐渐认识许多中间的心理社会因素,如个人认知评价、应对方式在应激中的意义。20世纪60年代,拉扎勒斯等提出认知评价在应激中的重要性,认为应激的发生并不伴随特定的刺激或特定的反应,而是发生于个体察觉或估价一种有威胁的情境之时。这种估价来自对环境需求的情境及个体处理这些需求的能力或应对机制的评价。这种说法可以解释对应激性刺激(应激源)做出反应的个体差异。该理论认为,个体对情境的察觉和估价是关键因素。此后福尔克曼和拉扎勒斯等人进一步研究应对方式在应激过程中的重要性,形成了所谓的认知应激作用理论,认为应激由应激源、应激反应和其他许多有关因素构成,其中一个重要的中介因素就是个体对应激源的认知评价。

因此,从医学心理学角度来看,我们将心理应激定义为个体在察觉(认知评价)到威胁或者挑战时,必须做出适应或反应时所呈现的身心紧张状态。心理应激是心理-社会因素影响健康或导致疾病的重要因素,各种消极事件(如家庭变故、社会压力、自然灾害等)及积极事件(如恋爱、中奖、升职)均会引发心理应激,它的应激效应也涵盖了生理、心理、行为等多个方面,个体心理应激的结果可以有适应和不适应两种情况,严重者可能出现心理应激障碍。

二、心理应激的基本理论

应激是一个不断发展变化的概念,在相当长的时间里,不同学术领域和不同专业工作者对应激的认识存在差异。但医学心理学界至少在一个方面的认识较为一致,即应激是由应激刺激(应激源)、应激反应和其他许多有关因素所构成的多因素的概念。但这些因素之间到底是怎样的关系,仍在不断探索之中。

(一)心理应激"过程模型"

20 世纪 80 年代,国内医学心理学教材中开始出现有关心理应激的专门章节。姜乾金等学者总体上倾向于将心理应激看作是由应激源(生活事件)到应激反应的多因素作用过程,即心理应激"过程模型"(图 5-1)。

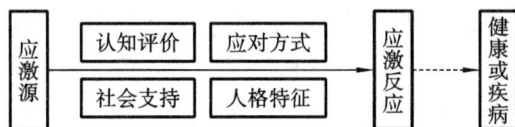

图 5-1 心理应激"过程模型"

心理应激"过程模型"认为,个体在应激源作用下,通过认知评价、应对方式、社会支持和人格特征等中间多因素的影响或中介,最终以心理、生理反应表现出来,这是一个动态的作用"过程"。该理论强调,应激是个体对环境威胁和挑战的一种适应过程;应激的原因是生活事件,应激的结果是适应和不适应的心身反应;从生活事件到应激反应的过程受个体的认知等多种内外因素的制约。

这一定义符合人们通常的因果逻辑思维方式,有助于我们深入理解个体在面对应激时的心理与生理反应机制,为预防和治疗与应激相关的疾病提供了重要的理论依据。通过调整认知评价、改善应对策略、强化社会支持等方式,可以有效地减轻个体的应激反应,提高其应对能力,从而促进身心健康。

在现实生活中,心理应激过程模型被广泛应用于心理咨询、心理治疗、压力管理等领域。例如,在心理咨询过程中,咨询师可以通过帮助个体识别应激源、调整认知评价、制定积极的应对策略等方式,来减轻其应激反应,提高其心理健康水平。同时,该模型也为管理者提供了有益的启示,即通过改善工作环境、给予个体支持等措施,来减轻工作压力,提高其工作效率和满意度。

(二)心理应激"系统模型"

将心理应激看成是作用"过程",只是反映了应激各有关因素之间的部分关系。大量有关应激因素之间相互关系的理论与实证研究证明,应激(或者压力)有关因素之间不仅仅是单向的从因到果或从刺激到反应的过程,而是多因素相互作用的系统。例如,患者可以对应激刺激做出不同的认知评价,从而趋向于采用不同的应对方式和利用不同的社会支持,导致不同的应激反应;但反过来,应激反应也影响社会支持、应对方式、认知评价,甚至影响生活事件;同样,认知评价、

Note

应对方式、社会支持甚至人格特征等作为过程论的中间因素,也分别受其他各种因素的影响和制约,它们既可以是因,也可以是果。也就是说,应激其实是有关因素相互作用的系统,即心理应激"系统模型"(图 5-2)。

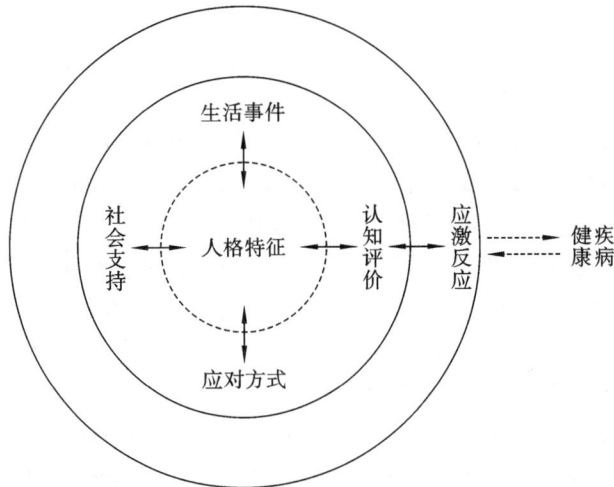

图 5-2 心理应激"系统模型"

心理应激"系统模型"的基本特征包括:①应激是由多因素构成的系统;②各因素互相影响、互为因果;③各因素之间动态的平衡或失衡决定个体的健康或疾病;④认知因素在平衡和失衡中起关键作用;⑤人格因素起核心作用。"系统模型"认为,个体的生活事件、认知评价、应对方式、社会支持、人格特征和心身反应等生物、心理、社会多因素构成相互作用的动态平衡系统。当某种因素导致系统失衡,就会产生心理应激。它强调的是应激是多因素交互作用、多轴向发展的系统。

在医学认识论方面,心理应激理论,特别是"系统模型",使我们认识到个体实际上生活在应激多因素的动态平衡之中。例如,心理社会因素与健康的关系,很大程度上可以看成是心理应激多因素作用过程与健康的关系;与现代人类死亡密切相关的不良行为方式,如吸烟、酗酒、药物滥用、多食、缺乏运动、肥胖及对社会压力的不良反应等,均与心理应激因素有关;随着工业化、现代化进程加快,竞争日趋激烈、人际关系日趋复杂,心理应激程度也正在不断增强,由此引发的生理和心理反应以及形成的症状和体征正成为当代人们身体不适和精神痛苦的根源。这种从整体上对健康和疾病的认识,有助于我们制定健康工作决策,也有助于推动医学模式的转变。

在临床医学的治疗学方面,根据心理应激"系统模型",可以通过消除或降低各种应激因素的负面影响,来促进系统因素之间的良性循环,从而实现新的平衡,达到治疗的目的,如采用应激干预模式或压力自我管理计划(self-management program)等。这些干预策略包括了应激"系统"的多个环节,例如:①调控或回避生活事件;②改变认知评价;③改善社会支持;④进行应对指导;⑤开展松弛训练等。

在预防医学方面,心理应激"系统模型"有助于认识和指导合理调整应激各有关因素的动态平衡,促进个体在不同内外环境下的健康成长或保持适应状态。例如,开展应对指导训练、构建社会支持系统、促进人格健全等都是可用的心理保健措施。

不论是心理应激"过程模型",还是心理应激"系统模型",都为医学心理学研究提供了某种框架思路,同时在临床医学、预防医学和健康促进教育等领域均具有理论与实际指导价值。

第二节　心理应激过程

一、应激源

应激源(stressor)是指向机体提出适应要求,并可引起应对反应、稳态失衡的客观变化的环境事件或情境,也可称为刺激物或刺激因素。一切环境变化都是潜在的应激源,只有被个体通过认知性评价观察到,且对自身具有威胁或挑战时,才能成为实际有效的应激源。应激源的性质、强度、持续时间、新颖性、不可预测性等,都会影响个体对应激源的反应强度。应激源对个体的影响涉及生理和心理两个方面。适度的应激反应有助于个体适应环境,但过强的应激反应则可能对身心健康造成损害。

根据不同的分类标准,应激源有多种分类方式。例如,按应激源性质可分为躯体应激源、心理应激源、文化应激源和社会应激源;按环境因素可分为外部环境应激源、个体内环境应激源和社会心理环境应激源;按事件对个体的影响可分为正性生活事件和负性生活事件等。

1. 躯体应激源　指那些直接对人的躯体产生刺激作用,进而引起应激反应的刺激物。这类应激源通常包括各种物理、化学和生物刺激物,它们能够直接作用于人体的生理系统,触发生理应激反应,如心率加快、血压升高、肌肉紧张等。这类应激源包括理化因素(如寒冷、酷热、毒物、辐射等)、生物因素(如感染、外伤等)、疾病与健康问题(如睡眠障碍、性功能障碍等)。

2. 心理应激源　指能够引发个体心理紧张、焦虑、压力等负性情绪体验的内部心理因素,如心理状态、挫折、心理冲突、人际关系问题、重大生活事件、自我要求以及完美主义等。心理应激源与其他类应激源的不同之处在于它直接来自大脑,而其他类应激源多数来自体外的刺激物,少数为体内的(如疾病)。当然,这些来自大脑中的紧张性信息也常是外界刺激物作用的结果。

3. 文化应激源　指由于语言、文字、风俗、习惯、生活方式、宗教信仰等文化差异因素所引发的心理应激刺激或情境。这种应激源通常出现在个体从一个文化环境转换到另一个截然不同的文化环境,如从一个民族聚居区迁移到另一个民族聚居区,此时个体需要面对和适应全新的文化环境,这一过程中往往伴随着心理上的挑战和应激反应。

4. 社会应激源　指的是一系列源自社会生活情境与事件的变动,这些变动不仅显著地重塑了个体的生活轨迹,还对其适应能力提出了挑战。从宏观的社会层面看,社会应激源可能包括社会动荡、战争爆发、自然灾害、社会经济体制的深刻变革等大规模事件,它们对广大民众的生活产生深远影响。而在微观的个人层面,考试压力、就业竞争、婚姻状态的转变(如结婚、离婚)、家庭成员的健康危机(如患病、残疾)等,都是社会应激源的重要组成部分。即便是日常生活中看似琐碎的小事,如日复一日的通勤压力、频繁与不同人群的社交互动以及处理繁杂家庭事务的种种挑战,同样能够累积成为不可忽视的社会应激源,对个体的心理状态造成潜在影响,引发一系列的心理应激反应。

1967年,美国精神病学家霍尔姆斯(T. H. Holmes)和雷赫(R. H. Rahe)根据对5000多人的病史分析以及实验室研究所获得的资料,将人类生活中遭受到的生活危机归纳并划分等级,编制了社会再适应评定量表(social readjustment rating scale, SRRS),为生活事件与疾病关系研究提供了量化工具。该量表中列出了43项生活事件,每种生活事件对应不同的生活变化单位(life change unit, LCU),用以表示该生活事件对个体的心理刺激强度(表5-1)。LCU数值越大,表明该事件对个体的影响程度越大,其中配偶死亡事件的LCU数值为100,为最高值,表明此类事件的发生对个体的影响最大。根据这个量表可以检测一个人在某一段时间内所经历的各种生活事件,并以累计的 LCU 数值来表示。霍尔姆斯和雷赫经过多年的研究发现,若个体一年中累计的 LCU 数值在 150 以下,次年大多健康平安;累计的 LCU 在 150~300,次年患病可能性达 50%;累计的 LCU 数值超过 300,则次年患病的可能性达到 70%。

表 5-1 社会再适应评定量表(SRRS)

等级	生活事件	LCU	等级	生活事件	LCU
1	配偶死亡	100	23	儿女离家	29
2	离婚	73	24	姻亲纠纷	29
3	夫妻分居	65	25	杰出的个人成就	28
4	坐牢	63	26	妻子开始或者停止工作	26
5	家庭成员死亡	63	27	上学或毕业	26
6	个人受伤或患病	53	28	生活条件的变化	25
7	结婚	50	29	个人习惯的改变	24
8	被解雇	47	30	与上司的矛盾	23
9	复婚	45	31	工作时数或条件变化	20
10	退休	45	32	搬迁	20
11	家庭成员健康变化	44	33	转学	20
12	妊娠	40	34	娱乐改变	19
13	性的困难	39	35	宗教活动变化	19
14	家庭增加新成员	39	36	社会活动变化	18
15	业务上的再调整	39	37	抵押或贷款少于 1 万元	17
16	经济状况的变化	38	38	睡眠习惯的变化	16
17	好友死亡	37	39	家庭成员人数变化	15
18	工作性质变化	36	40	饮食习惯改变	15
19	夫妻不睦	35	41	休假	13
20	抵押超过万元	31	42	圣诞节	12
21	抵押品赎回权被取消	30	43	轻微违法行为	11
22	工作职责上的变化	29			

二、应激中介

在应激源与应激反应之间,有许多因素起着重要的调节作用,这些因素称为应激中介,主要包括认知评价、社会支持、人格特征、应对方式等。

(一)认知评价

认知评价是指对事物(事件)的认识和评价,是个体觉察到情境对自身影响的认知过程,在心理应激的发生和强度方面发挥重要作用。美国心理学家沙赫特在情绪三因素学说中强调认知因素对情绪的产生起关键作用。认知评价不仅对情绪产生影响,还可能直接引发生理反应。

拉扎勒斯把认知评价的过程分为初级评价、次级评价和认知性再评价。初级评价是对自己是否受到事件威胁做出判断,即根据压力事件对个人的意义、潜在的利弊,分析其对个体的价值,判断该事件是积极、消极还是中性。次级评价是评价和选择对事件威胁的应对方式和适应能力,是个体对应激源带来的危害性进行肯定识别后,随即做出的有关应对策略的权衡与分析,即思考"这种情况下我该怎么办?"认知性再评价是指随着事件发展,人与环境之间的关系发生变化后,

Note

个体从这些变化中获得一些信息反馈,再评价可能会使应激源的性质与强度发生改变。

(二)社会支持

社会支持主要是指来自家庭、亲友和社会各方面(同事、组织、团体和社区等)的精神上和物质上的帮助和援助。一般认为社会支持具有减轻应激的作用,是应激作用过程中个体"可利用的外部资源"。例如,个体如果有密切的朋友交往,可有效地减少抑郁症状,较少出现心理卫生问题。

社会支持对应激的影响存在两种模型。主效果模型认为,社会支持具有普遍的增益效果,无论个体是否面对压力情境,高的社会支持水平总伴随良好的身心状况。另一模型是缓冲器模型,该理论认为社会支持仅在应激条件下与身心健康相互联系,它能缓冲压力事件对身心健康的消极影响,提供问题解决的策略,维持与提高个体的身心健康水平。

缓冲器模型得到很多研究的支持。一般认为,社会支持是通过影响认知系统发挥作用,如果得到社会支持,个体将会低估应激情境的伤害性,通过提高自我应对能力,降低对压力事件严重性的评价。另外,社会支持能够在应激的主观体验与疾病之间起到缓冲作用,还可以提供解决问题的策略,降低问题的重要性,从而减轻应激的心理生理反应。

(三)人格特征

人格特征决定了个体的行为方式、生活方式和习惯,影响个体对心理、社会刺激物的认识与评价,影响情绪的产生和生理反应,同时也决定了个体对外界挑战的适应和应对方式、能力和效果。人格特征既可以作为非特异性因素在各种疾病中起作用,又可以成为某种疾病的重要条件,与某些疾病有特殊联系(如 A 型行为与冠心病)。

(四)应对方式

应对方式又称应对策略(coping strategy),指个体解决生活事件和减轻事件对自身影响时采取的各种策略。应对方式是个体对生活事件及因生活事件而出现的自身不平衡状态所采取的认知和行为措施,是认知活动和行为的综合体。

1. 应对方式的分类

(1)从应对的指向性看,有的应对方式针对事件或问题本身,有的则是针对问题所引起的情绪反应。前者曾被称为问题中心策略,该策略直接关注问题,通过解决问题而缓解应激;后者为情绪中心策略,旨在减轻伴随问题产生的情绪。当确实有方法可以解决问题的时候,问题中心策略可能会更有效地应对压力。但在某些时候,人们根本没有可利用的工具来应对当时的情境,例如空难、地震、亲人亡故等,这时情绪中心策略可以使人降低应激强度。

(2)从应对者的态度来看,有积极应对和消极应对。持消极应对态度者对危险情境的典型反应是回避,尽量不去想这个可能引起应激的情境,比如某人因要接受手术而紧张,他就拖延做手术的时间。相反,持积极应对态度者应对压力时的典型反应是尽可能多且快地寻找解决问题的办法,然后采取最有效的行动。研究发现,消极应对通常在短时间内可能有一定效果,例如在公共汽车上遭窃感到很气愤时,人们可能会安慰自己舍财免灾,不久怒气就烟消云散了。但生活中有许多问题是不会消失的,例如学习成绩差、夫妻关系不和睦等。虽然回避会使人感觉舒服几天,但问题总是存在。因而,要彻底消除应激源,就得积极地解决问题。

2. 应对指导 个体在过强或持久的心理应激作用下,特别是已引起心身症状或已致疾病恶化时,可以通过调节应对的有关环节对其进行心理干预,这就是所谓的应对指导。它所涉及的方法很多,较常见的有如下几种。

(1)指导个体通过"问题解决"的应对方法,从根本上消除应激源,这是最理想的控制应激的办法,例如指导个体采用制订计划的应对办法,将一个复杂的问题分解为数个小问题,有计划地逐步解决。

Note

（2）指导个体进行"再评价"应对，使之改变原有的认知评价，例如把挫折看作人生的磨砺，换一个角度去认识生活事件，以减轻应激反应。

（3）提供或帮助寻求社会支持，即采用"求助"的应对方式，例如在临床工作中，加强患者家属、同事、领导及医务人员对患者的关心与照顾。

（4）分散注意，即采用"转移"的应对方式，例如指导个体通过听音乐、运动、旅游等适当的活动转移个人对应激源的注意，缓解焦虑、抑郁等不良情绪。

（5）放松训练，即"松弛"的应对方式，有助于控制与应激有关的不良心身反应，包括降低皮层的紧张度从而减轻焦虑和抑郁等心理症状，降低交感神经张力从而改善内脏症状等。

三、应激反应

应激反应（stress response）指个体由于应激源的存在而产生生理、心理、社会、行为等方面的变化。人在应激源的刺激作用下，会产生各种各样、涉及多个层面的应激反应，它们经常作为一个整体出现。

（一）生理反应

应激状态下，个体为了应对紧张和压力而发生的生理上的适应性反应。1911—1915 年，美国生理心理学家坎农在其"应激反应"学说中描述了或战或逃反应所出现的一系列的内脏生理变化。塞里的"一般适应综合征"，本质上就是应激的生理反应。

1. 坎农的应激反应学说 应激源作用于机体后，交感-肾上腺髓质系统是最早参与应激反应的系统之一。坎农认为，当有机体遇到寒冷、大出血以及战斗、逃避、恐怖等"3F 反应"（flight、fight、fright reaction）时，刺激物所引起的神经冲动被传递到下丘脑，继而使交感-肾上腺髓质系统发生兴奋。此时，肾上腺素和去甲肾上腺素的分泌增多，血液中儿茶酚胺的浓度也大幅度上升。儿茶酚胺作用于中枢神经系统，提高其兴奋性，使机体处于警觉状态，反应灵敏；心跳加快使心排血量增加，有利于改善周围组织器官的血液供应；糖原和脂肪的分解加快，使血糖、血浆游离脂肪酸浓度上升，以便向组织细胞提供更多的能量物质等。当然，如果刺激源的刺激强度过强或时间过久，也会造成副交感神经的紊乱或相对增强，表现为低血糖反应及休克等。应激性刺激在神经系统的调控下，通过两个对立又相互作用的神经生物系统的动态平衡来调节自主神经系统及躯体内脏功能。生理学家赫斯（Hess）和菲尔莱（Fiely）将其称为非特异反应系统（ergotropic system）和向营养性系统（trophotropic system）。这两个系统的兴奋效应明显不同。通常这两个反应系统在生理范围内相互协调，保持一种动态平衡，以维持机体正常的生理功能。但在应激状态下，非特异反应系统的兴奋性增强，而向营养性系统兴奋性相对减弱。由于交感神经活动增强，引起一系列的生理变化，诸如心跳加快、血压升高、肌张力增强、汗液分泌增多等。

2. 一般适应综合征 应激生理反应的发生机制可用塞里的"一般适应综合征"理论解释，即当有机体受到创伤、失血、感染、中毒、缺氧、剧烈的环境温度变化及精神紧张等刺激时，神经冲动会作用于神经系统不同部位，最后将信息汇集于下丘脑促肾上腺皮质激素释放激素（CRH）神经元，从而引起 CRH 分泌。CRH 通过垂体门脉系统作用于腺垂体，促使腺垂体释放促肾上腺皮质激素（ACTH），进而促进肾上腺皮质激素，特别是糖皮质激素氢化可的松（cortisol）的合成与分泌，从而引起一系列生理变化，例如血糖上升，蛋白质和脂肪代谢增快，水、电解质代谢加快等。

3. 免疫调节机制 当一个人长期处于应激源刺激下，还会损害人的免疫系统，这是通过"下丘脑-垂体-肾上腺轴"作用于免疫系统所致。当有机体长期处于应激源刺激下，下丘脑受到刺激，神经系统通过儿茶酚胺及阿片类物质作用于胸腺、淋巴结等免疫细胞的受体，从而影响这些免疫细胞的免疫因子合成和释放。另外，下丘脑还通过垂体释放 ACTH，并伴随 β-内啡肽，两者均可

Note

作用于淋巴细胞表面受体,从而影响机体免疫功能。需要说明的是,短暂且微弱的应激一般对机体免疫功能不构成损害,只有当应激持续几周甚至几个月以上,才会减弱免疫系统的功能,使机体在各种疾病面前变得脆弱不堪。因此,长期处于应激状态下,可增加人的患病可能性。

(二)心理反应

应激涉及大脑的多个脑区,可引起众多心理现象。大脑对应激的心理反应表现为积极和消极两个方面,积极的心理反应会刺激大脑皮质,提高觉醒水平,使人感觉灵敏、思维敏捷、注意集中、行动果断;消极的心理反应则表现为过度紧张、焦虑不安、认知水平降低、思维混乱、行动犹豫不决、判断力与决策能力降低。具体而言,应激的心理反应涉及认知、情绪及行为三个方面,这三个方面的反应通常是双向调节的,构成一个反馈回路系统。

1.认知反应 应激时会唤起注意和认知过程,以适应和应对外界环境的变化。但当应激过强时,应激源会通过情绪反应干扰和影响逻辑思维,造成认知能力下降。常见的负性认知反应包括以下几方面。

(1)偏执(paranoia ideation):个体在应激后出现认知狭窄、偏激、钻牛角尖的情况,平日非常理智的人会变得固执、蛮不讲理。也可表现为过度自我关注,将注意集中在自身的感受、想法、信念等内部世界,而非外部世界。

(2)灾难化(catastrophizing):个体在经历应激事件后,会过度强调应激事件潜在的消极后果,从而引发整日惴惴不安的消极情绪,甚至出现行为障碍。

(3)反复沉思:不由自主地对应激事件反复思考,这阻碍了适应性应对策略的实施。这种反复思考常带有强迫症状的性质。

(4)闪回(flashback)与闯入(intrude)性思维:经历严重的灾难性事件后,个体在生活中常不由自主地闪现灾难的影子,画面生动形象,就好像重新经历一样;或者脑海中会突然闯入一些灾难性痛苦情境或思维内容,且挥之不去,这是创伤后应激障碍(PTSD)的重要症状特点。

(5)自我评价丧失:人在各种活动中都会进行自我评价,面对失业、离婚、患重病等应激源时,人可能会感到悲伤、忧郁,降低自我价值感。在应激情境下,人会丧失自信心,总是怀疑和担心自己,这会对生活和工作产生不良影响,使人缺乏自我控制能力,损害自主感。

(6)否认、投射、选择性遗忘:这些都是心理防御机制的表现形式,在某些重大应激事件后可能会出现,它们具有一定保护作用,但过度使用也会产生不利影响。

2.情绪反应 焦虑、恐惧、愤怒和抑郁是应激情境下的主要情绪反应,这些情绪反应又称为情绪应激(emotional stress)。

(1)焦虑:最常出现的情绪反应,是个体预期将要发生危险或不良后果时所表现出的紧张、担心等情绪状态。在心理应激下,适度的焦虑可提高人的警觉水平,增强人对环境的适应和应对能力,是一种保护性反应。但如果焦虑过度则是有害的情绪反应。

(2)恐惧:面临危险,即将受到伤害,企图摆脱已经明确存在的特定危险对象和情境的情绪反应状态,多发生于安全和个人价值与信念受到威胁的情况下。威胁来自躯体性、社会性等刺激物,常伴有厌恶情绪,伴随着回避或逃避行为,过度或持久的恐惧会对个体产生严重不利影响。

(3)愤怒:一种与挫折和威胁有关的情绪反应。由于有目的的活动受到阻碍,自尊心受到伤害,为了排除这种阻碍或恢复自尊,常可激起愤怒。过度的愤怒可能会使个体丧失理智,失去自我控制能力而导致不良后果,因此需要及时适当地疏导。

(4)抑郁:表现为悲哀、寂寞、孤独、丧失感和厌世等消极情绪状态,伴有失眠、食欲减退、性欲降低等症状,常由亲人丧亡、失恋、遭受重大挫折和长期病痛等原因引起。严重抑郁会导致自杀,故对于有抑郁情绪反应的个体,应该深入了解其有无消极厌世情绪,并采取适当的防范措施。

3.行为反应 当个体经历应激刺激后,常自觉或不自觉地在行为上发生改变,以摆脱烦恼,减轻内在不安,恢复与环境的平衡。积极行为可减少压力,甚至可以激发个体的能动性,激励个体克服困难,战胜挫折。而消极行为则会使个体出现回避、退缩等行为。常见的消极行为反应有如下几种。

(1)逃避(escape)与回避(avoidance):逃避指已经接触应激源后远离应激源的行为;回避指预先知道应激源会出现,而提前远离(如闭门不出、离家出走、离校等)。

(2)退化(regression)与依赖(dependence):退化是当个体受到挫折或遭遇应激时,放弃已有的较成熟的应对方式,而使用幼稚的方式应付困难或满足自己的欲望。退化行为主要是为了获得别人的同情和支持,以减轻心理上的压力和痛苦。退化行为往往会伴随产生依赖心理和行为。退化与依赖多见于病情危重经抢救后脱险以及慢性疾病患者。

(3)敌对(hostility)与攻击(attack):敌对是内心有攻击的欲望但表现出来的是不友好、谩骂、憎恨或羞辱别人。攻击是在应激刺激下个体以攻击方式做出反应,攻击对象可以是人或物,可以针对别人,也可以针对自己,两者共同的心理基础是愤怒。

(4)无助(helplessness)与自怜(self-pity):无助表现为消极被动、无所适从和无能为力。通常发生于经过反复应对不能奏效,对应激情境无法控制时,其心理基础包含了一定的抑郁成分。自怜即对自己怜悯惋惜,其心理基础包含对自身的焦虑和愤怒等成分。自怜多见于独居、对外界环境缺乏兴趣者,当他们遭遇应激时常独自哀叹,缺乏安全感和自尊。

(5)物质滥用(substance abuse):某些个体在经历应激事件后会选择通过饮酒、吸烟或服用某些药物的行为方式来转移痛苦,这些不良的行为方式通过负强化机制逐渐成为个体的习惯。物质滥用有害身心健康,但使用者常借此来暂时麻痹自己,摆脱烦恼,缓解心理紧张。

扫码看视频:
应激的心理反应

四、应激结果

心理应激与个体的健康有着密切联系,对个体的健康和功能活动的影响具有双重性。一方面,适度的心理应激对个体的健康和功能活动产生积极影响,促进个体产生良好的适应结果;另一方面,长期、过度的心理应激则会破坏机体的平衡,导致个体出现适应不良。

(一)心理应激对健康的积极影响

1.适度的心理应激是个体成长与发展的必要条件 有研究表明,儿童期接受的心理刺激可以提高个体在后来生活中的应对和适应能力,从而能更好地耐受各种紧张性刺激和致病因子的侵袭。

2.适度的心理刺激是维持个体正常功能活动的必要条件 个体离不开刺激,适当的刺激和应激有助于维持个体的生理、心理和社会功能。

(二)心理应激对健康的消极影响

1.过度的应激是躯体与精神痛苦的根源 心理应激引起的心理与生理反应,可以症状与体征的形式在临床表现出来,成为个体的身体不适、虚弱和精神痛苦的根源,也是个体就医寻求帮助的原因。处于急性心理应激状态的个体,常常有较强烈的心理与生理反应,由此形成三种常见的临床综合征,即急性焦虑反应(表现为烦躁、过敏、震颤、厌食、腹部不适等)、血管迷走反应(表现为虚弱、头晕、出汗等)、通气过度综合征(表现为呼吸困难、窒息感、心悸等)。处于慢性心理应激的患者常常感到焦虑、疲劳、头痛、失眠、消瘦。长期慢性心理应激使机体处于易感状态,耗竭机体的储备,降低免疫功能,带来不适、痛苦,甚至导致心身疾病的发生。

2.加重已有的精神和躯体疾病 大量研究表明,心理应激引起的心理与生理反应,可以加重一个人已有的疾病或导致其复发。如一位冠心病患者在看紧张的足球比赛后发生心肌梗死,病情已得到控制的哮喘儿童在母亲离开后哮喘发作。

Note

压力成就美丽，坚持铸就辉煌

喷泉之所以漂亮，是因为它有压力；瀑布之所以壮观，是因为它没有退路；滴水之所以可以穿石，是因为它贵在坚持。

——选自《人民日报》

知识链接

反刍思维对心理应激的影响

反刍思维指的是人们过度反复地思考过往的负面经历和感受。反刍思维具有侵入性，它可能会在任何时间、任何场合发生，当个体处于反刍状态时通常会感到一种失控感。在反刍思维发生时，个体的注意聚焦于痛苦、焦虑等负性情绪，以及引起痛苦、焦虑的原因和后果上，很少聚焦在如何解决当下的痛苦上。研究表明，反刍思维不仅会延长个体的抑郁情绪，还能够损伤个体的问题解决能力，放大和延长负性情绪。

不管是"反刍思维可以让我更好地了解自己"这种积极的对反刍思维的元认知，抑或是"反刍思维无端闯入我的脑中，我无法控制"这种消极的对反刍思维的元认知，都会促使人们维持反刍思维状态。虽然对反刍思维的积极认知能够帮助人们更加积极地去面对反刍思维，但是反刍思维的出现能够强化个体的负性情绪，因此，即使是积极的对反刍思维的元认知也能够使个体长时间地处于负性情绪之中。

第三节　心理挫折与心理防御机制

一、心理挫折

人作为兼具生物属性与社会属性的生命有机体，持续不断地与客观世界进行着深刻而广泛的能量与信息交换。在这一漫长多变的生命历程中，个体总是不断体验着各种成功与失败。当面对压力与挑战，个体的需求与动机未能顺利达成时，便会产生受挫体验。因此，挫折是普遍存在的生命体验，渗透于我们的日常生活中，成为塑造个体性格与心理韧性不可或缺的一部分。

在遭遇挫折的情境下，个体往往会不自觉地调动内在的心理资源，采用一系列自我保护的心理策略称为"心理防御机制"。这些机制能帮助个体以更为温和、易于接纳的方式，重新诠释主观愿望与客观现实之间的落差，从而维持内心的平衡与稳定。通过这样的方式，个体不仅能够在挫折面前保持冷静与理智，更能在逆境中寻找到成长与转变的契机。

（一）心理挫折的概念

心理挫折是指个体在追求目标或满足需求的过程中，遇到无法克服或预期之外的障碍，导致心

Note

理预期与实际结果之间产生巨大落差,进而引发的消极心理体验。它不仅仅是对外部事件失败的简单反应,更是涉及个体情感、认知、行为等多个层面的复杂心理过程。心理挫折包含以下三层含义。

1.挫折情境 个体在有目的的活动中所遇到的、使目标不能实现的内外障碍或干扰等情境因素,如考试不及格、恋爱失败、求职不成功等。

2.挫折认知 个体对挫折情境的知觉、认识和评价,这是产生挫折的关键。挫折认知既可以是对实际遭遇到的挫折情境的认知,例如某人在背后说你的坏话,你听说后心里感到很生气;也可以是对想象中可能出现的挫折情境的认知,例如有的人总是怀疑别人在背后议论自己,虽然事实并非如此,但在他心里会因此而产生对他人的不满情绪。

3.挫折反应 伴随着挫折认知而产生的情绪和行为反应。挫折反应既可能增加个体对环境的适应,也可能增加个体对环境的不适应。

当挫折情境、挫折认知和挫折反应三者同时具备时,便构成了典型的心理挫折。但是,如果主体认知不当,即使没有挫折情境,只要有挫折认知和挫折反应这两个条件,也可以构成心理挫折。因此,挫折作为一种社会心理现象,既有客观性,又有主观性。

(二)心理挫折产生的原因

心理挫折产生的原因多样而复杂,个体受挫折的程度也因主观感受的差异而不同,但归纳起来不外乎客观因素和主观因素两类。

1.客观因素 客观因素包括自然环境、社会环境、个体生理状况等。自然环境是指各种无法克服的自然环境条件的限制,使个体需要得不到满足,动机和目标无法实现。如无法预料的天灾人祸、意外事件、疾病、衰老、亲友生离死别等。除自然环境外,个体在社会生活中遇到的社会制度、经济条件、道德、宗教、风俗习惯、种族、人际关系等社会环境条件的限制,如战争、社会动荡、种族歧视、政治经济地位的变迁、人际关系紧张以及恋爱、婚姻、家庭的矛盾等,都可能给个体带来心理挫折。此外,个体的容貌、身材及身体健康状况也是引起心理挫折的客观因素。

2.主观因素 主要指个体的认知水平及心理动机冲突。个体的认知水平造成的挫折是指个体对自身的客观条件缺乏充分明智的认识。个体的基础性条件,如个体的容貌、身材、身体的器官缺陷等条件会限制个体某些方面需要实现的可能性。个体有什么样的需要,便产生什么样的动机。什么是重要的动机,什么是次要的动机,与个体的认知水平及心理发展层次有关。

(三)心理挫折程度的影响因素

心理挫折是个体的一种主观感受,受个体认知水平等诸多内部因素影响。在现实生活中,对某人造成心理挫折的情境,对他人并不一定会造成心理挫折。对某人来说造成重大心理挫折的情境,对他人可能只造成轻微的心理挫折。有时个体主观臆测的心理挫折比实际遭遇的心理挫折更大。影响心理挫折的因素主要包括个体的抱负水平和容忍力。

1.抱负水平 一个人是否觉得受到心理挫折与他自己对成功所定的标准有密切关系。抱负水平是指一个人对自己要达到的目标所规定的标准。规定的标准高,即抱负水平高;规定的标准低,即抱负水平低。例如,两位考生,甲发誓要考上重点大学,乙对考上专科学校都信心不足,结果甲、乙均被普通本科大学录取,乙认为自己成功了而高兴,甲则认为是失败而感到挫折。

2.容忍力 指人们遇到挫折时适应能力的差别。个体容忍力不同,对挫折感受的程度也不同。有人能忍受严重挫折却毫不灰心丧气,有人遇到轻微的挫折就会意志消沉,这是个体容忍力的差异。容忍力强的人,能忍受重大的挫折,坚忍不拔、不折不挠,保持心理平衡,个体产生的心理挫折相对就弱。

Note

踏平坎坷成大道

袁隆平，被誉为"杂交水稻之父"，在科研初期面临技术瓶颈、资金匮乏及外界的种种质疑。然而，他从未放弃，坚持深入田间地头，亲自观察水稻生长，经过无数次的育种实验，最终成功培育出高产的杂交水稻，为解决全球粮食安全问题做出了巨大贡献。

屠呦呦，在研发抗疟疾药物青蒿素的过程中，同样经历了无数次的失败与挫折。她带领团队从中医药典籍中汲取智慧，不断筛选药方，进行实验。正是这份对科学的执着与坚定，让她最终发现了青蒿素，为全球疟疾患者带来了福音。

邓稼先，作为中国核武器研制的主要组织者，面对技术封锁、资金短缺等重重困难，他带领团队攻坚克难，日夜奋战，为中国的核武器事业奠定了坚实基础。

李四光，杰出的地质学家，他对中国地质构造进行了深入系统的研究，创立了地质力学理论。在数据不足、理论存在争议等挫折面前，他带领团队深入实地考察，为国家经济建设提供了强有力的资源保障。

这些科学家的故事不仅是他们对科学执着追求和对人类无私奉献的典范，还是应对挫折、勇往直前的生动写照。人生不可能没有挫折，只有坚定理想信念，勇往直前，才能踏平坎坷成大道。

二、心理防御机制

(一)心理防御机制概述

1. 心理防御机制的概念　心理防御机制(psychological defense mechanism)是精神分析学派的一个基本概念，被认为是一种潜意识的心理保护机制。弗洛伊德认为，自我在本我、现实和超我之间起着中介作用。在现实生活中，本我和现实之间、本我和超我之间时常发生矛盾冲突，这时人就会感到焦虑和痛苦。自我因受到来自本我的冲动和欲望、来自现实的要求和社会道德规范的约束、来自超我的监督等方面的影响，经常处于压力和威胁之中。为了保护自己，自我便形成了保持心理活动平衡和稳定的心理机制。该机制以一定的方式调整冲突双方的关系，使本我的本能欲望在为超我所接受的情况下得到满足，不至于引起严重的焦虑和痛苦。这种保持心理活动平衡和稳定的适应性倾向就是心理防御机制。

2. 心理防御机制的特征

(1)心理防御机制的作用在于减弱、回避或消除消极的情绪状态。它们对维持个体的心理健康常起着重要作用。防御机制本身不是病理性的，但如果不恰当使用，可使防御功能的作用发生改变，甚至引发心理病理状态。

(2)心理防御机制通常是人们在无意识或至少部分无意识的状态下使用的。尽管有时人们会做一些有意识的努力，但真正的防御机制是在无意识中进行的。

(3)心理防御机制通过自我肯定支持自尊，保护自己免受伤害和痛苦。它常常涉及对现实的歪曲，因此心理防御机制需借助歪曲知觉与记忆等，以完全阻断某一心理过程，从而使自我免于焦虑。

(4)心理防御机制可同时有1~2种或2种以上方式共同发挥作用。例如，某公司职员受到上司的批评后说:"我才不在乎呢!"随后便在工作中有意无意地摔打办公用品来发泄心中之愤,此即合理化与转移这两种心理防御机制共同作用的体现。

(二)常见的心理防御机制

1. 否认(denial) 指个体不承认现实的挫折与不愉快情境,以减轻焦虑和痛苦的心理防御机制。例如,即使一个癌症患者本身就是通晓该疾病的医生,也会否认自己患有难以治愈的疾病且病情迫近死亡。这个过程可使个体逐渐地接受现实,缓冲突如其来的信息所造成的巨大痛苦,从而暂时维持心理平衡。故否认是一种具有保护性质的正常防御反应。只有当其被过于频繁使用而干扰人们的正常行为时则属于病态情况。

2. 退行(regression) 也称为退化,是个体出现心理应激时经常采取的一种防御反应,常见于儿童,也常发生于成人。例如,当一个成人遇到困难无法对付时,便觉得自己的"病"加重了,需要休息,以此退回儿童时期被人照顾的情境中,此即无意识地使用退行的心理防御机制。运用退行的心理防御机制主要为争取别人的同情和关心照顾,以减轻其心理上的压力和痛苦。如疾病痊愈之后,仍不愿出院,继续保持患者角色,借以摆脱社会责任等。

3. 幻想(fantasy) 指一个人遇到困难时,利用幻想方式,使自己脱离现实,从幻想境界中获得内心满足,其实"白日梦"就是一种幻想。儿童的幻想大多是正常现象;正常成人偶尔为之,也可暂时缓解其紧张状态。但若成人经常采用幻想方式,特别是分不清幻想与现实时,即可能为病态心理。

4. 合理化(rationalization) 指以个人能接受的理由来解释自己的挫折与失败,以使其摆脱焦虑或痛苦状态,维护个人的自尊。合理化常有两种表现:一是酸葡萄心理,即把得不到的东西说成"不好的"。伊索寓言中曾讲一只非常爱吃葡萄的狐狸,看见葡萄架上挂满了葡萄,很想吃,可就是够不着,狐狸不愿承认自己没能力吃到葡萄,反说葡萄酸,声称自己压根不想吃。二是甜柠檬心理,即当得不到甜葡萄而只有酸柠檬时,就说柠檬是甜的。两者均是企图掩盖其错误或失败,以保持内心安宁的表现。日常生活中,人们也经常使用合理化机制,如秉持"知足常乐""比上不足、比下有余"等观念。不过,如过度使用此机制,借各种托词以维护自尊,就会自欺欺人,很多强迫症和精神病患者就常用此种方法来处理问题。

5. 转移(displacement) 指个体由于受各种条件的限制,把对某一对象的欲望、情感或行为意向不自觉地转向其他可替代的对象,以减轻自己的心理负担。如迁怒于人或物,由于个体通过向"替罪羊"发泄,愤怒被转移,心理就会相对平静很多,从而减轻内心的痛苦与压力。

6. 投射(projection) 指个体将自己内心某些不能为社会规范或道德所接受的感觉、态度、欲望、意念等转移到外部世界或他人身上,以掩饰自己,逃避或减轻内心的焦虑与痛苦的做法。人们常说的"以小人之心,度君子之腹"就是典型的投射表现。

7. 反向(reaction formation) 指由于社会道德与规范的制约,个体将潜意识中不能直接表达的欲望和冲动,通过截然相反的方式呈现出来,以减少其焦虑,维护内心安宁。这是一种"矫枉过正"的防御方式,如"此地无银三百两"。

8. 抵消(counteraction) 指一个人以象征性的动作、语言和行为,抵消已发生的不愉快事件,弥补其内心的愧疚、解除焦虑。如有人为缓解丢失钱财的懊恼,就以"破财消灾"来自我安慰等。

9. 补偿(compensation) 指一个真实或幻想的躯体或心理缺陷可通过意识或无意识地补偿而得到有效的纠正,从而可解除由某些缺陷所致的内心痛苦的过程。如有些残疾人可通过惊人努力而成为世界著名的运动员,有的口吃者可经勤学苦练成为说话流利的演说家,双目失明者可成为优秀音乐家等。补偿本身是一种较为成熟的心理防御机制,它可以帮助个体克服人生遇到的种种挫折,但若频繁使用导致代偿过度则属于病态情况。

10. 压抑(depression) 指一个人把不能被社会道德规范或自己意识所接受的冲动、欲望、情

Note

感等在不知不觉中压抑到其潜意识中,使自己意识不到,从而获得内心的安宁。日常生活中,人们常常选择性"遗忘"痛苦的事情。但这种"遗忘"并非真正的遗忘,而是将一些痛苦的事情转入个体的潜意识领域,不过在特殊情况下会影响人们的日常行为,如梦境、笔误、口误等。根据精神分析学派的观点,人们压抑在潜意识中的冲突过多,超过自我调控能力,就可能从其他途径显现,表现为心理障碍、心身障碍或精神疾病等。

11. 幽默(humor)　指当自己处于困境时,以幽默的方式加以处理,从而帮助自己摆脱困境。幽默是一种积极而成熟的心理防御机制,对个体身心健康颇有益处。

12. 升华(sublimation)　指一个人把因社会不能接受而被压抑的本能欲望导向更高级、为人们所接受的活动。使用升华机制的例子不胜枚举,如歌德因失恋而写成《少年维特之烦恼》。升华不仅能使人的内心冲动得以宣泄,而且可使个人获得成功满足感。

本章小结

当代社会,健康的定义已经远远超出了传统的生理病痛与伤残范畴,它涵盖了生理、心理、社会适应和道德品质等多个方面的良好状态。这一转变反映了人们对健康认识的不断深化和拓展。本章通过对心理应激概念、理论、模型以及心理挫折和心理防御机制等的系统阐述,让学生对心理应激有深入的理解,认识到心理应激与健康的关系。研究心理应激有助于认识心理社会因素在疾病的发生、发展过程中的作用,对采取有效的应对方式、维护心理健康、预防心身疾病具有重要意义。在识别和分析个体在特定情境下的心理应激反应,评估其应激水平的基础上,能设计并实施有效的应对策略,帮助个体减轻应激负担。同时,培养自我调适能力,学会在压力环境下保持情绪稳定和心理平衡,培养坚韧不拔的意志品质。

直通执考

1. 临床执业助理医师考点对接
(1)心理应激的概念(掌握)。
(2)应激源的概念与种类(熟悉)。
(3)心理应激的中介机制(掌握)。
(4)心理应激反应(掌握)。
(5)心理应激对健康的影响(了解)。
(6)心理应激的应对方法(熟悉)。

2. 拓展书籍推荐　《抚平伤痛:创伤性心理障碍治疗指南》,[瑞士]乌尔里希·施奈德、[美]玛丽莱纳·克卢瓦特编,王建平、徐慰、徐佳音等译,中国人民大学出版社。
简介:车祸、空难、地震、童年虐待、重大疾病、亲人离世……该书汇集了几十位国际临床心理治疗专家的实践经验,用系统的理论、翔实的案例、前沿的技术呈现创伤性心理障碍的治疗方法,可以说是一部治疗创伤性心理障碍的宝典式著作。该书不仅是一线临床工作者和心理治疗师的实践指南,而且完全可以作为一般读者的心理自助读物。

实训　心理防御机制的调查与研讨

[实训目的]　理解并掌握生活中的心理防御机制,提高自我调节能力。
[实训方式]　采用校园及社区调查的形式,了解人们常使用的心理防御机制及其起到的作用,体验并学习如何识别和运用心理防御机制及应对策略。
[实训要求]　①自行分组,以团队合作形式完成。②团队合作,根据本章学习的心理防御机

思维导图

制相关知识,制定开放性调查表。③利用课余时间,团队深入校园、社区,通过现场采访、填写调查表的形式,了解人们常用的心理防御机制。④根据调查数据,形成实训报告。

能力检测

一、选择题

1.酸葡萄心理属于(　　)。

A.转移　　　　　　B.压抑　　　　　C.合理化　　　　D.补偿　　　　E.否认

2.成熟的心理防御机制是指(　　)。

A.外射　　　　　　B.退行　　　　　C.幻想　　　　　D.补偿　　　　E.升华

3.机体为了应对有害刺激而唤起体内整体防御能力的动员阶段,应激的阶段为(　　)。

A.警戒期　　　　　　　　　　B.抵抗期或耐受期

C.交感-肾上腺髓质轴　　　　D.延缓性应激反应　　　　E.衰竭期

4.移民的思乡情,属于(　　)。

A.个人健康问题　　　　　　　B.社会学应激源　　　　　　C.职业问题

D.文化应激源　　　　　　　　E.创伤后应激障碍

5.在应激源与应激反应之间,有许多因素起着重要的调节作用,如认知评价、社会支持、人格特征、应对方式,这些因素称为(　　)。

A.应激中介　　　B.因变量　　　C.应激条件　　　D.应激机制　　　E.应激过程

6.应激的心理反应不包括(　　)。

A.认知反应　　　B.免疫调节机制　　C.情绪反应　　　D.行为反应　　　E.唤起注意

7.应对指导不包括(　　)。

A.对个体进行心理治疗

B.指导个体通过"问题解决"的应对方法有计划地消除应激源

C.指导个体进行"再评价"应对

D.指导个体寻求社会支持

E.指导个体分散注意

二、思考题

1.心理应激反应包含哪些方面?

2.分析心理应激的中介机制是如何起作用的。

3.分析自己常用的心理防御机制,学会恰当运用心理防御机制,努力采取积极向上、健康的心理防御机制和应对策略。

(魏吉槐)

Note

第六章　医务工作者的心理健康与维护

学习目标

知识目标

(1)掌握医务工作者常见的应激源及心理健康的维护措施。

(2)熟悉医务工作者职业倦怠的概念及具体表现。

(3)了解影响医务工作者应激的主要因素,医务工作者应具备的职业心态。

能力目标

(1)具有正确面对工作中应激源的意识和能力。

(2)具备在医务工作实践中调整职业心态的能力。

素质目标

(1)形成关注心理健康,及时进行心理调适的职业素养。

(2)热爱工作和医疗事业,树立维护自身身心健康的观念。

案例导入

吴某,男,博士,37岁,某三甲医院泌尿外科医生、副教授、硕士研究生导师。作为医院住院总医师,大量时间待在医院,每周只有周六能回家几个小时。长时间高强度、高负荷的临床工作,使他无法兼顾家庭。近期,做不完的临床工作、孩子升学择校、购房需求、家中老年人生病等多重压力交织,导致其身心俱疲、烟瘾更大,加之长期熬夜值班加班、身心超负荷运转,使他出现情绪易急易怒、频繁向家人发脾气的情况,对工作产生了反感厌倦,对自我产生了怀疑和否定的心理状态。

请思考:

(1)请分析该医生面临了哪些应激源,出现了哪些应激反应?

(2)结合本章内容,应如何从应激中介入手维护其心理健康?

第一节　医务工作者的应激

随着医学模式变革所带来的人类健康需求发展,"健康的一半是心理健康"的观念已被人们普遍接受,但是医务工作者的职业心理素质水平发展并不平衡,存在职业心态波动、心理健康状况欠佳等问题,这在一定程度上对人类健康事业的发展产生不良影响。医务工作者的心理亚健康状况及心理应激问题,引起了越来越多研究者的关注与研究。

职业应激(occupational stress)也称工作压力,是指工作环境的某些特点或工作中某些使人烦恼的事件使从业人员产生身心紧张的状态。医务工作者的应激是指医务工作者在医疗环境刺激的作用下,察觉需求与满足需求的能力不平衡时,所产生的一种适应环境的身心紧张状态。

国内外的大量研究表明,医务工作者从事的是一种高应激的职业,长期生活在充满"应激源"的环境中。他们每天要面对不同的医疗场景及患者群体,甚至经常要面临患者抢救等生离死别的场景。这种画面感、冲击力极强的紧张工作性质和高风险职业压力,导致他们容易产生身心俱疲的状态。适度的应激对医务工作者的情绪和动机有积极的影响,但是一旦应激源超过其应对能力,则会损害医务工作者的身心健康,进而影响整个医疗工作的整体质量和服务水平。

一、医务工作者的应激源

应激源是指能够引起应激的各种刺激因素。随着社会进步,人们对医疗服务质量的要求日益提高,医务工作者面临着较以往任何时期更多的职业应激因素,这势必使医务工作者处于身心紧张状态,从而影响医疗工作。医务工作者所处的工作环境中能够引起其身心紧张状态的因素有很多,常见的应激源包括以下三个方面。

（一）职业责任风险与高强度工作的压力

1. 职业赋予的期待　"生物-心理-社会"医学模式为现代医学开拓了广阔空间,赋予了更为丰富的内涵,拓展了医学境界。该模式强调关心患者,关注社会,注重仁心与仁术的共同提升,使医务工作者的工作从单纯地治疗疾病转变为向患者提供生理、心理、社会和文化等多方面的全面照护,这需要医务工作者具备多学科知识和良好的沟通能力,要付出更多的劳动和精力。

2. 职业感染的风险　由于职业的特殊性,医务工作者在临床工作中会面临诸多职业暴露因素,如锐器损伤、化学性损伤、生物性损伤等,容易接触到各种病原体,有感染疾病的风险。同时,他们可能面临医疗设备、药品短缺等问题。每个诊断和治疗决策都关乎患者的生命健康,这无形中给医务工作者带来了巨大的心理压力。临床工作中患者病情变化多端,不确定因素多,医务工作者在工作中稍不留意,就会威胁到患者的身心健康甚至生命。

3. 职业负荷的压力　高强度的工作节奏、较长的工作时长(例如外科医生可能在一台复杂手术中持续站立数小时)、频繁的夜班和加班,影响了医务工作者正常的生理周期。因昼夜节律紊乱,轮班的医务工作者很难在白天得到高质量的睡眠,长期睡眠剥夺容易造成疲倦、心烦、急躁、焦虑等负性情绪,使其心理处于高度紧张状态。医务工作者在工作中还要经常面临危急重症患者的抢救任务,面对生死和疾病带来的心理冲击,如目睹患者的痛苦和死亡,可能导致他们出现创伤后应激障碍。医务工作者特殊的工作性质带来的高压力、高风险是显著的。

（二）各方面人际关系冲突的压力

医务工作者所面临的人际关系主要包括医患关系、医务工作者与患者家属的关系以及与同事同行的关系等。

1. 医患冲突的风险　随着社会不断进步,人们对健康的期望也日益提高,这使得医务工作者在工作中面临的压力不断增大。一旦在诊疗过程中出现任何失误,都可能引发医患之间的矛盾和冲突。由于每天需要接诊大量患者,医务工作者往往难以给予每位患者充分的关注和足够的时间。

在与患者及其家属的沟通中,患者及其家属可能因病情的困扰而情绪波动较大,这极易产生误解或冲突。而医患之间的互动又往往直接或间接地涉及双方的权益、健康状况、经济状况、人格尊严、道德伦理以及法律法规等多个层面。因此,即便面对那些颠倒事实、情绪失控,甚至对医

Note

务工作者进行言语辱骂或肢体攻击的患者及其家属,医务工作者也必须坚守职业操守,秉持平和、冷静和包容的态度,积极寻求解决问题的方法。这通常意味着他们要压抑自己的情感反应,在精神上做出一定的妥协。

2.同行沟通的不畅 医务工作是一个需要紧密协作、高度团结的工作。在工作中,医务工作者需与其他医务人员和同行通力配合,与同事之间可能存在意见不合、工作协调不畅等情况。所以,医务工作者还需处理好与其他医务人员的关系。然而在现实工作中,由于工作忙碌和沟通不及时,同事间经常出现配合不佳或因误解产生矛盾的情况,这些矛盾和冲突都是诱发医务工作者心理问题的原因。

3.工作家庭的失衡 因医疗工作的高强度、特殊性,医务工作者与自己家属进行高质量陪伴、倾听沟通的时间相对较少,这方面能力也较为薄弱,这在一定程度上影响了医务工作者的生活幸福指数,加剧了医务工作者亲属关系的紧张和关系危机。在高效完成工作与高质量陪伴家人、平衡事业与家庭方面,存在失衡的情况,从而导致医务工作者产生心理压力。

(三)自我价值感降低的压力

医务工作者自我价值感是指医务工作者对职业的自我肯定、积极认可,感觉自己能够胜任这一职业,并清楚自己的职业理想与承诺。

1.治疗的局限 医务工作者任务重、压力大,不仅需要及时观察患者的病情,迅速做出反应,还要满足患者的各种合理需求。部分患者误解医务工作者能够治愈所有疾病、挽救每个生命,然而,医学是有局限性的,并非所有的疾病都能被治愈。当患者及其家属的期望无法得到满足时,医务工作者可能会感到自责和失落。

2.舆论的干扰 一旦出现医疗纠纷或个别不良事件,可能会出现社会舆论的负面评价。这些负面舆论可能会让医务工作者感到被误解和不被信任,从而降低他们的自我价值感。这些压力源相互交织,给医务工作者的身心健康带来了挑战。

3.能力的恐慌 医学的进展越来越快,医务工作者也要不断学习才能跟上时代的步伐。当前医学发展日新月异,对医务工作者提出了更高的要求,迫使医务工作者必须不断地更新知识结构、学习新的技能才能满足工作需要。

医学知识的快速发展,要求医务工作者不断学习和掌握新的医疗技术、药物和治疗方法。为了保持专业资质和提升技能,他们需要参加各种培训和考试,完成继续教育的要求。

二、医务工作者的应激中介

按照心理应激的过程模型,在应激源与应激的生理、心理、行为反应之间,有许多因素起着重要的调节作用,如医务工作者的认知评价、应对方式、社会支持及人格特征等。

(一)认知评价

认知评价是指个体对自身所面临的刺激、事件或情境进行认知加工和判断的过程。在心理学领域,认知评价对于个体的情绪、行为和心理健康起着重要作用。对应激源和应对资源的认知评价直接影响个体的应对活动和心理生理反应。

医务工作者对工作中遇到的压力事件的认知和评估方式会影响其应激反应。例如,对于一个复杂手术的失败,有的医生可能认为是自身能力不足,从而产生强烈的自责和焦虑情绪;而另一些医生可能将其视为学习和改进的机会,压力感相对较小。

国内相关研究显示,医务工作者在对待工作应激方面存在一定认知偏差。他们对应激是如何产生的,以及应激的发生过程、会带来哪些影响、造成何种后果等方面,缺少全面、系统的了解与评价,以至于难以选择出契合自身的应对策略,有效化解应激状况。与此同时,医务工作者在对应激源进行认知和评价的过程中,内心会产生不同层次的满意感受。而满意度偏低已然成为医务工作者群体中比较常见的一种心理状态,情况较为严重的还可能出现工作热情消退、倦怠感滋生,甚至引发心身疾病。

(二)应对方式

医务工作者在成长过程中缺乏相对系统的心理健康教育。我国目前医学教育学科体系中虽开设了心理健康相关教育内容,医务工作者在校期间也不同程度地学习过心理健康知识和应激调节机制,但心理学知识的系统性和持续性学习不足,导致其在遇到心理问题和工作应激时,不能及时有效地采取科学、正确的方法去解决。

而医务工作者在工作期间,所在医院也缺乏相应的心理健康咨询机构帮助其解决心理问题,这使得医务工作者累积的心理压力无法及时有效释放,导致心理问题多发。有的医务工作者能积极应对应激源,如主动寻求帮助、制定解决方案、进行自我心理调适等。在面对患者投诉时,积极与患者沟通解决问题,缓解自身压力。有的医务工作者则是消极应对,包括逃避、否认、过度饮酒或吸烟等不良行为。例如,一些医务工作者在长期高压下选择逃避现实,忽视自身的心理需求。

(三)社会支持

一个完备的社会支持系统包括亲人、朋友、同学、同事等。来自同事间的支持包括在工作中同事之间的互相帮助、经验分享和团队合作,可以减轻工作压力。例如,在处理紧急医疗事件时,同事间的默契配合能让工作更加顺利。

来自家庭的支持包括家人的理解、关心和照顾,能为医务工作者提供情感上的慰藉和实际的帮助。比如在工作疲惫时,家人的鼓励能让他们重新振作。此外,由于医务工作者工作的特殊性,如果不能很好地兼顾事业与家庭,又得不到家人的理解和支持,将会造成医务工作者家庭生活与工作的双重矛盾。

医务工作者在日常工作生活中遇到心理压力或困惑时,如果不善于利用社会支持系统,也不去寻求社会支持系统的帮助,更易产生心理问题。

(四)人格特征

人格特征涵盖了气质与性格这两个关键要素。不同气质类型的医务工作者在面对变化时,情绪反应各异:胆汁质者情绪高涨,性情急躁,情绪波动明显;多血质者情感丰富,反应迅速,待人热情开朗;黏液质者情绪平稳,对外界反应迟缓,情感内敛,遇事冷静自持;抑郁质者对外部刺激反应微弱,情绪常被压抑,内心感受深刻且持久,难以承受挫折的打击。在应对压力时,不同气质类型的医务工作者往往采取不同的策略,通常而言,抑郁质气质的医务工作者更容易出现心理问题。

具有乐观、坚韧、自信等积极性格特质的医务工作者往往更能有效应对工作压力。性格可分为外向和内向。性格外向的人擅长与人沟通交流,在交流过程中能够释放部分心理压力;反之,性格敏感、内向、焦虑的人则更容易受到压力的负面影响。性格内向的人不善于通过与人交流来缓解压力,更多地选择自我消化或积累压力。因此,性格内向的医务工作者往往是心理问题的易感人群。

目前,研究者普遍认为,随着工作年限和年龄的增长,医务工作者的工作经验及应对技巧会逐渐积累,其应激水平也会相应降低。

三、医务工作者的应激反应

医务工作者作为高强度、高风险的特殊职业群体,呈现出的以抑郁、焦虑为代表的心理健康问题不容忽视。职业压力与职业需求的长期失衡,导致医务工作者身心健康状况欠佳。职业本身的压力、高强度的工作应激如果持续存在,会给医务工作者的身心健康带来不良后果,导致工作能力下降。如果心理健康问题得不到有效缓解和治疗,将会影响医疗机构的服务质量,甚至威胁到患者的生命健康安全。

Note

美国学者的相关研究发现,在全美130种压力较大的职业中,医务工作者位居前列。工作应激是导致美国医务工作者相对短缺的主要因素之一,是医务工作者的一种职业危害。高强度的工作应激对医务工作者个人的消极影响主要表现在生理、心理、行为三个方面。

(一)生理方面

医务工作者的工作应激在生理方面的影响主要体现在对自主神经系统、内分泌系统、免疫系统、肌肉系统、骨骼系统的影响。有研究表明,医务工作者常见的应激生理反应有心血管疾病、皮肤疾病、呼吸系统疾病、头痛和睡眠障碍等,具体表现为脉搏和呼吸加快、手足发冷、血压升高、紧张性头痛、腰酸背痛等。

心理应激源的长期存在更易使医务工作者罹患其他心身疾病。连续值夜班后,医务工作者会感到极度困倦,可能导致身体疲惫和体力下降,精力难以恢复。由于工作的紧张和压力,大脑一直处于兴奋状态,难以进入深度睡眠,也容易引起失眠、多梦、易醒等睡眠问题。长期处于应激状态会削弱身体的抵抗力,导致免疫系统功能下降,使身体容易生病。

(二)心理方面

对心理健康的影响包括认知功能和情绪状态两个方面。在认知功能方面的影响表现为注意分散、思维能力紊乱、判断能力下降、记忆力降低等。例如,医务工作者在工作中经常出现对病情的观察能力下降、临床思维判断能力减弱、工作中犹豫不决等情况。长期的应激反应可能导致身心健康受损,引发各种慢性疾病,如高血压、心血管疾病等,影响生活质量。例如,在手术前,医生可能会因为担心手术风险而感到焦虑。

在情绪方面的影响主要表现为负性情绪状态。长期的高压、工作的不如意,以及担心工作中的失误、患者的安危、可能出现的医疗纠纷等,易引发情绪低落、失去兴趣等抑郁情绪。较为常见的心理症状有易激惹、紧张、焦虑、情绪低落、感情压抑、工作满意度下降、自我价值感降低等。长期存在心理应激源易使人对工作失去热情和动力,感到麻木和疲惫。

(三)行为方面

长期处于应激状态的医务工作者可能出现行为方面的异常。有害的行为反应主要表现在两个方面。一是个体行为方面:饮食习惯改变,可能出现暴饮暴食或者食欲不振的情况;社交退缩,减少与他人的交往,不愿参加社交活动;物质滥用,如通过过度饮酒、吸烟等来缓解压力;兴趣丧失,没有精力和心情去从事自己喜欢的活动,生活变得单调乏味。

二是组织工作的表现方面:工作效率降低,难以集中注意,决策能力下降,体力和精力不足,使得工作速度变慢,难以按时完成任务,增加工作负担,影响工作质量和效率;医疗团队协作受影响,焦虑、易怒等情绪可能引发与同事之间的冲突,破坏团队的和谐氛围,降低团队协作效率。

知识链接

压力预防训练:正念

正念(mindfulness)是源于东方禅修的一种有意识、非评判地关注当前状态的方法,也是一种意识状态或心理过程。这一概念强调有意识地觉察,将注意集中于当下,以及对当下一切持不评判接纳的态度。正念作为一种人格特质,与个体的生活满意度密切相关,正念水平较高的个体往往也拥有较高的生活满意度。同时,正念可以有效地降低生活压力,提高生活满意度。另外,正念作为一种干预手段,无论是对有躯体疾病或心理疾病的患者,还是对健康人群,都有减缓压力、提升个体生活满意度,进而促进心理健康的作用。

Note

第二节 医务工作者的职业倦怠

职业倦怠是指在职业领域中,个体产生的一种情感过度消耗、疲惫不堪、对待服务对象态度冷淡且负面、个人成就感降低的症状。出现职业倦怠的个体通常会表现为身体疲劳、情绪低落、创造力衰竭、价值感降低,这种状态不仅影响工作,还会影响到整个生活和情绪状态。

一、职业倦怠的概念

职业倦怠(job burnout)也称工作倦怠或职业枯竭。一般认为,职业倦怠是个体不能顺利应对工作压力时的一种极端反应,是个体在长时期压力体验下所产生的情感、态度和行为的衰竭状态。

在对职业倦怠所下的定义中,被后续研究引用得最多的是马斯拉奇(C. Maslach)的三维度模型定义:职业倦怠是人们在长期工作中产生的与个人压力有关的一种心理综合症状,主要包括情绪衰竭(emotional exhaustion)、消极怠慢(depersonalization)及个人成就感降低(reduced personal accomplishment)三个方面。其中,核心症状为情绪衰竭,它是由过度的工作要求或个人要求与持续的压力所致的一种慢性的生理及情绪消耗状态,代表产生工作倦怠的个人应激维度;消极怠慢是指倦怠个体对他人表现出消极、忽视、麻木不仁、愤世嫉俗以及冷淡的态度和情绪,代表人际情境维度;而个人成就感降低是指对自我工作能力评价降低,以及倾向于对自身做出负面的评价,尤其是在工作方面,代表自我评价维度。

职业倦怠和工作应激在本质上存在差异,二者不能等同。其一,从性质而言,职业倦怠具有不良性;其二,职业倦怠是工作应激长期积累的结果,是工作要求与个体应对资源长期失衡,或者工作应激效应持续延长的体现;其三,工作情境中的每个个体都有可能体验到工作应激,但只有带着较高目标和期望,满怀热情投身职业领域的人才会感受到职业倦怠,而对工作毫无期望的个体所体验到的是工作应激,并非职业倦怠。

二、职业倦怠的影响因素

自 1974 年职业倦怠的概念被提出以来,这一领域引发了国内外众多学者的广泛关注,成为组织心理学和职业健康的研究热点。

职业倦怠可见于任何职业,尤其在某些要求职工付出感情以满足他人需要的职业中最为明显,如医务工作者、老师、社会工作者和警察等。

目前,关于医务工作者职业倦怠的研究仍在进行中,其影响因素可归纳为以下三方面。

(一)个体因素

研究表明,个体因素对职业倦怠有显著影响,具体表现为以下几点。

1. 年龄对职业倦怠的影响　年轻的医务工作者更容易经历职业倦怠和迷茫。这些医务工作者刚刚踏入职场,经验不足,面对巨大压力时可能采取消极的应对方式。同时,由于稳定的同事关系尚未建立,他们缺乏足够的社会支持,难以获得归属感和成就感。然而,随着年龄增长和职务晋升,医务工作者的社会地位逐渐稳固,经验也日益丰富。面对工作压力时,他们能够更加从容地应对,并采用更多有效的应对策略。因此,消极怠慢和个人成就感降低的现象会有所减少。

Note

2. 人格特质对职业倦怠的影响　国内外研究表明,自我效能感以及大五人格中的责任感、外向性和宜人性等人格特质都是职业倦怠的保护因素。

研究还发现,A型行为类型的医务工作者更容易出现职业倦怠。这可能是因为他们具有强烈的时间紧迫感,对工作高度投入,追求完美,但往往缺乏耐心,容易急躁。因此,这类医务工作者常常处于持续的紧张和高压状态,久而久之,便会出现情绪疲惫、对人冷漠、麻木不仁等职业倦怠的症状。

性格内向、敏感、焦虑的C型行为类型的医务工作者同样容易受到工作压力的影响,产生职业倦怠。他们应对压力和挫折的能力较弱,难以有效调整心态和行为以适应工作中的困难。这类医务工作者对工作抱有较高期望,但现实与期望差距较大,容易产生失落和沮丧感。

相比之下,B型行为类型的医务工作者表现得更为随遇而安、顺其自然、容易满足、不慌不忙,不易受到外界干扰,因此不太容易陷入职业倦怠之中。

(二)工作因素

医务工作者、老师等相关从业人员是职业倦怠的高发群体。这类助人职业中,当助人者将个体的内部资源耗尽而无补充时,就会引发职业倦怠,具体如下。

1. 工作负荷过重,导致身心疲惫　长时间、高强度的工作任务,医务工作者经常面临时间紧、任务重的情况,而且有的病情复杂多变,不确定因素多,要求医务工作者认真观察、详细记录、迅速做出反应。据研究,我国医患比例目前仍大大低于世界平均水平,医务工作者床旁观察及沟通、交流的时间不足,容易引发患者的不满情绪,导致医患关系紧张。这种特殊的工作性质和高强度的工作压力使医务工作者的耐力、体力、心力过度消耗,很容易表现出冷漠态度,产生职业倦怠。

2. 职业发展受限,容易产生厌倦感　健康所系,性命相托,医务工作者是一个特殊的助人职业群体,技术要求高且需要不断更新知识结构。职业的性质决定了医务工作者日常工作量大且烦琐,工作生活相对缺乏规律,处于一种持续压力的工作环境中。加之,工作缺乏自主性,工作中有时只能按照固定的流程和规定行事,这在一定程度上限制了医务工作者的职业发展空间。

3. 职业付出与期待回报值存在差距　现代社会中个体参加工作的目的,在于以自己的体力和脑力劳动交换生存和发展所需的生活资料,但这种交换并不是一个简单的经济学过程,而是包含了大量的心理因素。

医务工作者的辛苦劳动客观上需要社会给予相应的经济和心理回报。然而在实际工作中,医务工作者的职业收入与期望值存在一定差距,其情感上的付出也经常不能得到患者及其家属的理解。医务工作者经常处于医患纠纷的第一线,面对患者及其家属的抱怨和指责,常常感到委屈、压抑,在情绪上筋疲力尽,逐步出现衰竭症状。

(三)组织及社会因素

1. 管理方式不当　单位制度建设不够健全,管理风格过于严苛,医务工作者的工作付出得不到认可,缺乏同事和上级的支持,会感到孤立无援,进而使医务工作者感到压抑和不被尊重。单位文化氛围不佳,过度强调竞争,缺乏沟通合作和互帮互助的团队氛围。薪酬福利不合理,付出与收获不成正比,工资待遇低、福利不佳。当单位整个组织文化与医务工作者个人价值观相冲突、不匹配时,医务工作者可能会感到不适应和不满。

2. 社会环境因素　社会认可度低,职业的社会地位不高,医务工作者得不到足够的尊重和认可。社会评价压力大,医务工作者可能因为公众的误解或过高的期望而承受较大的舆论压力。社会期望过高,现代社会对职业成功的标准往往过于单一,强调高收入、高地位、高成就,这种社会期望同样给医务工作者带来了无形的压力,医务工作者可能会觉得自己必须不断努力才能满足社会的要求,一旦达不到这些标准,就会产生自我怀疑和挫败感。

快速变化的社会环境,科技的飞速发展、行业的不断变革,使得医务工作者需要不断学习新的知识和技能才能适应社会和岗位的需求。这种持续的学习压力容易让医务工作者感到焦虑和疲惫。例如,随着人工智能的兴起,部分医疗岗位的从业人员面临着被淘汰的风险,需要不断提升自己的能力以保住工作。长时间的工作可能会占用医务工作者陪伴家人、休闲娱乐的时间,导致生活质量下降。长期处于这种状态下,医务工作者容易产生职业倦怠。

三、职业倦怠的表现

严重的职业倦怠会对医务工作者的生理、心理及行为等诸多方面造成消极的影响,威胁医务工作者的身心健康。相关调查发现,工作年限在 1～5 年的医务工作者的各类心理问题更加突出。这表明,医务工作者心理问题高发的阶段并非在入职之初,而是在对工作内容初步熟悉、工作身份初步适应之后,仍存在一段时期适应发展上的困难。因此,需要重视医务工作者在职业发展上的压力,加强对医务工作者的职业生涯支持和心理健康服务体系建设。

(一)职业倦怠的生理表现

长期的工作压力和过度劳累,导致医务工作者感到持续的疲劳,即使在休息后也难以恢复精力;出现睡眠问题,可能包括失眠、睡眠质量差或睡眠障碍,这些睡眠问题会进一步加剧疲劳感和身体不适;身体疼痛,如腰背痛、头痛等躯体疼痛,这是由于长时间站立、手术操作或其他体力劳动,以及长时间保持同一姿势工作给身体带来负担;免疫力下降,职业倦怠和压力可能导致免疫系统功能下降,使医务工作者更容易患感冒或其他感染性疾病;在医务工作者群体中,心血管疾病的发生率较高,这可能与长期的职业压力和不良生活习惯有关。

消化系统方面,如胃痛、胃溃疡等消化系统疾病,可能与长期的工作压力和不良饮食习惯有关;长期的职业倦怠可能导致慢性疲劳综合征,表现为长期且无法通过休息缓解的极度疲劳状态;内分泌失调,长期的压力可能影响内分泌系统,导致激素水平失衡,进而影响身体的多种生理功能。由于压力和不规律的生活习惯,医务工作者可能会出现体重升高或下降的情况。长期的职业倦怠还可能与多种慢性疾病的发生有关,如高血压、糖尿病等。

(二)职业倦怠的心理表现

具有职业倦怠症状的医务工作者心理健康水平一般较低,无法将注意集中于某一事物并保持较长时间,或很难将注意从一个事物转移到另一个事物,思维迟缓,个人成就感、自我效能感降低,自我评价也随之降低;缺乏自信,怀疑自己的能力,时常感觉到无法胜任工作,对自己工作的意义和价值评价下降;经常体验到无能感和挫败感。职业满意度降低,他们会将工作中的压力和不良情绪带回家,对家人缺乏耐心和关心,导致家庭成员之间的关系变得紧张。例如,因为工作疲惫而对孩子的教育和陪伴缺乏精力。同时,社交生活受限,社交退缩使得他们与朋友的联系减少,难以融入社交圈子,感到孤独,自信心进一步受损。

另外,情绪衰竭是职业倦怠的一个核心特征,主要表现为工作热情完全消失,情绪烦躁,容易发脾气、迁怒于他人;或者是对人冷漠无情、麻木不仁、没有爱心,表现出一种悲观、沮丧、抑郁、无助、无望、消沉等心理状态。处于情绪衰竭状态下的个体长期感到焦虑烦躁,对工作中的琐事容易发脾气。比如一位医务工作者可能会因为患者的数次询问而大发雷霆,频繁出现抑郁情绪,对工作失去热情和动力,可能对患者不再那么积极主动,内心感到消极。

相关研究指出,有 27.7% 的医务工作者可能存在抑郁倾向,不同岗位医务工作者存在较高抑郁风险的比例为 5.1%～12.8%。特别是有超过 10% 的医生存在较高的抑郁风险。焦虑方面,19.8% 的医务工作者有焦虑倾向。医务工作者的焦虑水平为医生最高、护士次之,但各类岗位之间的焦虑水平差异小于抑郁水平的差异。

(三)职业倦怠的行为表现

职业倦怠的医务工作者在临床工作中常有消极怠工表现,工作积极性明显降低,拖延现象严重,对待工作任务敷衍了事。如工作拖拉、迟到早退、无故旷工、出工不出力,常常导致目标任务到截止期限仍无法完成。他们常常觉得做什么工作都没有成就感,也没有能力去做好所承担的工作,工作效率低下,经常出错。例如,一位护士在处理患者伤口时不再认真细致,而是草草完成。频繁缺勤或迟到早退,对工作的责任心减弱。

工作效率大幅下降,完成任务所需的时间延长。有研究表明,职业倦怠程度越高,工作效率越低,缺勤率越高,跳槽的可能性越大。另外,职业倦怠者经常会迁怒于他人,容易产生攻击他人或自残的行为,也有部分倦怠者会采取抽烟、酗酒、暴饮暴食、疯狂消费等消极的方式来应对工作压力,这些应对方式似乎在短期内能够减轻工作应激反应,防止应激过强导致个体心理崩溃,但是长期使用消极应对方式必然会使身心健康面临更大的风险。长期的应激反应会引发职业倦怠,导致医务工作者对工作失去热情和积极性,影响职业发展和晋升。

工作质量下降,由于疲劳、注意不集中和情绪波动,可能会在诊断、治疗和护理过程中出现失误,影响患者的治疗效果和安全,比如在开药时出现剂量错误的情况。创新能力和解决问题的能力降低,难以应对工作中的新挑战。与同事之间的交流减少,合作变得不顺畅,容易产生冲突,比如团队讨论时,表现出冷漠和抵触情绪,对上级的指示和安排产生抵触情绪,不愿意服从管理。总之,职业倦怠会在多个层面给个人的工作和生活带来负面影响,如果不能及时调整和干预,可能会进一步影响个人的身心健康和职业发展。

知识链接

职业倦怠调节小贴士

工作中出现疲劳期属于正常现象,但是长期的职场焦虑会演变为心理和生理上的内耗,导致身心俱疲,这就要引起足够重视。出现职业倦怠时,我们可以通过以下几点来进行调节:第一,平衡心态,悦纳自己,接纳自己的不完美;第二,明确目标,拒绝拖延,调整自己的工作期望,当在工作中感到力不从心的时候,可以把大目标化整为零,分步进行;第三,培养兴趣,保持运动,保证充足睡眠,通过适合自己的方式给自己"充电";第四,当自觉倦怠感加剧,并且已经影响到自己的正常生活时,也要及时寻求帮助,必要时到正规的心理机构就诊。

第三节 医务工作者的心理健康维护

案例导入

陶女士,32岁,在急诊科工作6年,频繁的夜班和紧急的抢救任务让她身心俱疲、体力不支、情绪紧张焦虑、睡眠易惊醒。她近期开始频繁请假,对工作产生抵触情绪和反感,注意不集中,反应速度下降,变得十分沉默,与同事和家人的关系也变得紧张,常常表现得不耐烦且与他们发生矛盾冲突。

请思考:

(1)对照本章节内容,请分析陶女士面临的职业困境有哪些?

(2)如何指导陶女士进行自我心理状态的调整和心理健康维护?

医务工作者长期奋斗在守护广大人民群众生命健康的第一线,承担着临床技能提供者、健康咨询者、健康代言人、健康教育者、医学研究者、健康管理者、医患关系促进者等角色,是提供医疗卫生服务的特殊群体,是"健康中国"战略实现的重要力量,他们的心理健康状况直接影响医疗服务质量。

加强对医务工作者心理健康的关注,有助于提高工作效率和质量,保持良好的医疗服务水平;减少职业倦怠,降低离职率,稳定医疗队伍;促进个人身心健康,提升生活质量。因此,积极维护和调节医务工作者的身心健康关系到医务组织中的每位成员。维护广大医务工作者的心理健康的举措,应从个人层面和组织层面综合考虑。提升医务工作者群体的心理健康素养,是我们共同的追求和愿景。

一、个人层面

(一)提升医务工作者职业认同感

职业认同感(professional self-identity)是个体针对自身所从事职业的活动性质、工作内容、社会价值以及个人意义等方面所形成的一种认知。这种认知要与社会对于该职业的评价及期望相契合,进而获得认可。而医务工作者的职业认同感体现为医务工作者对医疗职业的自我认可,坚信自身能够胜任这一岗位,同时明晰自身的职业理想以及应承担的责任。

医疗行业特征鲜明,既面临重重挑战,又承受着一定压力。医务工作者需将工作的性质和特点与自身的条件(如知识储备、智力水平、工作能力以及性格特点等)有机结合,以此进行精准的人生定位与分析。切不可仅凭借工作地位的高低或待遇的好坏来判定职业价值,而要从精神层面出发,通过内心的共情去体会患者的痛苦,切实感受捍卫生命、守护健康所具有的神圣感与价值感。唯有如此,方能促使自身在工作中不断发展,并且将职业上的成功以及所获得的成就感,当作调节心理状态的有效方式。

医务工作者还需大力提升工作能力,塑造良好的职业形象。研究表明,以积极的态度投身工作,不仅对身心健康有着积极的促进作用,还能助力自身更出色地完成工作任务,进而获得成就感与价值感。那些在医疗领域成就卓著的优秀医务工作者,无一不是将所从事的职业视为一项崇高且神圣的事业,始终以积极热忱的态度对待工作。

(二)掌握自身工作应激状况的评估方法

国内部分学者的研究显示,医务工作者对于工作应激的应激源、影响因素及其后果等方面缺乏系统性的认知。正因如此,他们难以精准选择适合个人的应对策略,从而难以有效应对工作应激。所以,医务工作者应当学习工作应激的相关理论知识,掌握对工作应激和自身心理健康状况的自我评估技能,以便能够在问题出现时做到尽早察觉、诊断和处理。医务工作者需要从科学的角度,围绕应激源、人格特点、社会支持、应对方式以及应激反应等维度展开评估,并进行以下思考。

(1)近期产生应激的原因分别是什么?

(2)自身对应激产生了哪些反应?是否存在生理症状、情绪反应以及行为反应?具体呈现出怎样的表现？

(3)自身的需求和动机是什么？

(4)自身设定的目标是什么？

(5)可供利用的支持体系中涵盖哪些人员或组织？

(6)有哪些应对应激的措施？

(7)自身的沟通交流模式是怎样的？

(8)自身的时间管理技巧水平如何？

(三)提升医务工作者心理自我调适能力

1. 树立终身学习理念,不断赋能成长　在经济飞速发展的时代,医学知识取得了突飞猛进的进步,新旧知识迭代更新迅速,医疗设备更新换代、医药产品升级优化、心身疾病的表现千变万化,这些都极大地增加了医务工作者的心理焦虑,降低了其心理健康水平。为积极适应新变化,以及满足医疗岗位对医务工作者职业素养和能力的要求,每位医务工作者都应牢固树立终身学习的理念。"活到老、学到老",在这一过程中不断学习、实践、升华,促进自身知识、技能、心理素养和健康品质的持续提升。如此,在工作与生活中遇到瓶颈困难时,才能游刃有余地顺利解决,进而从源头上提高心理素质。

2. 秉持健康生活方式,强化体育锻炼　这包括合理膳食、适度体育锻炼以及充足睡眠。无论是学习还是工作,都应制定规划,做到劳逸结合。要合理规划工作与休息时间,保障充足的睡眠与丰富的休闲活动。比如定期安排出游,或者参与自己喜爱的运动项目。依据科学锻炼的要求,挑选适宜的运动。年轻人可选择游泳、爬山、跳绳、健美操这类耗氧量大的运动;中老年人则适合步行、慢跑、打太极拳、练习八段锦等运动。研究表明,运动时大脑中分泌的能带来愉悦感的神经递质会增多。所以,运动是催生积极情绪、缓解消极情绪的有效途径。坚持规律的体育锻炼,在医务工作者遭遇心理应激时,能够对其身心健康起到保护作用。

3. 探寻恰当倾诉途径,释放心理负担　若医务工作者在工作、生活中遭遇压力或陷入困惑时,可主动向身边的亲朋好友倾诉,寻求他们的有益建议。虽说倾诉本身无法直接解决问题,但能在一定程度上释放心理压力,而且倾诉过程往往也是个体重新思考并尝试解决问题的过程。运用倾诉这种心理调节方法时,需注意倾诉对象的选择至关重要,要挑选值得信任、心理健康且乐观开朗的亲人、朋友或同事。

4. 熟练掌握心理放松技巧,做好情绪调控　掌握一定的放松技巧,对医务工作者缓解不良情绪、调整工作状态帮助极大。借助呼吸放松训练、渐进式肌肉放松训练、冥想练习、瑜伽等多种专业技术放松身心,有助于释放压力与负性情绪,减轻应激反应。这些应激中介相互作用,共同影响医务工作者对工作压力的应对与适应。比如医务工作者工作疲惫时,可适当调整姿势;对着镜子看看自己紧绷的面容,给自己一个微笑;紧张时听听舒缓的音乐,进行积极的自我言语暗示,或者暂时放下手头工作向窗外眺望片刻,还能通过唱歌、散步等方式缓解工作中的紧张情绪。这些简便实用的放松方法都能有效缓解紧张情绪。

5. 构建良好人际关系,实现真诚交流　医务工作者需要与家人、朋友以及同事保持良好的沟通,分享工作中的感受。医疗工作是一项助人的职业,医务工作者的大部分工作涉及人际交往。若无法与他人融洽相处,会阻碍工作的顺利开展,同时增加工作应激程度。人际关系的性质取决于双方需求的满足状况。若双方在交往中需求得到满足,便会相互产生并维持亲近、和谐的心理关系。

例如,医务工作者在与患者接触时,若能理解患者的内心感受,尊重并关怀患者的体验与需求,双方就容易建立良好的人际关系。反之,若医务工作者对患者态度不友好、不真诚,不尊重患者,就会引发患者的不安或反感。患者心理需求得不到满足,双方关系就会疏远,甚至产生敌对关系。在沟通交流过程中,掌握沟通技巧、细心观察患者表现、真心理解患者感受、及时解决人际沟通中存在的具体问题,是推动医疗工作有效开展的重要途径。

6.深度挖掘工作兴趣,培养个人爱好 积极培养业余爱好,丰富个人生活,转移工作压力。日复一日的重复工作容易使人丧失兴趣,引发工作倦怠。医务工作者出现工作倦怠时要学会自我调节,比如在条件允许的情况下,将感兴趣和不感兴趣的工作交叉安排,能够有效缓解不良情绪,提升工作效率。此外,还要善于从日常工作中挖掘兴趣点,学会给不感兴趣的工作设定目标并细化为小目标,每实现一个小目标都会提升一次兴趣点,进而增添工作乐趣。

> **知识链接**
>
> ### 用生命影响生命
>
> 泰戈尔
>
> 把自己活成一道光,因为你不知道,谁会借着你的光,走出了黑暗。
> 请保持心中的善良,因为你不知道,谁会借着你的善良,走出了绝望。
> 请保持你心中的信仰,因为你不知道,谁会借着你的信仰,走出了迷茫。
> 请相信自己的力量,因为你不知道,谁会因为相信你,开始相信了自己。
> 愿我们每个人都能活成一束光,绽放着所有的美好!

二、组织及社会层面

医务工作者工作应激与工作倦怠的产生,不仅与个体因素密切相关,其发生发展更大程度上还受到社会与组织的影响。心理健康维护的目的是全面提高医务工作者的心理素质,提高服务患者的质量。因此,维护医务工作者心理健康最有效的措施是采用多维度考虑的方式,将社会环境改善、组织管理和心理干预相结合。

(一)营造健康的社会文化氛围,提供安全的心理环境

医务工作者与患者的关系应是和谐的而不是对立的。社会应该营造一个尊重医务工作者的良好氛围,这样才会有更多优秀的人才加入医疗服务的队伍中,社会公民的健康质量才会得到有力保障。

(1)政府加大医疗设施的完善、对医疗教育的重视、医疗知识的普及、医疗市场的规范、医疗法规的健全等举措的实施力度,为医务工作者创造良好的工作环境。

(2)社会各界要提高对医务工作者的社会认可度,尊重他们的劳动成果。

(3)提升医学教育水平,创设各种有利环境,提高医学生对成功的体验和自我成就感,使之尽快完成从一名优秀医学生到一名合格医务工作者的角色转变。

(4)各类媒体要加强对媒体从业者的医学常识普及,提高公众对医务工作者的认识和理解。挖掘医务工作者的闪光点,引导社会舆论以科学、理性、宽容的心态评价医疗行业和医务工作者,传递正能量。

(5)广大民众应换位思考,多掌握医学常识,培养文明生活习惯,明确医学技术的不足,理解医务工作者的艰辛。

(6)全体医务工作者应洁身自好、奋发图强、医术精湛、仁心仁术、尊重生命,维护人类可持续发展。这样,医务工作者将在一个自由而安全的心理环境中不断提高各方面素质,做好人类健康的守护者。

(二)加强组织的科学人文管理,共建和谐的工作环境

在医院层面,加强医院文化建设,注重对医务工作者的人文关怀,关注他们的身心健康;倡导尊重、理解和关爱医务工作者,为其营造宽松和谐的工作环境;优化医务工作者人力资源配备,注重医务工作者的职业操守、敬业精神的培养。

优化管理方式,减轻工作负荷。医疗机构要建立科学合理的考核制度,优化工作流程,明确工作职责,简化烦琐的行政和文书工作,减少不必要的负担;实行医务工作者休假制度,合理安排医生工作班次,鼓励医生定期休息和放松。通过有效措施降低医务工作者工作负荷,可有效提高医疗质量,防止工作倦怠的发生。同时,要加强对工作环境的管理,减少噪声、污染等对医务工作者的影响。

优化认可和奖励机制,在精神层面和物质层面均给予医务工作者积极影响。管理部门应制定公正的管理制度和奖惩政策,为医务工作者提供外出培训、参观学习和交流的机会,鼓励设置各种形式的学历提升和职称晋升通道。通过优化绩效考核方案,合理改善薪酬分配,对优秀医务工作者进行表彰和宣传,激发医务工作者的工作积极性和内在动力。及时肯定医务工作者的成绩和贡献,给予适当的奖励和表彰。这能增强职业成就感和满足感,同时,要建立合理的晋升机制,让医务工作者看到自己的发展前景。

(三)提供专业的心理干预支持系统,增强心理健康保健意识

在医院层面,通过建立职工心理援助计划,增强医务工作者心理健康保健意识,积极应对工作应激,提高心理健康水平,具体举措如下。

(1)提供心理辅导,开展心理健康培训,把心理健康教育作为医务工作者培训的一项重要内容,提供压力管理、情绪调节和应对技巧的培训课程。例如,教授医务工作者如何通过积极的思维方式应对工作中的挑战,举办关于职业倦怠预防和心理调适的讲座。

(2)加强医患沟通培训,教导医务工作者有效沟通技巧,以减少医患冲突和误解带来的心理压力。

(3)建立心理健康支持系统,成立医务工作者内部的互助小组,让医务工作者之间可以互相交流和支持。设立专门的心理咨询热线或咨询室,为医务工作者提供保密的心理辅导。

(4)设置供医务工作者消除身心紧张的放松场所,让医务工作者有机会宣泄情绪、交流情感,提高心理调适能力,帮助医务工作者丰富其内外部资源。

(5)设立专门的心理咨询室,建立和完善心理健康辅导机制,有针对性地对存在工作应激和工作倦怠的医务工作者进行心理辅导,通过建立心理档案,进行定期评估、咨询,帮助医务工作者缓解工作压力和紧张情绪。

(6)鼓励医务工作者进行运动和休闲活动,在医院内设置健身房或运动场地,方便其在工作之余进行锻炼。组织团队建设活动、文化活动等,增进同事之间的交流互动和团队凝聚力。

| 知行领航站 |

守护心灵的白衣天使

李某是一家三甲医院的内科医生,在工作中他认真学习贯彻党的二十大精神,牢记医者初心使命,积极落实关于"加强社会心理服务体系建设"的重要指示。李医生深知,医务工作者作为守护人民健康的第一线,不仅要具备精湛的医术,还要拥有健康的心理状态,才能更好地服务患者。

Note

在日常工作中,李医生发现部分同事因为高强度的工作压力和紧张的医患关系,出现了不同程度的心理问题。为了帮助大家,他主动组织了一个"心灵守护小组",每周定期开展心理健康讲座和团体辅导活动。

他鼓励大家要始终保持积极向上的精神状态,用乐观和坚韧的心态面对工作中的挑战。在李医生的带领下,小组成员们逐渐学会了如何有效管理压力,如何在繁忙的工作中找到内心的平静。他们还自发组织了一些户外活动和志愿服务,不仅增进了同事之间的感情,也提升了团队的凝聚力和向心力。

扫码看视频:
医务工作者的
心理健康维护

思维导图

本章小结

本章通过对医务工作者应激源、应激中介、应激反应等内容的系统介绍,让学生对医务工作者所处的心理亚健康状态有初步认识,激发其关注医务工作者身心健康的热情,知晓关注医务工作者身心健康的意义和重要性。通过对医务工作者职业倦怠、影响因素、具体表现等基本观点的学习与阐释,让学生明白职业倦怠、抑郁、焦虑已成为医务工作者心理亚健康的重要表现,帮助学生站在更高与更新的角度,去理解、关注医务工作者维护心理健康的路径与措施,诠释社会、医院、医务工作者、患者、家庭等多层面共同营造和谐医疗环境、和谐医患关系、增强医务工作者心理能量的重要性、紧迫性和现实意义。

直通执考

拓展书籍推荐

《OH 卡与心灵疗愈》,杨力虹、王小红、张航著,漓江出版社。

简介:OH 卡是借助精神觉察遇见真我的最佳途径,也是洞悉和了解别人的理想方式,更是自助和助人的最佳工具。《OH 卡与心灵疗愈》一书,循序渐进地讲解了 OH 卡的起源、哲学思想和原理、使用技巧等内容,并从"在工作中修行""原生家庭溯源疗愈""亲密关系合理归序""重建亲子关系""吸引丰盛财富""唤醒内在孩童和生命潜能"等 6 个层面,结合 22 个来自 OH 卡疗愈的真实案例和一些简单而有效的练习方式,让读者不仅学习了 OH 卡的应用方法,还能用 OH 卡为自己和他人进行疗愈。该书图卡与案例相结合,易读易懂,可以作为医务工作者缓解职业压力、调节工作应激反应、修复职业倦怠、重拾职业信心的自助及助人的读本与工具,能帮助医务工作者更好地实现身心灵疗愈和自我觉察,从而提高医务工作者对自我健康的重视和觉察力,重拾对医学的热爱,更好地将这份热情运用到医疗工作中,增添更多人文关怀。

实训 了解医务工作者的职业现状及身心健康状况

[实训目的] 促使学生学会用多种方法获取资料,并通过实训,掌握访谈法和问卷法在医学心理学中的应用。

[实训方式] 利用临床见习、社会实践等机会,采用访谈法和问卷法走访调研了解医务工作者的职业现状及身心健康状况。

[实训要求] ①自行分组,以团队合作的形式完成。②充分熟悉教材本章相关内容,广泛搜集并阅读参考资料。③拟定访谈提纲,利用临床见习、周末社会实践的机会,对医务工作者进行有效沟通和一对一访谈。④在此基础上编制调查问卷,实施调查。⑤完成调查问卷后,每个团队

Note

回收问卷,汇总问卷信息,书写实训报告并总结经验。

能力检测

一、选择题

1.医务工作者三个方面的应激源主要包括各方面人际关系冲突的压力、自我价值感降低的压力和(   )。

A.职业责任风险与高强度工作的压力   B.职业感染的风险

C.职业负荷的紧张   D.岗位胜任力不足的担忧

E.医患冲突的风险

2.医务工作者可从近期产生应激的原因、自身的需要与动机、自身目标、应对应激的措施和(   )等方面开展工作应激状况的评估。

A.释放心理压力   B.增强体育锻炼   C.做好情绪调节   D.发掘工作兴趣

E.自身的沟通交流模式

3.医务工作者的应激中介不包含(   )。

A.认知评价   B.应对方式   C.社会支持   D.人格特征   E.智力水平

4.医务工作者的应激反应主要表现在生理方面、行为方面和(   )。

A.情绪方面   B.心理方面

C.睡眠方面的异常   D.工作被动接受

E.思想消极悲观

5.职业倦怠被称为(   )。

A.工作应激   B.职业枯竭   C.工作压力   D.职业敏感   E.职业逃避

6.在 Maslach 的三维度模型定义中指出,职业倦怠主要包括:消极怠慢、个人成就感降低和(   )三个方面。

A.麻木被动   B.消极悲观   C.情绪衰竭   D.心理抑郁   E.情绪失控

7.个体对自身所面临的刺激、事件或情境进行认知加工和判断的过程叫作(   )。

A.认知评价   B.心理测评   C.危机干预   D.心理咨询   E.认知模式

二、思考题

1.医务工作者应该如何维护自身的心理健康?

2.职业倦怠的概念是什么?医务工作者应如何预防职业倦怠?

3.医务工作者应从哪些方面评估自己的工作应激状况并进行思考?

(杨　林)

第七章 心身疾病

学习目标

知识目标

(1)掌握心身疾病的概念、特征、病因、诊断及治疗。

(2)熟悉心身疾病的分类及预防。

(3)了解临床常见心身疾病的概述。

能力目标

(1)能够认识到自身情绪和心理状态对身体的影响,及时察觉压力、焦虑、抑郁等不良情绪的出现。

(2)能够对临床常见心身疾病进行心理干预。

素质目标

(1)树立正确的健康观念,重视心理健康对身体健康的重要影响,将预防心身疾病纳入日常生活的重要内容。

(2)养成科学的思维方式,在心身疾病的预防、治疗和康复过程中,运用科学的方法和思维进行分析与决策。

案例导入

　　李女士,45岁,公司部门经理。长期处于高压力的工作环境中,工作节奏快,责任重大。近几个月来,李女士经常感到头痛、失眠,胃部也时常出现疼痛、胀满的感觉。一开始她以为只是工作劳累,没有太在意。但随着时间的推移,这些症状越来越严重,甚至影响到了她的工作和生活。李女士去医院进行了全面的身体检查,各项检查结果显示,她的身体并没有出现器质性病变,但医生在了解她的工作和生活情况后,怀疑她可能患有心身疾病。经过心理评估和进一步的问诊,医生诊断李女士患有心身疾病,主要表现为紧张性头痛和功能性消化不良。

　　请思考:

　　(1)心身疾病是怎样的一种疾病?有哪些特征?

　　(2)运用哪些医学心理学知识可以帮助到李女士?

第一节　心身疾病概述

随着社会的发展,竞争日趋激烈,人们的心理负荷越来越重。职称的评定、工作岗位的变动、知识结构的不适应、家庭责任的压力等都会在一定程度上影响着人们的生活和心理。那么,什么是心身疾病呢? 应如何去发现?

一、心身疾病的概念

心身疾病(psychosomatic disease)或称心理生理疾病,指心理社会因素在疾病的发生、发展过程中起重要作用的躯体器质性疾病和躯体功能性障碍。目前对心身疾病的理解有狭义和广义两种概念。

狭义的心身疾病是指心理社会因素在疾病发生、发展、治疗过程中起重要作用的一类躯体器质性疾病,如糖尿病、冠心病、原发性高血压。广义的心身疾病从心身相关的立场出发研究人类的健康和疾病的关系,是指与心理社会因素有关的躯体疾病和躯体功能障碍。曾经有学者将心身关系分为三类。

(1)心身反应:指精神性刺激引起的生理反应,当刺激消除后,反应便消失。

(2)心身障碍:指精神性刺激引起的功能障碍,但没有出现器质性病变,如神经性呕吐、紧张性头痛等。

(3)心身疾病:指精神性刺激引起的器质性病变。广义的心身疾病包括心身疾病和心身障碍,是介于躯体疾病和精神疾病之间的一类疾病(图7-1)。

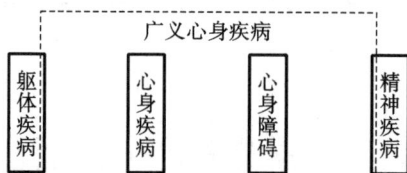

图 7-1　心身疾病定位示意图

二、心身疾病的特征

(1)以情绪障碍作为发病的因素之一。

(2)常有特殊的性格类型(或个性倾向性)。

(3)发病率有明显的性别差异。

(4)同一患者可罹患数种类似性质的疾病。

(5)常有同一疾病或类似疾病的家族史。

(6)常有缓解—复发的倾向。

(7)心理因素、性格缺陷、情绪障碍是心身疾病的三大临床特征,三者紧密相连,互为因果,相互影响。

三、心身疾病的分类

亚历山大(Alexander)最早提出七种心身疾病,分别是消化性溃疡、溃疡性结肠炎、甲状腺功能亢进症、克罗恩病、类风湿关节炎、原发性高血压和支气管哮喘,他认为以上疾病均与心理冲突有关。美国心理生理障碍学会按照器官系统分类的心身疾病如下。

1. 皮肤系统 神经性皮炎、瘙痒症、斑秃、银屑病、慢性荨麻疹、慢性湿疹等。

2. 骨骼肌肉系统 类风湿关节炎、痉挛性斜颈、书写痉挛等。

3. 呼吸系统 支气管哮喘、通气过度综合征、心因性咳嗽等。

4. 心血管系统 冠状动脉粥样硬化性心脏病、阵发性心动过速、心律失常、原发性高血压或低血压、偏头痛、雷诺病等。

5. 消化系统 胃十二指肠溃疡、神经性呕吐、神经性厌食、溃疡性结肠炎、功能性消化不良、肠易激综合征等。

6. 泌尿生殖系统 月经紊乱、功能失调性子宫出血、性功能障碍、原发性痛经、功能性不孕症等。

7. 内分泌系统 甲状腺功能亢进症、糖尿病、低血糖、慢性肾上腺皮质功能减退症等。

8. 神经系统 癫痫、紧张性头痛、睡眠障碍、自主神经功能紊乱等。

9. 耳鼻喉科 梅尼埃病、癔球症等。

10. 眼科 原发性青光眼、眼睑痉挛、弱视等。

11. 口腔科 灼口综合征、口腔溃疡、咀嚼肌痉挛等。

12. 其他与心理因素有关的疾病 恶性肿瘤和肥胖等。

四、心身疾病的病因

(一)心理因素

1. 心理应激 心理应激造成人的心理生理变化,当机体的生理变化超过机体所能适应的限度时,便会导致身体损伤,使人罹患各种心身疾病。流行病学的研究指出,心理紧张刺激与高血压、消化性溃疡、脑血管意外、心肌梗死、糖尿病、恶性肿瘤等发病率的增高有一定的关系。一般认为,伴有心理丧失感的心理刺激对健康的危害最大,如亲人的亡故、离婚、财产的重大损失等。

2. 人格特征 某些人格特征与心身疾病存在紧密关系。A型性格的人,具有为取得成就而努力奋斗、有竞争性、有时间紧迫感、言行举止粗鲁、有旺盛的精力和过度的敌意等特点。其中,攻击性和敌意被认为是冠心病的危险因素。与之相反,B型性格的人不易罹患冠心病,这是一种心境平静、随遇而安、不争强好胜、做事不慌不忙的行为类型。C型性格的人表现为内向、小心谨慎、克制压抑自己的情感和需求,常过分地要求自己,C型性格的人罹患恶性肿瘤的风险较高。

3. 情绪 强度过大或维持时间过长的负性情绪,如愤怒、恐惧、焦虑、忧愁和悲伤等,易导致神经系统功能失调、内分泌失调和血压持续升高等,从而引起某些器官、系统的疾病。临床观察发现,紧张情绪会导致疾病或使疾病恶化,心脏病患者的紧张情绪可引起心律失常,如房性阵发性心动过速、房性或室性期前收缩、心房颤动甚至心室颤动等。

4. 个体对事物的认知评价 个体对生活事件的不合理认知模式,会导致个体产生强烈的负性情绪体验和不良行为方式,从而更易诱发心身疾病。

> **知识链接**
>
> ### 心理因素对心身疾病的影响机制
>
> 神经内分泌机制:心理应激可激活下丘脑-垂体-肾上腺轴(HPA轴)和交感-肾上腺髓质系统,导致糖皮质激素、儿茶酚胺类激素分泌增加。这些激素的慢性异常升高可影响心血管、消化、免疫等系统的功能,增加心身疾病的发生风险。例如,长期的压力可导致血压升高、心率加快,增加心血管疾病的发生概率。

Note

免疫系统机制:心理因素可影响免疫系统的功能。长期的焦虑、抑郁等不良情绪可抑制免疫系统的活性,降低机体的抵抗力,使个体更容易患上感染性疾病和自身免疫病。同时,免疫系统的异常也可能反过来影响神经系统和内分泌系统,进一步加重心理应激反应。

(二)社会因素

人们根据社会文化环境中感知到的信息来调整心身功能,使之满足社会的要求。当个体长期无法适应社会要求时,必然会带来身心健康问题。有研究发现,生活在简单、安定的社会中的个体血压较低,但当他们迁居到发达的工业化城市中,血压会升高。紧张的社会事件,如战争、社会动乱、群体冲突等可使人们罹患各种心身疾病。在不同的社会阶层中,心身疾病发病率最高的是中层社会中经济条件偏低的人群。较高的生活期待和发展资源的相对不足,使得他们更易面临冲突和困扰,使机体持续处于应激状态,破坏机体内环境稳态,最终导致疾病的发生。另外,工作环境中持久强烈的物理和化学刺激、重复枯燥的工作模式、过长的劳动时间、人际关系的不协调等都会使人产生焦虑、烦躁、愤怒、失望等紧张情绪,给个体健康带来威胁。

(三)生物因素

不良的心理社会因素的确在心身疾病的发生、发展过程中起着重要的作用。然而在现实生活中,并非所有遭遇不良心理社会刺激的个体都会因此罹患心身疾病。生物因素是心身疾病发病的生理基础,包括微生物感染、理化与药物损伤、遗传、衰老、营养代谢、先天发育、免疫、年龄、血型、体型等。它由心身疾病发病前个人所具有的生理素质特点所决定,也是心身疾病的躯体症状学基础。同样的生活事件刺激,患者可能罹患不同的心身疾病,有的罹患溃疡病,有的罹患高血压、冠心病,有的罹患支气管哮喘,这主要归因于患者自身的生理特点和个性气质的差异。

五、心身疾病的诊断、治疗和预防

心身疾病存在生理、心理和社会三方面病因,故在诊断和防治时应兼顾个体的心理、生理和社会三方面。心身疾病的诊断需要通过躯体诊断和心理评估来分析患者躯体和心理两个方面的资料。

(一)心身疾病的诊断要点

(1)有明确的躯体症状。

(2)躯体疾病的发生发展与心理社会因素密切相关。

(3)排除神经症等心因性障碍和其他精神疾病。

(二)心身疾病的诊断程序

心身疾病躯体方面的诊断方法、步骤与一般临床疾病诊断类似,在此不再详细说明,仅突出每个步骤中需要特别注意的地方,心理评估方法和步骤见本书第八章。

1.病史采集 注意收集患者心理社会方面的有关资料,如心理发展史、社会生活事件、个性特征、行为模式类型、人际关系和社会支持状况等,并从中寻找与心身疾病发生发展有关的因素。

2.体格检查 注意体检时患者的心理行为反应方式,有时可以通过行为观察了解与疾病有关的心理特点,如人际回避、过分敏感、时间紧迫感强烈等。

3.心理学检查 结合病史材料,对初步怀疑为心身疾病者进行系统的心理学检查,收集心理

扫码看视频:
心身疾病的病因

Note

社会因素的内容、性质等信息,并对其在心身疾病发生发展中的作用做出初步判断。常用的方法有观察法、访谈法和心理测验法等。

4. 综合分析 根据收集的材料,运用心身疾病的基本理论进行心身疾病诊断,并对心理社会因素在疾病的发生发展中的作用及可能的作用机制等做出恰当评估。

(三)心身疾病的治疗

心身疾病的治疗遵循心身同治原则。除了采用有效的生物医学手段处理躯体病变和功能障碍问题外,还要引入心理干预与治疗。心理干预与治疗的目的在于:①帮助患者消除致病的心理社会因素;②降低应激源引起的生理反应,减轻对身体器官的冲击;③降低身体器官对心理生理反应的易感性。

躯体治疗和心理治疗在心身疾病治疗中的重要性因患者具体情况而异。一般而言,以躯体治疗为基础,心理治疗为主导。但是,对于急性发病且躯体症状严重的患者,应以治疗躯体症状为主,心理治疗为辅;对于以心理症状为主或呈慢性病程的心身疾病,可在常规躯体治疗的基础上,重点开展心理治疗。

| 知行领航站 |

以身心健康为导向,构建医疗服务升级

党的二十大报告明确指出"重视心理健康和精神卫生",这一指示意义深远。在社会快速发展的当下,人们的生活水平不断提高,随之而来的是对身心健康更为多样化和深层次的需求。身心健康涵盖生理与心理两个维度,在人的现代化进程中,生理和心理素质的现代化至关重要,而身心健康正是其关键体现。

在应对心身疾病问题时,我们必须紧紧围绕人民群众最关心的健康议题展开行动。医疗机构作为守护健康的重要阵地,应着力提升心身疾病服务能力,积极引入先进的诊疗技术和理念,打造专业的医疗团队。同时,优化服务模式,从传统的单一诊疗模式向全周期、个性化的身心健康服务模式转变。此外,基层机构作为健康服务的前沿哨所,加强其身心健康管理能力,有助于将预防和干预工作前置,全方位为提高人民身心健康水平和幸福指数筑牢根基。

(四)心身疾病的预防

心身疾病是心理因素和生物因素综合作用的结果,因而心身疾病的预防应同时兼顾心、身两方面,并从个体和社会两个层面建立三级预防体系。

心身疾病主要从两个方面进行预防:①个体方面:需要个人培养健全的人格,保持良好的情绪,建立有效的心理防御机制,锻炼应对能力,形成良好的人际关系,增强自我保健意识,树立正确的求医观念。②社会方面:做好家庭预防,以积极的态度去适应和解决各种实际问题,创造良好的工作环境,制定相应的规章制度,形成健康的社会风尚,避免人为造成的精神创伤。

心身疾病一级预防是防止因心理社会因素长时间反复刺激而导致个体心理功能失调,要注意培养个体健康的心理素质,提高应对各种不良刺激的能力,这也是预防心身疾病的基础;二级预防是防止个体心理功能失调进一步发展为心身疾病,对心理功能失调进行早期诊断和干预是核心;三级预防是针对已经发生心身疾病的患者进行心理干预,防止病情进一步恶化,不仅需要依靠有效的药物治疗,还应该进行系统的心理干预。

第二节 临床常见心身疾病

一、原发性高血压

原发性高血压是一种病因不明的以动脉血压持续升高为特征的疾病,占所有高血压的95%以上,是世界上最早被确认的心身疾病。原发性高血压(以下简称高血压)的病因和发病机制十分复杂。一般认为,多基因遗传是高血压的生物学基础,但最终基因中的众多修饰基因能否起作用,还取决于生理、环境、心理和行为等因素的影响及其交互作用。

(一)高血压发病的心理社会因素

1.心理应激 心理应激在诱发高血压、引起血压一过性增高方面起着重要作用。研究表明,长期处于高要求、低控制的环境中,个体患高血压的概率会增加。职业应激作为心理应激的一种,可维持高血压的持续状态,并导致血压持续升高。例如,长期从事精神高度紧张的职业或长期处于外部压力、焦虑等过度心理应激环境中的人,通常比从事紧张程度低职业的人更容易患进展性高血压。创伤后应激障碍患者在回忆或经历与战争、灾难有关的场面时(如爆炸、大火等),也会出现交感神经系统的异常兴奋和血压升高。已被确诊为高血压的患者对于各种应激源都会产生较强的高血压反应,这和他们交感神经系统反应性增高(即对应激反应的反应性增强)是一致的。

2.人格特征 A型行为由美国心脏病专家 Meyer Friedman 和 Ray Rosenman 提出,是一组以竞争意识强、对他人有敌意、抱负过高、易紧张和冲动等为特征的行为类型。这类人易激动,其神经内分泌和心血管系统长期处于高度紧张的状态,血浆中的肾上腺素含量显著高于 B 型行为者。这些交感神经活性物质增加,会进一步诱发肾素释放、血管紧张素增加、醛固酮分泌增加,促使小动脉收缩痉挛、外周阻力增加、钠潴留,最后发展为持续性高血压。另外,A 型行为者对应激环境的反应比 B 型行为者更加强烈,愤怒和长期受到压抑不能发泄出来,将导致慢性心理应激状态,可引起血压升高、胃肠抑制、交感肾上腺系统及肾素-血管紧张素-醛固酮系统活化、胰高血糖素-胰岛素轴失调,这些变化也会在一定程度上促成高血压。

3.负性情绪 许多研究证实,情绪变化对血压调控有明显影响。负性情绪包括愤怒、恐惧、过度紧张、焦虑、过度压抑、痛苦等,这些情绪可以导致机体通过神经、内分泌系统引起一系列的生理变化。这些变化可使血液中儿茶酚胺水平升高、心率增加、血压升高、基础代谢率增高、心肌耗氧量增加;可使小动脉收缩、血小板聚集性增加、血液黏稠度增加和血糖水平升高。这一系列的变化将显著加重高血压、冠心病患者的病情,严重影响药物的治疗效果和康复进程。而且,抑郁、焦虑障碍本身会引起交感神经反应阈值降低,更容易导致交感神经激活。研究表明,焦虑情绪可能在遗传易感性基础上起到触发效应的作用,持续时间较长的紧张焦虑情绪可导致高血压状态。

(二)高血压的心理行为干预

国内外学者多认为高血压是典型的心身疾病,心理、社会和行为因素在高血压的发生发展中起着重要作用。在高血压的治疗中,除需要配合药物治疗之外,还需要进行心理行为干预。

1.认知行为干预 认知行为疗法在健康心理学领域已取得一定成效,因此人们也逐步将认知行为干预应用于高血压的治疗。已有大量研究评估了认知行为疗法在降低血压方面的潜在作用。基于放松原理的各种方法,如生物反馈疗法、渐进性放松训练、催眠和冥想疗法等,都能降低血压。这些方法都是通过诱导机体处于低唤醒状态来降低血压的,深呼吸和想象练习常常被纳入这些方法之中。

2. 压力管理 急性和慢性压力在高血压的发病中起着重要作用,因此需要对个体生活中经历的压力进行干预。通过采取一系列的措施来增强个体的抗压能力,从而减少其负性情绪的产生,这些措施包括降低生理唤醒、进行认知重构、开展行为技能培训及改变压力源等。研究表明,压力管理对Ⅰ级高血压患者的干预效果明显。其他应激管理技术也已被用于高血压的治疗,例如,帮助人们识别对其具有特殊意义的应激源,并制订相应的计划处理应激源。

3. 情绪管理 教导患者学习管理情绪的技术,包括认识和接纳自己的情绪、学会表达自己的情绪、学会管理自己的情绪等。近年来研究表明,通过正念减压、冥想练习、瑜伽练习等可以提升患者对自我情绪的觉察和接纳能力。而通过健康宣教、行为矫正技术也可以帮助患者表达和矫正自己管理情绪的行为模式。

4. 培养健康行为 为患者提供低钠饮食,减少酒精、咖啡因摄入,并强烈建议超重的患者减肥,因为肥胖与高血压有关,减轻体重也可以降低血压。制订身体锻炼计划,锻炼有利于控制血压。接受有氧训练的轻度高血压患者在轻度应激环境中,血压升高的幅度比未接受有氧训练的患者小。有氧运动既可以降低轻度高血压患者的血压,也可以帮助人们更有效地进行应激管理,这可能是通过降低心血管对应激的反应性来实现的。高血压患者可适度参与锻炼。

二、冠心病

冠状动脉粥样硬化性心脏病,是指冠状动脉粥样硬化使血管腔阻塞,从而导致心肌缺血、缺氧而引发的心脏病。它和冠状动脉功能性改变(痉挛)统称为冠状动脉性心脏病,简称冠心病,或称缺血性心脏病。冠心病是心血管最常见的心身疾病,心理学和生物学的研究揭示,冠心病的发生发展与多种生理、行为和心理社会因素相关。除了高血脂、高血压、高血糖、高龄、高体重以及吸烟等因素外,心理社会因素是冠心病发病的独立危险因素。

(一)冠心病发病的心理社会因素

1. 心理应激 心理应激与冠心病密切相关,急性应激包括情绪压抑、极度兴奋、愤怒、爆发性的行为等,可引发突发临床事件,如心脏病发作、心绞痛,甚至死亡。有研究表明,慢性应激引发的心血管反应会损伤内皮细胞,促进脂类沉淀,最终导致动脉粥样硬化性斑块的产生。Magni 调查了一批首发心肌梗死患者,发现他们发病前一年的生活事件频度显著高于其他各项条件相同的对照组。研究发现,在配偶死亡后的头两年,冠心病死亡率显著增加。

2. 人格特征 关于 A 型行为类型与冠心病的关系,当前存在着两种对立的观点。一种观点将 A 型行为定义为冠心病的"倾向个性"或"易患行为模式"。研究表明,A 型行为人群罹患冠心病的概率是对照组的 2 倍,心肌梗死的复发率比对照组高出 5 倍。另一种观点认为,高敌视特质的性格才是冠心病的高危因素,没有敌意的 A 型行为,不属于冠心病的危险行为。虽然在 A 型行为类型与冠心病的关系上存在不同的观点,但可以肯定的是,愤怒和敌意是导致冠心病的危险因子。现代科学发现,易怒不仅是引发心脏病的潜在风险因素,也是心脏病存活率的预测因子,更是心脏病发作的触发因素。而敌意与高水平的前炎症细胞因子及代谢综合征有关,故与冠心病关系密切。

关于 D 型行为类型与冠心病的关系,1996 年荷兰学者 Denollet 在研究中发现,部分高危心脏病患者康复速度慢,容易再次发作,而且死亡率高,这些患者具有相似的心理行为特征,Denollet 称其为 D 型人格,并将其作为一个新的冠心病检测因子。D 型人格包括两个稳定的人格特质:负性情绪和社交抑制。调查表明,D 型人格群体比其他人群更容易焦虑和抑郁,其焦虑水平和抑郁水平均高于其他人群。研究证实,抑郁与代谢综合征、心血管疾病、心脏病发作的可能性及老年人的心力衰竭都具有显著联系。冠状动脉搭桥手术前的抑郁症状是死亡率的重要预测指标,而焦虑和恐惧会使交感神经活动骤增,诱发致命性心律失常和心源性猝死。1995 年,Denollet 报告在 105 例心肌梗死患者死亡的病例中,73％为 D 型人格。

(二)冠心病的心理行为干预

心理社会因素在冠心病的发生、发展中起着重要作用。在冠心病的治疗中,除需要配合药物和手术的治疗外,还需要进行心理行为干预,主要包括压力管理、情绪管理和生活指导。

1. 压力管理　急性和慢性应激在冠心病的发病中具有重要作用,因此,需要对个体生活中所经历的压力进行管理。鼓励患者认识引发压力的因素,尽可能避免参与压力性活动,并传授一些减轻压力的策略,以应对生活中不可避免的应激事件。常用的压力管理策略包括掌握放松技巧、构建良好的社会支持系统、进行时间管理、采用积极的压力应对方式等。

2. 情绪管理　冠心病的发病可能导致患者对现有生活价值产生质疑并进行重塑,产生对生活的不确定感,进而诱发和维持抑郁情绪。有文献报道,冠心病患者焦虑的发生率为 53％～65％,其中 50％～60％的患者合并抑郁障碍。研究发现,在住院治疗期间,30.9％的患者抑郁得分提高。因此,在冠心病的治疗康复过程中应积极关注患者的抑郁情绪。

3. 生活指导　不良生活行为(如吸烟、酗酒、暴饮暴食、高蛋白饮食、缺少运动、睡眠不足、社会适应不良等)与冠心病发病有关。研究表明,不良饮食行为导致肥胖和高尿酸血症,是促发冠心病和心脑血管疾病的危险因素。对患者开展行为指导,帮助其养成起居规律、饮食合理、戒烟限酒、适量运动、心态积极、睡眠良好、定期体检的良好生活习惯,可减少冠心病的发病风险。矫正 A 型行为,可以开展心理咨询和干预工作,常用的干预方法有知识教育、松弛训练、认知疗法、想象疗法、行为演练和运动支持等。

三、糖尿病

糖尿病是一种由胰岛 β 细胞分泌胰岛素的功能受损而导致的慢性代谢性疾病,表现为血糖高于正常水平,并会影响其他器官的正常功能。糖尿病的发病原因除了肥胖、遗传等生理因素以外,心理社会因素在糖尿病的发生、发展、转归过程中起到了重要的作用。

(一)糖尿病发病的心理社会因素

1. 心理应激　1 型糖尿病和 2 型糖尿病患者对应激都很敏感,经常性或长期的应激可能会促进糖尿病的发生,还可使糖尿病患者的病情恶化。从发病机制角度讲,长期处于心理应激状态下,如持续的工作压力、家庭矛盾等,会促使机体分泌应激激素(如肾上腺素、皮质醇等),这些激素会拮抗胰岛素的作用,使血糖升高。如果这种情况反复出现,会增加胰岛素抵抗的风险,进而可能引发 2 型糖尿病。对于糖尿病患者,心理应激会使血糖更难控制,因为情绪上的紧张、焦虑等负性情绪会导致体内激素失衡,干扰正常的血糖调节机制。同时,心理应激还会影响患者的治疗依从性,例如,患者在压力下可能会忘记服药或者不注意饮食控制。

2. 认知因素　在疾病认知上,患者若能正确理解糖尿病的发病机制、症状和并发症,就可以更好地配合治疗。例如,知晓高血糖对身体的长期危害,会促使患者积极控制饮食和血糖。在自我管理认知方面,包括对饮食控制、运动锻炼、血糖监测等的认知,患者若清楚合理饮食的重要性,就能够更好地安排饮食;若清楚运动可以提高胰岛素敏感性,就会积极进行适当的体育活动。认知还会影响心理状态,积极的认知能帮助患者面对疾病带来的压力,消极的认知可能导致患者出现焦虑、抑郁情绪,进而影响糖尿病的治疗效果。因此,通过教育手段帮助糖尿病患者更好地认识饮食、锻炼与药物对控制血糖的影响十分必要。

3. 社会支持　社会支持对血糖调控也至关重要,缺乏社会支持通常与血糖调控失调直接相关。在情感方面,家人、朋友的理解和鼓励可以减轻患者因患病产生的焦虑、抑郁等负性情绪。例如,患者因为糖尿病不能吃某些喜爱的食物而情绪低落时,家人的安慰能缓解其心理压力。在信息支持方面,参加糖尿病患者互助小组,或者从医务工作者那里获得正确的疾病知识和自我管理技巧等信息,有助于患者更好地控制血糖。例如,患者能学到如何根据血糖情况调整饮食、运动方式。从实际的物质帮助来讲,家人可以帮助患者准备适合糖尿病患者的食物,提醒患者按时服药和监测血糖等,这些都对糖尿病患者的健康管理有着积极作用。

4. 生活方式 生活方式的改变可以有效阻止有糖耐量异常患者的病情继续恶化。一项生活方式的干预性研究发现,改变生活方式可以显著减少 2 型糖尿病的新发病例:接受为期 6 年的饮食与锻炼团体干预的糖耐量受损人群,在干预期内报告了更少的病情恶化;20 年后的追踪调查表明,由生活习惯改变所带来的益处可以长期发挥作用。另外,在针对糖尿病患者的教育项目中加入行为干预成分,可以有效地帮助糖尿病患者更好地遵守医嘱和控制饮食。

(二)糖尿病的心理行为干预

成功控制糖尿病的关键在于进行积极的自我生活管理。2 型糖尿病完全可以通过改变高危个体的生活方式而得到预防,即便已被确诊的糖尿病患者也可通过改变其生活方式使得病情得到显著改善。合理的生活方式包括锻炼身体、减肥、饮食控制等方面。然而,改变生活方式并非易事,因此常常需要采用特定的干预方法。目前,理想的治疗模式是以患者为中心的治疗,患者积极参与到治疗过程中才是治疗成功的关键要素。

1. 提高依从性 知识和健康观念对于糖尿病患者有重要的影响,患者认识不到疾病和胰岛素控制之间的关系,也常常意识不到自身所面临的危险。健康教育是干预措施的重要组成部分,包括饮食干预、体重控制、运动锻炼。饮食干预涉及减少糖尿病患者碳水化合物的摄入量,鼓励患者控制体重,尤其是要鼓励患者进行锻炼。2 型糖尿病患者遵医嘱也有一定的困难,通常是因为患者将医生的医嘱视为建议性的,而非具有强制性的医疗措施。另外,饮食控制和运动锻炼均是很难长期坚持的健康习惯。

2. 改变生活方式 采取更多措施积极预防糖尿病,这是控制糖尿病的第一道防线。一项研究对 3000 名血糖水平升高但尚未达到糖尿病诊断标准的成人进行了调查。研究者把这些高危人群分成三组:第一组被试服用安慰剂,并接受生活方式指导;第二组被试接受生活方式指导,并服用降血糖药;第三组被试接受一种强化的生活方式干预,包括体重控制、运动锻炼和饮食习惯调整。4 年后,第三组和第二组被试的糖尿病发病率比第一组分别降低了 58% 和 31%。这表明,对高危人群实施生活方式的干预可以降低糖尿病的发病率。体重控制可以改善血糖水平,并能减少药物使用量。

3. 自我管理技巧 由于糖尿病治疗具有复杂性,涉及生活方式的改变及多种风险因素,患者有必要掌握心理调节技巧、问题解决技巧及积极的应对方式等。因此,自我管理及问题解决技能的训练是许多糖尿病干预计划中至关重要的一环。鉴于存在治疗依从性的问题,着重于维持治疗和预防复发的干预也十分重要。应激和控制饮食所带来的社会压力会对患者的依从性产生较大影响,研究者们已开始致力于研究在社会交往和解决问题技巧方面的训练方法。除此之外,还需要训练糖尿病患者学会在不利的社会环境中坚持治疗,抵制饮食的诱惑。

四、消化性溃疡

消化性溃疡是一种病因多样的胃肠道黏膜被胃酸和胃蛋白酶等自身消化而发生的溃疡,比较明确的病因是幽门螺杆菌感染、服用非甾体抗炎药及胃酸分泌过多。另外,心理过度紧张对消化性溃疡的发病或病情加重也有重要影响。Shay 提出,消化性溃疡的发病因素中,盐酸和胃蛋白

Note

酶是"攻击性"因素,胃分泌黏液和黏膜的抵抗力是"防御性"因素,心理紧张可以加强攻击因素,削弱防御因素。

(一)消化性溃疡发病的心理社会因素

1. 心理应激 严重的生活事件和重大的社会变革(如失意、亲人离世、离异、自然灾害、战争、社会动乱等)造成的心理应激,可促进消化性溃疡的发生。我国流行病学调查表明,心理应激为发病诱因者占全部患者的5.4%～20.5%。在Brady的实验中,让两只猴子各自坐在自己被约束的椅子上,每隔20 s给它们通一次电,即两只猴子每过20 s会被电击一次。每只猴子都有一个压杆,但其中一只猴子的压杆能使两只猴子的电击得以避免。只要这只猴子在接近20 s时压一下它的压杆,即将来临的这次电击就不出现。这只猴子总得记着到时候去压压杆,以免被电击。两只猴子被电击的次数一样多,那只疲于奔命、心理负担重的猴子得了"胃溃疡病",另一只猴子却安然无恙。

2. 人格特征 人格特征及行为方式与消化性溃疡的发生有一定的关联,它既可作为本病的发病基础,又可改变疾病过程,影响疾病的转归。具有A型人格的人,往往争强好胜、时间观念强、容易紧张和急躁。这种长期的紧张和应激状态会使得身体的自主神经系统功能紊乱,促使胃酸分泌过多,胃蛋白酶原水平升高,增加胃酸对胃和十二指肠黏膜的侵袭作用,进而容易引发消化性溃疡。而性格比较内向、情绪不稳定的人,在面对压力时,更容易产生焦虑、抑郁情绪。这些负性情绪会干扰神经内分泌系统,影响胃肠的正常蠕动和血液循环,降低胃肠黏膜的防御能力,使得幽门螺杆菌等病原体更容易感染人体,也会增加消化性溃疡的发病风险。国外用艾森克人格问卷做严格配对研究表明,消化性溃疡患者更多具有内向及神经质的特点,表现为孤僻、好静、遇事过分思虑、事无巨细、苛求井井有条、情绪易波动、愤怒并常受压抑。

3. 负性情绪 消化系统对情绪反应非常敏感,不良的情绪反应在与其他致病因素的综合作用下,可促进溃疡的发生并影响治疗效果。约100年前人们就发现紧张的环境会影响胃的功能。20世纪20年代,著名生理学家Cannon观察到,动物的胃液分泌会因受惊而被抑制。Wolff对胃造瘘伴有胃黏膜疝的患者进行观察,发现情绪愉快时,胃液分泌和血管充盈增加,胃壁运动增强;悲伤、自责、沮丧时,黏膜苍白、胃液分泌减少;焦虑时胃液分泌增加,胃壁运动增强;攻击性情感(怨恨、敌意等)时,胃液分泌和血管充盈大为增加,胃壁运动也有所增强。人们还通过各种方法研究特殊刺激引起的情绪对胃功能的影响,结果发现被试在进行紧张的谈话或处于焦虑、痛苦、愤怒、羞辱、有罪恶感时,这些情绪可能会增强迷走神经的兴奋性,使胃液分泌量增加,酸度增高,胃壁运动出现变化。

(二)消化性溃疡的心理行为干预

1. 情绪管理 指导患者一些情绪调节的方法,如深呼吸训练、冥想练习、渐进性肌肉放松训练等。鼓励患者通过写日记、绘画、听音乐等方式表达和释放情绪。

2. 认知重建 帮助患者识别和纠正对疾病的不合理认知,如"罹患溃疡必然病情严重""溃疡永远治不好"等观念。向患者提供科学、正确的疾病知识,让患者了解消化性溃疡是可治疗、可控制的,从而增强患者的信心。

3. 生活方式调整

(1)规律作息:建议患者保持规律的作息时间,保证充足的睡眠,避免熬夜和过度劳累,以减轻身体和心理的压力。

(2)合理饮食:指导患者遵循健康的饮食原则,如定时定量进餐,少食多餐,避免辛辣、油腻、刺激性食物等。鼓励患者多吃富含维生素、蛋白质和易于消化的食物,如蔬菜、水果、瘦肉、鱼类等。

(3)适度运动:根据患者的身体状况,制订适合的运动计划,如散步、慢跑、瑜伽等。适度的运动可以促进胃肠蠕动,增强机体免疫力,同时也有助于缓解心理压力。

知识链接

脑-肠轴与心身疾病

研究发现,肠道微生物群落与大脑之间存在密切的双向通信机制,即脑-肠轴。肠道微生物的改变可影响大脑的功能与情绪状态,而心理状态的改变又可以影响肠道微生物的组成。这一发现为心身疾病的发病机制提供了新的视角。例如,某些消化系统的心身疾病,如肠易激综合征,可能与肠道微生物的失衡以及大脑对肠道的调节功能异常有关。

五、恶性肿瘤

恶性肿瘤是发病率较高的心身疾病,大多数病因目前尚不清楚,但是心理社会因素在恶性肿瘤的发生和发展中的作用已得到公认。在漫长的疾病治疗过程中,心理社会因素不仅影响治疗的效果,还影响患者的存活率和生存时间。因此,心理社会因素与恶性肿瘤存在较为复杂的关系。

(一)恶性肿瘤发病的心理社会因素

1.心理应激 Jacobs 及其合作者通过比较恶性肿瘤患者家庭和非恶性肿瘤患者家庭经历的生活事件发现,有恶性肿瘤患者的家庭,搬家次数更多,改变行为方式以及有健康状况变化的家庭成员更多,以及有更多次的离婚情况。另有研究发现,恶性肿瘤患者发病前的负性生活事件发生率比非恶性肿瘤患者高。另外,恶性肿瘤本身对患者来说是严重的应激事件,会导致患者产生严重的应激反应,引发心理问题。在情绪方面,否认、恐惧、焦虑、愤怒、悲伤、抑郁、孤独、绝望等都是恶性肿瘤患者常见的心理反应。有研究发现,20%以上的恶性肿瘤患者会产生重度抑郁、悲伤、愤怒及焦虑等情绪问题。应激心理反应(如心理痛苦和悲观情绪)不仅影响着恶性肿瘤患者的生活质量,而且直接关系到恶性肿瘤患者的存活时间。有研究发现,儿童白血病幸存者可能会出现创伤后应激障碍,且该障碍可能持续数年。

2.人格特征 大量动物实验及临床试验证实,压抑、愤怒将导致脑、神经递质、内分泌、免疫细胞以及各种生理活动发生变化,这些变化与恶性肿瘤的发生有关。Baltrusch 于 1988 年提出 C型行为类型。C 型行为类型是一种恶性肿瘤倾向性人格的固定模式,是容易使人患恶性肿瘤的心理行为模式,"C"源自癌症的英语单词"cancer"首字母。C 型行为者主要表现为过度压抑情绪,尤其是不良情绪,如愤怒、悲伤等,不让这些情绪得到合理的宣泄。调查发现,有 40%～80% 的常见恶性肿瘤患者具有经常压抑不良情绪、好生闷气、易于焦虑、抑郁的特征。压抑情绪不仅与恶性肿瘤有关,还可能单独或与其他因素一起加快恶性肿瘤的进展。C 型行为者恶性肿瘤发生率比一般人高 3 倍以上,并可促进肿瘤的转移,使肿瘤病情恶化。

3.应对方式 个体面临压力时,消极的应对方式,如惯于克己、吸烟饮酒等消极应对策略,可能和恶性肿瘤的诱发有关。在恶性肿瘤的适应中,某些应对方式有助于处理恶性肿瘤相关问题。Dunkel-Schetter 及其合作者研究了寻找和利用社会支持、远离、积极关注、认知性逃避和行为逃避五种应对策略对恶性肿瘤患者的意义。结果发现,采用社会支持、远离和积极关注应对策略的恶性肿瘤患者情绪困扰较小,而采用认知性逃避和行为逃避应对策略的患者会经历更多的心理困扰,其心理和躯体健康状况较采用其他应对策略的患者差。

4.社会支持 社会支持与恶性肿瘤发生之间的关系并未得到学者的一致认可。有学者指出,儿童期缺乏亲密的家庭关系可能预示某些恶性肿瘤的发生,而且缺乏社会支持网络也与恶性肿瘤的发生率增高有关。但在实际的研究中,这种关系并不总能得到证实。社会支持在恶性肿瘤患者的诊断和治疗中却有着重要的作用和意义,社会支持虽然不能延长患者的寿命,却可提高个体对恶性肿瘤的免疫反应,改善患者对恶性肿瘤的心理适应,增强患者战胜疾病的信心,帮助患者处理关于恶性肿瘤的不合理想法和信念,减轻患者痛苦,故而有利于疾病的治疗。现有研究发现,已婚的恶性肿瘤患者的存活率明显高于单身、分居、离婚或丧偶的患者的存活率。

(二)恶性肿瘤的心理行为干预

鉴于恶性肿瘤对患者心身产生的巨大影响,在患者诊断后的存活期间,有必要对恶性肿瘤患者进行心理行为干预,减轻其痛苦,提高其生活质量,延长其生存时间。

1. 疼痛管理　疼痛是恶性肿瘤患者所面临的严重问题之一,疼痛不仅会引发患者的焦虑和抑郁,还可能加重病情。目前,镇痛药仍然是治疗恶性肿瘤疼痛的基本方法,但现在越来越多的心理行为干预措施被证明有较好的效果。因此,要指导患者运用心理技巧减轻疼痛体验,常用的技巧有描述和监控自身疼痛状态、进行放松训练、针对疼痛开展积极想象、转移注意等。另外,生物反馈和催眠疗法被认为可缓解疼痛。

2. 个体心理治疗　通常针对恶性肿瘤患者的个体心理治疗并非对患者的心理进行全面且长期的心理分析,而是主要聚焦于患者面临的特殊问题上,如对恶性肿瘤复发、疼痛和死亡的恐惧,对手术中失去身体器官的担忧,人际交流困难等。尤其是当患者濒临死亡时,心理干预重在帮助恶性肿瘤患者利用和建立个人资源(如乐观的态度)及社会资源(如家人和朋友的支持)来减轻心理痛苦。要对患者进行及时的心理疏导,纠正患者错误的认知,疏导患者不良情绪,帮助患者保持理性心态,增强战胜疾病的信心,帮助患者理解生命的真正含义,追求尊严、体面的生命结局。有的恶性肿瘤患者因患病增强了与家人和朋友的交流,人际关系更加融洽,从而减少神经内分泌反应,对免疫系统产生有益的影响,有益于恶性肿瘤患者的健康。干预方案因患者的具体情况制定。

3. 家庭心理治疗　社会支持特别是家人的支持,对癌症患者而言非常重要,患者也期望从家人那里得到情感的支持,从而增强对抗疾病的信心。因此,把家庭成员纳入治疗过程十分重要,治疗给家庭成员提供了分担问题和困难的机会。对患者而言,除上述心理行为干预外,自助性团体的支持也颇有益处。特别是对于缺乏支持或人际资源较少的患者,团体可以分享疾病治疗信息,分担焦虑情绪,增强患者对恶性肿瘤的适应能力。当然,由于恶性肿瘤的复杂性和患者的特殊性,心理行为干预需因人而异,针对病程发展和患者需求制定合适的干预方案。

> **知识链接**
>
> ### 虚拟现实技术在心理治疗中的应用
>
> 虚拟现实技术可以为患者创造逼真的情境,帮助患者面对和处理恐惧、焦虑等情绪。在心身疾病的治疗中,虚拟现实技术可用于治疗特定恐惧症、创伤后应激障碍等与心理因素密切相关的疾病。例如,对于有恐高症的心身疾病患者,可以通过虚拟现实技术让患者逐渐暴露在高处的情境中,帮助患者克服恐惧,减轻症状。

本章小结

本章通过对心身疾病概念、特征、发病因素、诊断、治疗、预防以及常见心身疾病等内容的系统介绍,让学生能够认识到疾病不仅仅是生理层面的问题,心理社会因素在疾病的发生、发展中

思维导图

Note

也起着关键作用。这有助于学生对健康和疾病形成更全面、深入的认识,不再局限于传统的生物医学模式。学生能够认识到心身之间的紧密联系,为未来进一步学习医学专业知识奠定基础,同时有助于培养综合分析疾病的能力。通过学习心身疾病,学生可以更好地理解自己的身体和心理反应之间的关系,进而关注自己的心理健康,及时发现并调整不良情绪,采取积极的应对方式,预防心身疾病的发生。此外,还能帮助学生学会辩证地看待心理社会因素与躯体疾病的关系,理解两者之间复杂的相互作用。培养辩证思维能力有助于学生在面对各种复杂情况时,更加理性地分析和判断,从而做出正确的决策。

直通执考

1. 临床执业助理医师考点对接

(1)心身疾病的定义(熟悉)。

(2)心身疾病的特征(熟悉)。

(3)心身疾病的分类(熟悉)。

(4)心身疾病的发病原因(了解)。

(5)几种常见的心身疾病(熟悉)。

2. 拓展书籍推荐

《心理的伤,身体知道》

该书是东方出版社于 2019 年 4 月出版的图书,作者为[美]露易丝·海和[美]蒙娜·丽莎·舒尔茨。

简介:我们所有的心理状态都会在身体上有所体现,身体的各个器官部位对应着不同的心理反应。两位作者结合露易丝·海长达 40 年的自我疗愈经历和蒙娜·丽莎·舒尔茨长达 30 年的临床医学经验,通过大量临床案例,以"肯定自己"为基础,引导读者发现自身对身体和心理的"直觉能力",识别身体发出的"求救"信号,从而关注自己、感受自身需求,以实现了解、疗愈和关爱自己。

实训 心身疾病的心理评估与干预技巧

[实训目的] 掌握心身疾病的心理评估与干预技巧。

[实训方式] ①心理评估法:使用心理评估工具,了解心身疾病患者的情绪状态和心理社会因素。②心理干预法:实施心理干预方案,帮助心身疾病患者缓解心理压力,改善情绪状态。

[实训要求] ①自行分组,以团队合作形式完成;②充分熟悉本章相关内容,广泛搜集并阅读参考资料;③明确心身疾病的诊断治疗和心理干预的重要性;④进行角色扮演,注重参与度、团队合作能力及沟通能力;⑤在此基础上编制案例分析报告、心理评估报告及心理干预报告。

能力检测

能力检测答案

一、选择题

1.下列哪项不是心身疾病的预防措施?(　　　)

A.培养健全的人格　　　　　　B.矫正不良的行为

C.提高控制情绪的能力　　　　D.多参加劳动

E.建立良好的人际关系

2.不属于心身疾病的诊断标准是(　　　)。

A.有器质性病变　　　　　　　B.存在心理疾病

Note

C.有明确的心理社会因素　　　　　D.用药物治疗收效甚微

E.疾病发生发展与心理应激相平行

3.下列哪种疾病与 A 型性格有关?(　　)

A.支气管哮喘　　　B.冠心病　　　C.消化性溃疡　　D.恶性肿瘤　　E.糖尿病

4.狭义的心身疾病是指心理社会因素在疾病发生、发展、治疗和预防过程中起重要作用的一类(　　)。

A.躯体性器质疾病　　　　　　　　B.情绪障碍性疾病

C.精神障碍性疾病　　　　　　　　D.躯体功能性疾病

E.神经症

5.不属于心身疾病的是(　　)。

A.冠心病　　　　B.消化性溃疡　　C.恶性肿瘤　　　D.糖尿病　　　E.精神病

6.下列哪种方法不能减弱心理应激的负面影响?(　　)

A.学会放松　　　B.保持乐观情绪　　C.取得社会支持　D.增强自己的应对能力

E.坚持面对严酷的现实

7.下列哪项不是 A 型行为的特征?(　　)

A.有时间紧迫感　　B.有竞争意识　　C.约会经常迟到　D.为成就努力奋斗

E.固执

二、思考题

1.什么是心身疾病?试述心身疾病的影响因素。

2.简述心理应激在高血压发生、发展中的作用。

3.试述心理社会因素在糖尿病发生、发展中的作用。

(刘洪凤)

Note

第八章 心理评估

扫码看课件

学习目标

知识目标

(1)掌握心理评估的概念,临床心理评估基本方法,临床常用的心理测验与评定量表。

(2)熟悉心理评估的基本程序,心理测验的分类,标准化心理测验的条件,心理测验的使用原则。

(3)了解心理评估者应具备的条件,心理评估在临床工作中的应用,心理评估及心理测验使用的注意事项。

能力目标

(1)能够运用所学知识对患者的心理状态进行评估,并给予解释和反馈。

(2)能根据患者的心理特点选用合适的心理测验,并对结果进行解释和反馈。

素质目标

(1)具备严肃认真、客观审慎、全面辩证的工作态度。

(2)善用沟通技巧,在心理评估时尊重、关爱患者,具有人文关怀精神。

案例导入

案例导入
答案

王某,女,46岁,某公司副总,脾气急躁、性格要强,经常为工作加班加点,是公司里的先进典型。因上腹疼痛、明显食欲减退入院检查,诊断为胃癌,行手术切除。患者入院后整日以泪洗面,不相信自己患癌,要求反复检查、确认,认为患癌就是给自己判了死刑,失去了对生活的信心和希望,在病房内大哭、摔砸物品,拒绝住院、拒绝手术,扬言要提前结束自己的生命。在医务工作者及家人的劝说下,王某勉强同意进行手术治疗。术后患者消极、被动,经常默默流泪。与之交谈,王某自诉现在万念俱灰,看不到生活的希望,很迷茫,想一死了之。家人很担心其状况,多次劝其想开点,积极配合医生护士的治疗和护理,但效果不佳。

请思考:

(1)如何对王某的心理状态进行评估? 可使用哪些方法?

(2)若使用心理测验及评定量表进行评估,可选择使用哪些心理测验及评定量表?

Note

第一节 心理评估概述

一、心理评估的概念

心理评估(psychological assessment)是依据特定的心理学理论,运用多种方法收集个体的心理资料,并在此基础上对个体的心理品质及水平做出鉴定的过程。心理品质包括心理过程和人格特征等内容,如情绪状态、记忆能力、智力水平、性格特点等。简单来说,心理评估的过程就是收集个体的心理资料,并在此基础上进行心理诊断的过程。

二、心理评估的基本程序

1.确定评估目的 确定评估目的,即通过评估要达到什么目的或解决什么问题。例如,评估某躯体疾病住院患者是否伴有中度抑郁状态,就需要对该患者的抑郁情绪进行量化评估。

2.明确评估问题 明确患者当前的心理问题,如问题的表现、问题的成因、问题的发展、问题的可能影响因素,还需要了解患者的早年生活经历、家庭背景、人际关系模式等。在明确患者的心理问题时,既要关注一般问题,也要对重点问题、特殊问题进行深入分析和评估。

3.选择合适的评估方法和评估工具 针对患者当前的心理问题,选择合适的评估方法和评估工具。例如,可使用观察法、访谈法评估患者抑郁的体验和感受,使用心理测验法评估患者抑郁的程度。在选择评估方法和评估工具时,应有针对性,不可贪多,忌讳"地毯式"开展。

4.评估的实施 在安全的环境下,选择合适的方法对患者心理问题进行评估。实施过程中要注意外在环境因素的影响,评估者的期待、患者的迎合等因素也可能会影响评估过程乃至评估结果的客观性。

5.结果描述与报告 将所有收集到的材料进行整理、分析,撰写评估报告,形成评估结论,并将评估结论向患者进行解释。需注意,心理评估报告的解释也需要遵循保密原则。

三、心理评估在临床工作中的应用

(一)心理评估在医学领域的应用

1.心理评估为临床心理诊断、治疗及心理干预奠定基础 心理评估可收集患者心理状况相关资料,为临床心理诊断、治疗及心理干预提供基础资料。例如,对患者的焦虑、抑郁状况进行评估,可综合诊断患者的健康状况,也为下一步心理干预策略的选择提供依据。

2.心理评估为临床心理干预效果的评定提供客观资料 如采用正念疗法改善恶性肿瘤患者抑郁状况时,可使用心理评估工具评估干预前后患者抑郁状态的改变,用以评价干预是否有效。

3.心理评估为良好医患关系的建立提供心理基础 了解患者目前的心理状况,为医患沟通、医患交往奠定基础。例如,了解患者的人格特征后,可根据其人格特征进行恰当的医患沟通,建立良好的医患关系。

4.心理评估还可为医务工作者心理健康状况的评估及维护提供工具和方法 患者病情变化莫测,医务工作者工作强度大、难度大,心系患者健康和生命,责任重大,压力也巨大。有研究发现,医务工作者心理健康状况不容乐观,其心理健康维护刻不容缓。在医务工作者心理健康维护过程中,心理评估可为其提供评估工具和方法。

Note

（二）注意事项

（1）注重建立良好的医患关系。良好的医患关系是心理评估的重要前提。评估者在实施心理评估时应注重建立良好、安全且信任的医患关系，充分尊重患者。唯有在此基础上，才能收集到更翔实、客观、全面的患者心理资料。

（2）评估者要进行专业培训，具备相应的心理评估专业知识和技能。心理评估工作须由经过专业培训的人员开展，评估者所具备的心理评估专业知识和技能是评估工作有效完成的重要保障。

（3）综合使用多种方法评估患者心理状况。患者除承受生理上的病痛外，疾病对其心理上的影响也十分巨大。长期患病或患有重大疾病时，患者常处于心理失衡的边缘。在进行患者心理评估时，可以综合使用多种心理评估方法共同评估患者的心理状况，以获得更全面、深入的心理资料。

（4）心理评估资料的分析和解释应综合考量患者各方面的情况，如观察资料、访谈资料、调查资料、心理测验结果、患者疾病与治疗状况、患者家庭情况及经济情况等。

四、评估者应具备的条件

（一）业务素质

（1）具备心理学知识，能正确区分正常心理与异常心理。

（2）具备心理评估的专业知识和技能，熟悉各类评估方法、评估工具的作用、适用范围、计分方法、结果分析及优缺点等。

（二）心理素质

1. 敏锐的观察能力 评估者要善于观察表情。除面部表情外，身段表情、言语表情的信息也不可忽视。

2. 认知能力 评估者要具备一定的认知能力，如评估工作中要能够理解患者的"弦外之音"，还要对自己有一个清醒的认识，在进行心理评估及结果分析时不盲目自信，也不轻信盲从。

3. 共情能力 共情能力也称为通情，指设身处地理解他人思想感情和性格特点的能力。评估者要具备一定的共情能力，心理评估过程中能够给予患者关心与关爱。

（三）职业道德

1. 尊重与耐心 尊重患者，对待患者要热情、耐心、细致。

2. 严谨审慎 对待心理评估工作要严谨认真、客观审慎。

3. 保密 心理评估工作常涉及患者隐私，要做好患者信息的保密工作。

第二节 临床心理评估基本方法

一、观察法

（一）概念

观察法是通过对患者的行为表现进行直接或间接（通过摄像设备等）的观察或观测，以了解其心理和行为特点并进行心理评估的一种方法。观察法是最古老且应用最广泛的方法。

Note

观察法一般在下列情况下采用：①对患者无法加以控制；②在控制条件下，可能影响某种行为的出现；③由于道德的要求，不能对某种现象进行控制。

（二）分类

1. 自然观察与实验室观察　根据观察的情境不同，分为自然观察和实验室观察。在自然情境下的观察为自然观察，如在临床工作情境下对患者行为的观察。在人为控制的实验室情境下进行的观察为实验室观察，如测试儿童的依恋类型时在单向观察室中观察儿童（被试）与母亲的分离情况。

2. 参与式观察与非参与式观察　根据评估者参与程度的不同，分为参与式观察和非参与式观察。参与式观察是评估者参与到患者的活动中，在活动中对患者进行观察。非参与式观察是指评估者未参与到患者的活动中，直接以评估者的身份对患者进行观察。如临床观察过程中，医务工作者对患者抑郁状况的观察。

（三）观察法的设计

观察法的设计应包含以下方面。

1. 观察内容　一个人的语言、表情、肢体动作、容貌衣着、待人接物的方式等都可以作为观察的内容。一般来讲，评估者会根据观察目的确定观察的目标行为，并对目标行为进行操作性界定，以便观察和记录。如观察 3 岁幼儿的攻击行为，可将其界定为幼儿用手或其他物品打人或扔东西的次数。

2. 观察情境　观察时可以在自然情境下进行，也可以在实验室情境下进行。医院的观察属于特殊情境下的观察。要注意，观察情境不同，观察到的行为可能不同，要充分考虑环境对观察结果的影响。

3. 观察时间　观察时间一般根据观察的目的和目标行为来确定。观察时要确定每次的观察时间、观察间隔时间、观察次数以及总的观察持续时间等。每次观察时间一般为 10～30 min，防止患者疲劳而对观察结果产生影响。观察间隔时间是两次观察间隔的时间，一般结合观察次数来确定，每次观察间隔要尽量均匀。观察次数可以一天几次，也可以几天一次，根据观察的目标行为出现的时间和频率来确定。若几天观察一次，则每次观察时间要尽量一致。如观察患者抑郁状况时，每天均在早晨 5 点左右和晚上 8 点左右进行观察记录。总的观察持续时间为从观察开始到全部记录收集完毕的时间。

4. 观察记录　观察时可以使用肉眼观察，也可以借助现代先进的仪器设备进行观察。观察时要边观察边记录，记录时可使用录音、录像等设备进行客观记录，也可制定观察记录表进行记录。记录分为事件记录、评定性记录和间隔性记录等多种形式，无论采取何种形式，都要对观察过程中出现的特殊事件进行记录，以便分析特殊事件的出现对于观察结果的影响。记录时要严格地把"传闻"与"事实""描述"与"解释"区分开，坚持客观性原则。

（四）优点与局限性

1. 优点　观察法的优点如下：①观察法简便、易操作，没有使用仪器设备的限制；②观察得来的结果往往是真实的、客观的、自然的，尤其在自然观察、参与式观察等情形中。

2. 局限性　观察法的局限性如下：①观察法对评估者要求较高，要求评估者具有一定的专业水平及观察法的使用经验；②观察得来的资料通常不能预先测知且主观性较强，不同的评估者观察到的内容、观察记录及对记录结果的分析往往会不同；③能观察到的资料数量有限，观察法对患者人数有要求，一般来讲，同时观察并记录的人数不会太多，研究者难以据此做出概括性的结论。

Note

二、访谈法

(一)概念

访谈法,又称为晤谈法、会谈法,是通过面对面地直接交谈收集资料的方法。在这一过程中,评估者与患者的角色经常变换,但评估者主要充当听话者的角色,患者主要充当谈话者的角色。

访谈法是医学心理评估中最常用的方法。通过访谈可了解患者的基本情况、来访目的和可能存在的问题等。

(二)分类

根据访谈题目的结构性,可分为以下三种类型。

1.自由访谈 访谈没有明确结构,围绕访谈目的,访谈双方自由交谈,访谈问题的题目描述、顺序和问题的回答皆是根据当时访谈情况自由问答。此种访谈一般氛围良好,能收集到患者较真实的信息,但因太过自由,访谈效率较低,难以全面收集信息,且收集到的信息可能因患者不同而有差异,难以将结果和信息进行对比分析。

2.结构式访谈 访谈有着明确结构,访谈问题的题目和顺序皆已编制好,问题的回答也有着明确的要求。访谈时针对每位患者按相同的顺序问同样的问题,收集他们的回答资料即可。此种访谈氛围一般,易形成一问一答的僵局,收集的信息往往局限于问题的信息,问题未涉及的其他重要信息难以通过此种访谈收集到,但收集到的信息易于比较和分析,即使针对不同的患者。

3.半结构式访谈 大多数访谈选用此种形式。根据访谈目的,访谈的具体内容已经确定,但访谈问题的题目描述、顺序并未完全固定,评估者可根据访谈时的氛围、患者的回答等选择合适的问法及顺序,患者回答问题时也相对自由。此种访谈相对自由,既能保障访谈的氛围,又能收集到患者较真实且全面的信息。半结构式访谈收集到的信息虽来自不同患者,但因其主要内容相同或相似,使得访谈结果易于对比和分析。

(三)内容及技巧

1.访谈内容 根据访谈目的和患者的情况确定访谈内容。访谈初期的目的是获取患者的一般情况。访谈中后期的目的是对患者心理状况进行深入评估。

(1)一般情况:包括患者的基本信息,如姓名、年龄、职业、学历、经济状况等;婚姻及家庭情况,如是否已婚、家庭关系等;人际关系,如与家人、朋友、同事间的关系等;个体健康状况,如现病史、既往史等;日常活动情况,如饮食、睡眠情况等;近期生活事件,如是否发生重大的负性生活事件等。

(2)心理状况:随着访谈的深入,除了解患者一般情况外,还需要对患者心理状况进行深入的诊断性访谈和分析。一般会围绕患者的问题展开:现存的问题和困扰是什么?问题的主要表现有哪些?问题是从什么时候开始出现的?经常出现吗?出现的频率大致是怎样的?问题出现后有没有发生变化?问题出现后你采取过什么样的解决办法?效果如何?

访谈结束后,将访谈收集到的所有资料进行汇总和分析,共同评估患者的心理状况和行为。但收集资料的过程会受到多种因素的影响,也需要使用多种专业技巧提升访谈的效率和访谈结果的客观性。

2.访谈技巧

(1)建立良好的关系:良好的关系是访谈成功的关键。访谈大多涉及患者的私密信息,因而建立平等、尊重、理解、无条件接纳、安全、温暖的关系至关重要,这直接影响到访谈的进展及患者是否愿意和盘托出隐私。

（2）学会倾听：倾听贯穿于访谈过程的始终。倾听时可使用 SOFTEN 技巧，S（smile）为面带微笑，O（open posture）表示开放的姿态，F（forward lean）表示身体微微往前倾，T（tone）为柔和、坚定的语气语调，E（eye communication）为适当的目光交流，N（nod）为点头应答。倾听时不仅要听患者说了什么，还要看他（她）是如何说的，即边倾听边观察。倾听时不仅要获知患者说出的信息，还要听出其弦外之音，即患者尚未说出的信息。

（3）开放式提问和封闭式提问：倾听时，还可进行提问。提问分为开放式提问和封闭式提问两种形式。开放式提问一般用什么、怎么、为什么开头，回答要求尽量详尽。封闭式提问一般用是或否、确定或不确定、喜欢或不喜欢回答，要求回答时只能选择其中一个答案。一般访谈开始时使用开放式提问，目的是收集更多、更丰富、更翔实的信息和资料。访谈结束或用于核实问题时使用封闭式提问。

（四）优点与局限性

1. 优点　访谈法的优点如下：①访谈法适用范围广、灵活性高，也适用于文化程度不高的患者；②能够获取详细的信息，更好地了解患者的观点。

2. 局限性　访谈法的局限性如下：①访谈法对评估者依赖性强，不同经验的评估者收集到的信息及对信息的分析结果可能不同；②访谈法费时费力，使用成本较高，且一次访谈的人数有限；③访谈法记录难，结果分析和解释时也易受到主观因素的影响。

三、调查法

（一）概念

调查法是通过调查患者的亲人、朋友、同事等了解他（或她）的人来收集资料，是一种迂回、间接地收集资料的方法。

（二）分类

根据调查所使用的形式不同，可分为以下三种。

1. 电话调查法　通过电话问询收集信息的一种方法。该方法简便，不受地域条件的限制。如患者出院后多采用电话调查法进行回访，以了解患者出院后的恢复情况。

2. 问卷调查法　通过编制调查问卷，以书面形式收集信息的一种方法。该方法短时间内可以收集到大量较为客观的信息，使用方便、效率高。

3. 其他调查法　如作品分析法，即对患者的作品进行分析从而收集信息的方法。此外，调查时经过允许还可以翻看患者的档案、履历、信件等，以收集患者的信息。

（三）优点与局限性

1. 优点　调查法的优点如下：①调查法适用范围广，可用于较多数量的评估对象；②短时间内可以收集大量、客观的信息资料，高效、易操作。

2. 局限性　调查法的局限性如下：①调查法使用成本较高；②收集到的资料真实性可能较差，不能很好地反映个体的心理状况；③结果多为定量化的数据，难以全面反映个体的观点和对一些问题的陈述。

四、心理测验法

（一）概念

心理测验法是通过心理测验收集资料的方法。心理测验是依据一定的程序，运用特定的问题对个体的心理和行为进行数量化评定的方法。心理测验是心理测量的重要手段。世界上第一套心理测验——比奈-西蒙量表诞生于 1905 年，由法国心理学家比奈和西蒙编制，用于测验儿童的智力水平。心理测验发展至今,门类众多,不仅可以测量智力,还可以测量记忆、思维、人格、情绪、社会支持、积极心理品质等,国际上常用的心理测验就多达一千余种。

(二)分类

1.根据被试人数的多少分类

(1)团体测验:一个主试可同时对多个被试进行施测,如卡特尔16项人格因素问卷。

(2)个体测验:一个主试只能对一个被试进行施测,仅用于个体施测,如采用韦克斯勒智力量表进行测验。

有些测验既可用于个体施测,又可用于团体施测;而有些测验只能用于团体施测,不能用于个体施测。这既取决于测验要求,又取决于测验自身的信度与效度,施测时务必准确选择。

2.根据测验材料的性质分类

(1)文字测验:使用文字材料,回答时也要用文字进行的测验,如艾森克人格问卷、抑郁自评量表等。

(2)非文字测验:使用非文字材料,如积木、图画等,回答时也无须使用文字进行的测验,如瑞文标准推理测验。非文字测验也称为文化公平测验,可以尽量避免文化因素对测验结果的影响。

3.根据测验的测试方法分类

(1)问卷法:采用有明确意义的结构性问题,回答时也使用有明确意义的选项等,如90项症状自评量表。此方法便于计分,结果易于统一处理。

(2)作业法:测验材料是非文字的,如积木、图画等,回答时通过操作、摆弄等方式去实现,如韦克斯勒智力量表中的积木图案分测验。此方法适用于婴幼儿及语言不通的被试。

(3)投射法:测验材料是无严谨结构的句子或无明确意义的图画等,被试可根据自己的理解进行回答,借以诱导出被试内心的经验和冲突,如罗夏墨迹测验。此方法能够获知被试内心较为真实的信息,降低被试掩饰对测验结果的影响。

4.根据测验的功能分类

(1)智力测验:临床上用于测验智力,如辅助脑退行性病变的诊断或作为病程进展的参考指标、评估脑器质性损伤带来的智力损害以及鉴别儿童智力发育情况等。常用的智力测验有瑞文标准推理测验等。

(2)人格测验:临床上用于测验人格,如正常人的人格特征、病理性人格等。常用的人格测验有自陈量表,如艾森克人格问卷、卡特尔16项人格因素问卷、明尼苏达多相人格测验等;投射测验,如罗夏墨迹测验、主题统觉测验等。

(3)神经心理测验:临床上用于评估脑神经功能(主要是高级神经功能)状态,该方法既可用于评估正常人的脑神经功能,也可用于评估患者特别是脑损伤患者的神经功能。主要包括个别能力测验,如记忆测验及联想测验等;成套测验,以霍尔斯特德-瑞坦神经心理成套测验为代表。

(4)评定量表:临床上用于测验症状,如焦虑、抑郁、精神病性症状等。常见的评定量表有症状自评量表、抑郁自评量表、社会支持评定量表等。此类评定量表种类繁多,能很好地满足临床的广泛需求。

(三)基本条件

1.标准化 标准化是心理测验最基本的要求。心理测验的标准化,首先要确保心理测验的编制标准化,即严格按照测验编制的六大步骤进行编制并检验。凡是标准化的心理测验都具备心理测量学的三个技术指标——信度、效度和常模。另外,测验的施测、计分和结果解释也要标准化,即测验施测、计分和结果解释严格按照测验要求进行。

Note

(1)施测、计分与结果解释:施测环境要安静,光线、温度适宜,不要有来往人员等外界的干扰。施测时,给每位被试提供的外界环境条件尽量一致,防止外界环境差异影响测验结果。施测时,严格按照测验的指导语进行操作,如有时间限制则严格把控时间,无时间限制则不应限制时间。施测结束后,计分和结果解释也要严格按照测验的指导手册进行。需注意的是,解释测验结果时不能只看测验结果,还要考虑被试在日常生活中的表现。

(2)施测过程中的影响因素:除外在环境条件影响测验结果外,施测过程中主试、被试的多种因素也会影响测验结果的真实性。主试因素,如多次施测时是否为同一主试、主试的穿着及容貌吸引力、主试对被试的偏好、主试对测验结果的期望等均会影响测验结果的真实性。被试因素,如被试的生理状态、被试的情绪、被试的参与动机、被试对测验结果的猜测等均会影响测验结果的客观性。

2. 心理测量学的技术指标

(1)信度:指一个测验工具多次测验结果之间的一致程度,反映测验工具的可靠性、稳定性。一个测验工具多次施测时的结果越一致,说明这套工具越稳定、越可靠,即信度越高。选择测验工具时要选用信度高的工具。

(2)效度:指一个测验工具能否测验出所要测验内容的真实程度,反映测验工具的有效性、正确性。一个测验工具测验目标内容时测验到的程度越高,说明这套工具越有效、越准确,即效度越高。一般而言,一个测验工具效度高,其信度也高;信度高,其效度不一定高。因此,在选择测验工具时,应选择效度高、信度也高的工具。

(3)常模:指一个测验工具施测后所得结果可供比较的标准量数,反映大多数被试表现出来的行为特征。一个心理测验的结果只有与常模进行比较后,才能获得有意义的解释。常模的形式有标准分、T分数、划界分数、百分位数、标准九分等多种,最常用的常模形式是标准分。

常模数值是通过对常模样本进行施测后得到的。建立测验常模的过程漫长且复杂。首先,选取有代表性的样本组成常模样本。常模样本数量越大,越具有代表性。其次,样本抽样时要考虑地域、经济水平、职业、健康状况、年龄等多种因素的影响。因此,多采用分层随机抽样法进行抽样。常模样本是否有代表性直接影响到常模数值的准确性。再者,使用测验工具对常模样本进行施测。因常模样本数量较大,施测过程费时、费力,成本也较高。最后,对测验结果进行统计分析,一般选取常模样本的平均分作为常模的数值。

(四)使用方法

1. 心理测验的选择原则

(1)根据测验目的选择相应的测验种类,如要对被试的智力进行评估,则选择智力测验。

(2)优先选用公认的、标准化程度高的测验,即信度与效度均高的测验。

(3)选择常模样本与被试相匹配的测验,如被试的年龄、受教育程度、居住区域等应处于常模样本覆盖的范围内。

(4)选择主试常用、熟悉且在其操作能力范围内的心理测验。

2. 心理测验的使用原则 心理测验作为专业工具,具有实用性和有效性,它不同于一般的生理学测量,其结果更易受到各种因素的影响。因此,在使用过程中更需要主试有经验并遵循一定的原则。

(1)标准化原则:作为标准化的专业工具,使用心理测验时应遵循标准化的原则。即测验的施测、计分、结果解释等严格按照测验的指导手册来执行,以确保测验结果的信度和效度。

(2)保密原则:心理测验作为专业工具,其保存与管理也应审慎保密,不能随意扩散。只有具备相关经验的专业人员方可取得使用权限。即心理测验的内容、答题卡、计分方法、结果解释等均不得随意发表。此外,心理测验的结果也属于保密范畴,因为涉及被试的隐私,相关工作人员应严格遵循保密原则。

Note

（3）客观性原则：心理测验作为专业工具，其结果相对可靠、有效，但也不能仅凭测验结果就诊断被试的情况。应结合被试的实际生活情况，如家庭、社会环境、生活经历等，综合判断被试的心理状态与行为。如一位具有博士学位的中年人与一位初中学历的中年人同样测得智商为 80 时，在解释其智力测验的结果时会不同。

3. 心理测验使用的注意事项

（1）心理测验的使用者应具备心理学的专业知识，并经过心理测验相关的专业培训。

（2）实施心理测验时要根据测验目的、被试情况等选择合适的测验种类，忌"地毯式"铺开，导致心理测验的滥用，进而影响测验结果的真实性。

（3）实施心理测验时应基于良好、安全、协调的关系，要平等对待被试并给予其尊重。

（4）解释心理测验结果时，应结合观察法、调查法等其他评估方法收集的资料进行综合分析，并动态地看待心理测验的结果，忌根据一次测验结果就给被试贴标签。

第三节　临床常用心理测验与评定量表

一、智力测验

（一）概述

1. 智力测验（intelligence test）　智力测验是指依据相关智力概念和智力理论，经标准化过程编制而成的，用于评估个体智力水平的测验。智力测验在临床上应用广泛，不仅可以描述个体智力发展水平，还可以用于研究其他病理情况，如神经心理方面的相关问题。

2. 智商（intelligence quotient，IQ）　智商是智力测验结果的量化指标，即通过智力测验将智力水平数量化，用数字形式呈现，以便人们理解与比较。智商是衡量个体智力发展水平的一个参数。值得强调的是，智力不仅仅是智商数值的体现，每个人都有自己独特的智力优势和潜力。在进行智力测验时，避免因智力测验结果而对他人产生偏见或歧视，要公平公正对待每一位被试。智商的计算方法包括以下几种。

（1）比率智商：计算方法为 $IQ=MA/CA\times100$。其中 MA 为智龄，指个体智力达到的年龄水平，即其在智力测验中取得的成绩；CA 为测验时的实际年龄。例如，某儿童智力测验的 MA 为 10 岁，而其 CA 为 8 岁，那么其 IQ 为 125；如果 MA 为 8 岁，CA 为 10 岁，则 IQ 为 80。比率智商建立在智力水平与年龄成正比的假设基础上，这在一定的年龄范围内是合理的。因此，比率智商受年龄限制，其最高适用年龄为 15 岁或 16 岁。

（2）离差智商：指用统计学的标准分来计算智商，表示被试的成绩偏离同年龄组平均成绩的距离（以标准差为单位）。每个年龄组 IQ 均值都为 100，标准差为 15。计算方法为：$IQ=15(X-\overline{x})/S+100$。其中 X 是个人得分，$\overline{x}$ 是同一年龄组的平均值，S 是标准差。如果某人的 IQ 为 100，表示其智力水平恰好处于平均位置；如果 IQ 为 115，则高于平均智力一个标准差，为中上智力水平；如果 IQ 为 85，则表示低于平均值一个标准差，为中下智力水平。离差智商克服了比率智商计算受年龄限制的缺点，现在已成为计算智商的通用方法。

3. 智力的分类和等级　智力可以按一定标准划分种类和等级。目前智力主要采用 IQ 分级方法，这也是国际常用的分级方法，即将智商平均值（100）和其上、下一个标准差（15）的范围定为"平常智力"，其余依据高于或低于平常智力水平依次分级；有的智力量表将标准差定为 16，如斯坦福-比奈量表的分级方法。智力水平的分级见表 8-1。

表 8-1 智力水平的分级(按 IQ 划分)

智商等级名称	韦克斯勒智力量表(S=15)	斯坦福-比奈量表(S=16)
极优秀	130 及以上	132 及以上
优秀	120～129	123～131
中上	110～119	111～122
中等(平常)	90～109	90～110
中下	80～89	79～89
边缘(临界)	70～79	68～78
轻度智力低下	55～69	52～67
中度智力低下	40～54	36～51
重度智力低下	25～39	20～35
极重度智力低下	<25	<20

(二)常用智力测验和发展量表

评估智力水平多采用智力测验和发展量表。由于 4 岁以下婴幼儿的智力和生理功能的发展和分化不完全,测验方法难以清晰地划分,因而 0～3 岁采用发展量表来评估智力水平,4 岁以后采用智力测验和适应行量表来检测智力水平。国际上通用的智力测验有比奈-西蒙量表、韦克斯勒智力量表和瑞文标准推理测验等。

1. 韦克斯勒智力量表

(1)概述:韦克斯勒智力量表简称韦氏智力量表,是目前临床应用最为广泛的智力量表,由美国心理学家韦克斯勒编制。韦氏智力量表主要包括适用于 4～6.5 岁儿童的韦克斯勒幼儿智力量表(Wechsler preschool and primary scale of intelligence,WPPSI)、适用于 6～16 岁儿童的韦克斯勒儿童智力量表(Wechsler intelligence scale for children,WISC)和适用于 17～74 岁人群的韦克斯勒成人智力量表(Wechsler adult intelligence scale,WAIS)。三个量表相互衔接,能够实现对个体从幼年到老年的智力发育轨迹的测量。其测验程序比较复杂,但因量表的分类较细,可较好地反映个体智力的全貌和各个侧面。

(2)计分方法和结果解释:韦克斯勒智力量表分成言语和操作两个分量表。言语量表(verbal scale,VS)包括知识、领悟、算术、相似性、数字广度和词汇 6 个分测验,操作量表(performance scale,PS)包括数字符号、填图、积木图案、图片排列和图形拼凑 5 个分测验。各分测验均按照手册规定记分,被试在每项分测验所得的分数需转换成量表分数。将言语量表所有分测验量表分数相加计算出言语智商(VIQ),操作量表所有分测验量表分数相加计算出操作智商(PIQ),二者相加即为总智商(FIQ),代表被试的总智力水平。FIQ 的临界值是 70。在分析被试智力时,不仅要看三种智商的水平,还要比较 VIQ 与 PIQ 的关系,并分析各分测验成绩分布的剖面图。

2. 中国比奈测验

(1)概述:1905 年,法国心理学家比奈(Binet)和西蒙(Simon)编制了比奈-西蒙量表,这是世界上第一个标准化的测验量表。1916 年,美国斯坦福大学特曼(Terman)对该量表进行修订后形成斯坦福-比奈量表。我国心理学家陆志韦于 1924 年引进并修订了斯坦福-比奈量表,1982 年吴天敏对该量表进行了第三次修订,将量表名称改为中国比奈测验,测试对象年龄为 2～18 岁,共 51 个项目。

(2)计分方法和结果解释:中国比奈测验施测时首先要确定被试的实际年龄,然后根据实际年龄从测验指导书附表中寻找开始的题目(例如 10 岁儿童可以直接从 18 题开始)。答对 1 题得

Note

1 分,连续 5 题未通过即停止,计算测验总分时,除了累加答对的题目分数外,还要补加一定的分数(例如 10 岁儿童要加上 18 题以前的 17 分)。最后,根据实际年龄和总分,从智商表中查出相应的智商分数。

3. 瑞文标准推理测验

(1)概述:瑞文标准推理测验是由英国心理学家瑞文(Raven)于 1938 年设计的一种非文字图形智力测验。该测验以智力的二因素理论为基础,主要测量一般因素中的推理能力,即个体做出理性判断的能力。它可排除或尽量克服知识的影响,努力做到公平,这是中国比奈测验和韦克斯勒智力量表所不能替代的。瑞文标准推理测验既可以用于个体测验,也可以用于团体测验,适用于 6 岁儿童至成人。

(2)计分方法和结果解释:瑞文标准推理测验一共由 60 道题目组成,按逐步增加难度的顺序分成 A、B、C、D、E 五组,每组包含 12 道题目,也按逐渐增加难度的方式排列。测验要求被试根据大图案内图形的某种关系去思考,看哪一个小图案填入大图案中缺失的部分最合适,使整个图案形成一个合理完整的整体。施测时间大约为 45 min。主试根据被试的原始分数转化成相应的 IQ 值,进而确定被试的智力等级。

4. 儿童发展量表和适应行为量表

(1)儿童发展量表:主要包括身体生长和心理发展两大内容。其中,心理发展又以适应行为为重点。婴幼儿期所观察到的主要是一些本能反应、动作以及初级智力活动,虽然这些与后期的智力水平相关程度不高,但临床上需要了解这一时期的智力发展状况,因此发展量表具有较大的临床应用价值。知名的有贝利(Bayley)婴儿发展量表、丹佛(Denver)发展筛查测验、格塞尔(Gesell)发育量表等,国内各有相应的修订本。

(2)适应行为量表:适应行为(adaptive behavior)也称社会适应能力(social adaptability),是指个人独立处理日常生活事务与承担社会责任的能力达到其年龄和所处社会文化背景所期望的程度,也就是个体适应自然和社会环境的有效性。适应行为主要是个体在后天环境中获得的行为技能,适应行为量表则用于评估个体适应行为发展水平和特征,广泛应用于智力低下的诊断分类、训练及特殊教育等领域。人所处的年龄阶段不同,其适应行为会表现出不同的特征,因此有着多种适应行为量表。早期有 Doll 编制的威尼兰社会成熟量表,随后有美国智能缺陷协会(AAMD)编制的适应行为量表。我国有姚树桥、龚耀先编制的儿童适应行为评定量表,该量表包括感觉运动、生活自理、语言发展、个人取向、社会责任、时空定向、劳动技能、经济活动 8 个方面,用适应能力商数(adaptive quotient,ADQ)表示儿童适应行为发展的总体水平。该量表适用于 3~12 岁儿童适应行为发展水平和特征的评估,是智力低下儿童的诊断性工具之一。

| 知行领航站 |

龚 耀 先

龚耀先(1923—2009),湖南益阳人,中国著名医学心理学专家。1950 年毕业于华中大学教育系(现为华中师范大学教育学院),毕业后到湖南医学院(现中南大学湘雅医学院)工作,主要从事人类高级神经活动类型和脑电生理研究,是将巴甫洛夫学说引入我国精神病学研究的先驱学者之一。1962 年转至湖南医学院第二附属医院(现中南大学湘雅二医院)从事医学(临床)心理学工作。1983 年晋升为教授,同年受美国国家科学院邀请,作为中国六名知名学者之一赴美国哈佛大学进行学术交流。

1982年,龚耀先团队根据我国文化背景修订了韦克斯勒成人智力量表中文版,1983年完成我国成人智力测验的标准化工作,建立了中国常模。由其牵头研制的心理测验工具共21套,占当时全国常用心理测验的一半。目前,这些测验在我国医学、教育、军事、司法、人口健康等领域都有着广泛的应用。

龚耀先曾获全国优秀教师、全国五一劳动奖章、湖南省优秀科技工作者等荣誉称号。作为我国优秀的医学心理学专家,他推动了我国心理测量学的发展。

我们应继承老一辈学者的学术精神,积极推进我国医学心理学事业的发展。

二、人格测验

(一)自陈量表

自陈量表(self report inventory)指根据所测量的人格特质,编制客观问题,要求被试根据自己的实际情况或感受逐一作答,然后根据被试的答案,去衡量被试在这种人格特质上表现的程度。临床中常用的自陈量表主要包括明尼苏达多相人格测验和艾森克人格问卷等。

1.明尼苏达多相人格测验(Minnesota multiphasic personality inventory,MMPI)

(1)概述:该量表由美国明尼苏达大学教授哈撒韦(Hathaway)和麦金利(McKinley)于20世纪40年代合作编制,偏重于病理人格方面的测量,主要用于精神障碍的鉴别诊断。该量表适用于年满16周岁,具有小学及以上文化水平的被试。1989年,布彻(Butcher)等人对MMPI进行了修订,修订后的量表称MMPI-2。

(2)维度划分:目前MMPI共有566道题,目前临床常用的为包含399道题的简版,整体结构分两部分。①4个效度量表,包括疑问量表(Q)、说谎量表(L)、诈病量表(F)、校正量表(K);②10个临床量表,包括疑病量表(HS)、抑郁量表(D)、癔症量表(Hy)、精神病态量表(Pd)、男子气/女子气量表(Mf)、偏执量表(Pa)、精神衰弱量表(Pt)、精神分裂量表(Sc)、轻躁狂量表(Ma)、社会内向量表(Si)。具体分量表解释见表8-2。

表8-2　MMPI各分量表含义

量表	含义
疑问(Q)	没有回答的题数和对"是"和"否"都做反应的题数。如果在前面399道题中原始分超过22分,则说明被试对问卷的回答不可信。高得分者表示逃避现实
说谎(L)	该分数高,说明被试过分掩饰自己所存在的问题,心理防御过度。原始分超过10分,结果不可信
诈病(F)	高分表示被试不认真、理解错误,表现为一组无关的症状,或在伪装疾病。F量表是精神障碍程度的良好指标,其得分越高暗示着精神障碍程度越重
校正(K)	一是判断被试对测验的态度是否为隐瞒或防卫,二是修正临床量表的得分
疑病(HS)	对身体功能的不正常关心
抑郁(D)	与忧郁、淡漠、悲观、思想与行动缓慢有关
癔症(Hy)	依赖、天真、外露、幼稚及自我陶醉,并缺乏自制力
精神病态(Pd)	病态人格(反社会、攻击型人格)

续表

量表	含义
男子气/女子气(Mf)	高分的男性表现敏感、爱美、被动、女性化;高分的女性可看作男性化、粗鲁、好攻击、自信、缺乏情感、不敏感。极端高分考虑同性恋倾向和同性恋行为
偏执(Pa)	偏执、不可动摇的妄想、猜疑
精神衰弱(Pt)	紧张、焦虑、强迫思维
精神分裂(Sc)	思维混乱、情感淡漠、行为怪异
轻躁狂(Ma)	联想过多过快、观念飘忽、夸大而情绪激昂、情感多变
社会内向(Si)	高分者内向、胆小、退缩、不善交际、屈服、紧张、固执及自罪;低分者外向、爱交际、富于表现、好攻击、冲动、任性、做作、在社会关系中不真诚

(3)计分方法和结果解释:MMPI通常用于个体测验,也可用于团体测验,施测时间一般为60～90 min,被试根据自身真实情况对问题做出"是""否""无法回答"的选择,然后按照使用指导手册进行人工计分或计算机计分,并换算成标准分T分。T分平均为50分,标准差为10分。常模的临界值为60分,凡T分高于60分者应考虑有临床意义。

2. 艾森克人格问卷(Eysenck personality questionnaire,EPQ)

(1)概述:该问卷由英国心理学家艾森克(Eysenck)编制,分为成人和儿童两套问卷,分别用于调查16岁以上个体和7～15岁儿童的个性类型,不同文化程度的被试均可使用。两套问卷中每一个项目只要求被试回答"是"或"否"。国外EPQ儿童版本有97项,成人版本有101项。国内龚耀先修订的版本成人和儿童均为88项,陈仲庚修订的成人版为85项。

(2)维度划分:EPQ包括内外向(E)、神经质(N)、精神质(P)和掩饰(L)四个量表。E量表主要测量人格的外显或内隐倾向,得分越高越外向,表现为好交际、热情、冲动等;得分越低越内向,表现为安静、稳重等。N量表测量情绪稳定性,得分越高情绪越不稳定,得分越低情绪越稳定。P量表并非指精神障碍,它在所有人身上都存在,只是程度不同,高分者可能表现为孤独、缺乏同情心、难以适应外部环境等。L量表为效度量表,测量被试的回答是否真实。

(3)计分方法和结果解释:根据被试在各量表上获得的总分(粗分),据常模换算出T分数,便可分析被试的个性特点。各量表T分数在43.3～<56.7分为中间型,T分数在38.5～<43.3分或56.7～61.5分为倾向型,T分数在38.5分以下或61.5分以上为典型型。

EPQ的结果还可以导出相应的气质类型。E维和N维交叉成十字,分成四个象限,即外向-情绪不稳定、外向-情绪稳定、内向-情绪不稳定、内向-情绪稳定,这四个象限相当于四种气质类型,即胆汁质、多血质、抑郁质和黏液质。

3. A型行为类型评定量表(type A behavior pattern scale,TABP)

(1)概述:由张伯源教授等人在研究和参考了美国的有关A型行为测查量表的内容并结合中国人自身的特点编制而成。共包括三部分:"TH"(time hurry)共25道题,反映时间匆忙感、时间紧迫感和做事迅速等特征;"CH"(competitive hostility)共25道题,反映争强好胜、敌意和缺乏耐性等特征;"L"(lie)共10道题,为测谎题。由被试根据自己的实际情况填写。在每个问题后,符合时回答"是",不符合时回答"否"。

(2)计分方法和结果解释:在评估时首先应注意用以考验被试回答真实性的L量表得分是否过高,若L≥7则应考虑问卷无效。A型行为类型的评定则是根据行为总分,即TH加CH的得分来计算的,并以常模得分的平均分数(27分)为中间型;36分及以上者为典型A型;18分及以下者为典型B型;28～35分者为中间偏A型;19～26分者为中间偏B型。

Note

(二)投射测验

投射测验与精神分析理论相关联,该理论认为,借助某种无特定意义的刺激情境,可以引导人们将隐藏在内心深处的欲望、需求和动机冲突等内容不自觉地投射出来,进而通过分析这些投射内容以了解一个人的真实人格特征。

1.罗夏墨迹测验(Rorschach inkblot test,RIT) 罗夏(Rorschach)于1921年设计并出版相关测验材料。测验材料包括10张结构对称但无意义的墨迹图,其中5张为全黑色图片,2张为黑色和灰色图片外加红色墨迹,另外3张为全彩色。被试需说出在图片中看到了什么、看到的东西是图片的全部还是某一部分、能否从图片中看到某种具体的事物等。罗夏墨迹测验结果主要反映了个体的人格特征,其精神障碍指标,如抑郁指数、精神分裂症指数、自杀指数、应付缺陷指数和强迫指数等,对临床诊断和治疗有重要意义。

2.主题统觉测验(thematic apperception test,TAT) 由美国哈佛大学默瑞(Murray)和摩根(Morgan)于20世纪30年代编制而成,全套测验有30张黑白图片。主试向被试呈现情境图片,要求被试根据图片讲述一个故事,主试可对被试所描述的内容加以分析,了解其内心需求。TAT适用于各种年龄阶段和不同种族的个体,在临床上一般不能作为诊断测验,但可作为精神障碍诊断的参考依据,不同精神障碍的被试在此测验中有不同的特征性表现和人格方面的变化特点。

3.房树人测验(house-tree-person test,HTP)

(1)概述:房树人测验起源于美国心理学家巴克(Buck)的"画树测验"。被试利用铅笔、橡皮,在白纸上描绘房屋、树木、人物的图画,然后主试根据一定的标准,对这些图画进行分析、评定和解释,以此来了解被试的心理特征和功能,判定其心理活动的正常或异常等。房屋画通常代表一个人与家庭的关系,也象征一个人的心房,反映出人与外界的一种关系;树木画通常可揭示出一个人深层次无意识的人格,同时也能反映出一个人的成长经历;人物画反映出意识层面的自我认知。

(2)计分方法和结果解释:在测验过程中,主试需要记录被试描绘的时间,被试在描绘房屋、树木、人物时的顺序,如果被试在描绘过程中有提问、言语描述以及情绪状态等,都要记录。评定和解释也要按照相应的标准,从画面整体(大小和位置)、完成时间以及涂擦、顺序、远近感、所占比例、笔画压力和线条等多方面进行。

需要指出的是,人格没有绝对的好坏之分,不同的人格特质在不同情境下都有其价值。通过分析人格测验的结果,可以帮助我们更好地理解他人的行为和思维方式,从而包容他人,培养仁爱之心。

三、临床常用评定量表

(一)评估全面心理健康状况的常用量表

90项症状自评量表(SCL-90)是包含90个项目的精神症状自评量表,于1975年编制而成,于20世纪80年代引入我国。该量表适用于16岁以上的人群,既可以作为心理健康状况调查的工具,也可以用于精神病学的研究。

1.因子介绍 SCL-90共有10个因子,分别反映10个方面的心理症状情况。

(1)躯体化:主要反映主观的躯体不适感。

(2)强迫症状:与临床强迫症表现的症状、定义基本相同。

(3)人际关系敏感:主要反映人际关系方面的困扰,如不自在感、自卑感,尤其是与他人比较时更突出。

(4)抑郁:指与临床上抑郁症状群相联系的广泛概念。

(5)焦虑:指临床上明显与焦虑症状群相联系的症状及体验。

(6)敌对:主要从思维、情感以及行为来反映被试的敌对表现。

(7)恐怖:与传统的恐怖状态或广场恐怖所反映的内容基本一致,也包括社交恐怖的项目。

(8)偏执:主要指思维方面,如投射思维、猜疑、妄想等。

(9)精神病性:主要反映精神分裂症状,如幻听、思维播散、被控制感等。

(10)其他:主要反映睡眠以及饮食情况。

2. 计分方法和结果解释 项目均采用从"没有"到"严重"1~5级或0~4级评分制,评定被试最近1周的自觉症状。SCL-90的统计指标包括总分、阳性项目数、阴性项目数、阳性症状均分和因子分。得分越高,反映症状越多,障碍越明显。具体计分方法见附录三。

按全国常模结果,以1~5级评分为例,总分超过160分或阳性项目数超过43项,或任意因子分超过2分,可考虑筛查阳性,筛查阳性只能说明被试可能有心理问题,但不能说明一定患有精神障碍。

(二)评估情绪问题的常用量表

1. 焦虑自评量表(self-rating anxiety scale,SAS)

(1)概述:该量表由20个与焦虑症状有关的条目组成,用于反映最近1周被试有无焦虑症状及其严重程度。SAS评分不受年龄、性别、经济状况等因素的影响,适用范围较广,可用于鉴别焦虑症患者和进行流行病学调查。

(2)计分方法和结果解释:该量表采用从"没有或很少时间有"到"绝大部分时间有"的4级评分制。统计时,项目5、9、13、17、19为反向评分,按4分至1分计分。被试按照量表说明进行自我评定,回答完毕后将所有项目得分相加,即得到总分(粗分)。总分(粗分)乘以1.25后取整数部分,就得到标准分。标准分50分以下为正常;50~59分为轻度焦虑;60~69分为中度焦虑;70分及以上为重度焦虑。

2. 抑郁自评量表(self-rating depression scale,SDS)

(1)概述:该量表由20个与抑郁症状有关的条目组成,从量表构造的形式到具体的评定方法都与SAS十分相似,用于反映最近1周被试有无抑郁症状及其严重程度,适用于鉴别抑郁症患者,也可用于流行病学调查。

(2)计分方法和结果解释:该量表采用从"没有或很少时间有"到"绝大部分时间有"的4级评分制。统计时,项目2、5、6、11、12、14、16、17、18、20为反向评分,按4分至1分计分。被试按照量表说明进行自我评定,回答完毕后将所有项目得分相加,即得到总分(粗分)。总分(粗分)乘以1.25后取整数部分,就得到标准分。标准分53分以下为正常;53~62分为轻度抑郁;63~72分为中度抑郁;73分及以上为重度抑郁。

3. 汉密尔顿焦虑量表(Hamilton anxiety scale,HAMA)

(1)概述:该量表由Hamilton于1959年编制,是精神科临床早期常用的量表之一,用于评估焦虑症状的严重程度。该量表共包括14个项目,通常是由专业的医疗专家或心理学专业人员对被试当时或前1周的情况进行评定,主试与被试进行面对面的访谈,并依据被试的口头叙述以及观察到的被试的回答和行为表现进行评分。在某些情况下,也可以由多个主试进行独立评定,然后取平均值。

(2)计分方法和结果解释:HAMA采用5级评分,0分表示无症状;1分表示症状轻微;2分表示有肯定的症状,但不影响生活和活动;3分表示症状重,需处理,或已影响生活和活动;4分表示症状极重,严重影响生活。总分超过29分,可能为严重焦虑;21~29分,肯定有明显焦虑;15~20分,肯定有焦虑;7~14分,可能有焦虑;小于7分,没有焦虑症状。

Note

4. 汉密尔顿抑郁量表(Hamilton depression scale,HAMD)

(1)概述:该量表由 Hamilton 于 1960 年编制,是临床上评定抑郁状态时应用最为普遍的量表。本量表有 17 项、21 项和 24 项 3 种版本。评定方法同 HAMA,评定一次需 15～20 min,主要取决于被试的病情严重程度及其合作情况,如被试伴有严重迟滞所需时间将更长。

(2)计分方法和结果解释:HAMD 大部分项目采用 0～4 分的 5 级评分法,少数项目采用 0～2 分的 3 级评分法。HAMD 有的项目依据对被试的观察进行评定;有的项目则根据被试自己的口头叙述评分;有的项目需向被试家属或病房工作人员收集资料。

HAMD 总分能较好地反映病情的严重程度,病情越轻总分越低,病情越重总分越高。以 24 个项目的量表为例,总分<7 分为正常;7～17 分为轻度抑郁,被试表现为心境低落,精神萎靡,反应迟钝,言语缓慢,思维迟缓,注意难以集中,失眠或嗜睡;18～24 分为中度抑郁,除上述症状加重外,常有兴趣丧失,精力明显减退,持续疲乏,活动明显减少,联想困难,自我评价过低,食欲减退,情绪不稳;>24 分为重度抑郁,除以上症状加重外,常有精神运动明显迟滞,过分自责或内疚感,严重时可达妄想程度,体重明显下降,性欲全失,反复出现死亡或自杀念头。

5. 患者健康问卷(patient health questionnaire,PHQ-9)

(1)概述:PHQ-9 旨在通过 9 个条目的问题来评估个体的抑郁症状。这些问题基于 DSM-Ⅳ 抑郁症的 9 项症状标准设计,覆盖了情绪低落、兴趣丧失、睡眠障碍、疲劳感、食欲变化、自我负面评价、注意难以集中、动作迟缓或激动,以及自杀意念等方面。PHQ-9 不仅被广泛用于临床实践,其准确性和可靠性已经得到了验证,而且被翻译成超过 100 种语言,成为国际上用于抑郁症筛查的通用工具之一。此外,PHQ-9 还被国家卫生健康委员会指定为抑郁症筛查专用问卷,特别是在高中及高等院校的学生健康体检中,用于评估学生的心理健康状况。

(2)计分方法和结果解释:该问卷采用从"完全不会"到"几乎每天"的 0～3 级的 4 级评分制,将所有条目得分相加即为总分。0～4 分为没有抑郁;5～9 分为轻度抑郁;10～14 分为中度抑郁;15～19 分为中重度抑郁;20～27 分为重度抑郁。

6. 广泛性焦虑量表(generalized anxiety disorder,GAD-7)

(1)概述:GAD-7 是一种自评量表,专门用于评估个体在过去 2 周内广泛性焦虑症的严重程度。这个量表包含 7 个项目,涵盖紧张焦虑、无法控制的担忧、过度担忧、难以放松、静坐不能、易激惹和不祥预感等症状。GAD-7 可在较短时间内评估被试的焦虑状况,初步判定被试是否存在广泛性焦虑症,并对焦虑的程度进行分类。

(2)计分方法和结果解释:该量表采用从"完全不会"到"几乎每天"的 0～3 级的 4 级评分制,将所有项目得分相加即为总分。0～4 分为无焦虑或不具有临床意义的焦虑;5～9 分为轻度焦虑;10～14 分为中度焦虑;≥15 分为重度焦虑。

知识链接

心理痛苦管理筛查工具
(distress management screening measure,DMSM)

心理痛苦指由诸多原因引起的包括心理、社会、精神方面的不愉快情绪体验。这种情绪体验显著干扰患者生活质量和应对疾病治疗的能力,并且降低治疗效果。DMSM 包括心理痛苦温度计和心理痛苦相关因素调查表两部分。目前,DMSM 可应用于消化道肿瘤及功能性胃肠病患者、恶性肿瘤患者心理痛苦的筛查,但在精神障碍患者的心理痛苦筛查中却未曾涉及。此外,也可广泛应用于综合医院的心理分层评估。

心理痛苦温度计(DT)是一个从 0~10 分的视觉模拟尺度类量表,0 分表示无痛苦,10 分表示极度痛苦,用于快速筛查患者的心理痛苦程度。若 DT 得分≥4 分,通常提示个体存在显著的心理痛苦,可能需要进一步的关注和专业评估。这一阈值意味着个体的心理痛苦程度已对其日常生活、情绪状态或应对能力产生一定影响,建议结合心理痛苦相关因素调查表(PL)进一步明确痛苦的具体来源(如实际问题、交往问题、情绪问题、躯体问题等),以便制定针对性的干预措施。

(三)其他常用临床评定量表

1. 生活事件量表(life events scale,LES)

(1)概述:目前常用的生活事件量表是由杨德森、张亚林编制的,包括 48 条我国较常见的生活事件,适用于 16 岁以上的正常人、有心理障碍者、心身疾病者、各种躯体疾病患者,以及自知力恢复的重性精神病患者。该量表包括三方面的问题:一是家庭生活方面的问题(28 条),二是工作学习方面的问题(13 条),三是社交及其他方面的问题(7 条),另外有 2 条空白项目,供被试填写已经经历而表中并未列出的某些事件。

(2)计分方法和结果解释:LES 属于自评量表,被试根据自身的实际感受来判断那些经历过的事件对本人来说是好事或是坏事,影响程度如何,或影响持续的时间有多久。LES 总分越高,反映个体承受的精神压力越大。负性生活事件的分值越高,说明生活事件对被试身心健康的影响越大。

2. 社会支持评定量表(social support rating scale,SSRS)

(1)概述:该量表由肖水源于 1986 年编制,共有 10 个条目,包括客观支持(即被试所接受到的实际支持)、主观支持(即被试所能体验到的或情感上的支持)和对社会支持的利用度(反映个体对各种社会支持的主动利用,包括倾诉方式、求助方式和参加活动的情况)三个维度,用于测量个体的社会支持度。

(2)计分方法和结果解释:总得分和各分量表得分越高,说明社会支持程度越好。该量表经长期使用被证明设计基本合理,简便,条目易于理解且无歧义,具有较好的信度和效度,适合我国人群使用。

本节中介绍的部分心理测验量表可在附录中查看并使用。临床工作中,若为排除被试是否患有精神疾病,可选用 MMPI;若想要全面评估被试的心理状态或心理痛苦程度,可选用 SCL-90;根据被试的核心症状,可选用 SAS、SDS、HAMA、HAMD、PHQ-9、GAD-7 等;为寻找早期病因,可选用 LES 等;为确定非情境性症状的性质,可选用智力测验、人格测验等。需要注意的是,运用心理测验法对个体进行评估,要以事实为依据,具体问题具体分析,且在对测验结果进行解释的过程中,一定要保持客观、严谨、审慎的工作态度。

本章小结

本章通过对心理评估的概念、基本程序、临床应用及评估者应具备的条件等问题的阐述,让学生对心理评估有系统了解,明确心理评估的临床意义及心理评估者的基本素质;通过对临床心理评估基本方法的介绍,帮助学生了解如何针对不同的评估目的,选择合适的评估方法;通过对临床常用心理测验与评定量表的介绍,让学生明确如何针对被试不同的心理症状和心理测验的目的,选择合适的测验量表,并能够对测验结果进行解释。同时,认识到主试在对被试进行心理评估的过程中,要有严肃认真、客观审慎和科学严谨的工作态度,尊重被试的人格和隐私,综合、全面、客观地解释评估结果。

扫码看视频:常用临床评定量表

思维导图

直通执考

1.临床执业助理医师考点对接

(1)心理评估的概念(掌握)。

(2)心理评估的基本程序及常用方法(掌握)。

(3)心理测验的分类(熟悉)。

(4)心理测验的使用原则(熟悉)。

(5)心理测验的测量学技术指标(熟悉)。

(6)常用的心理测验及临床评定量表(掌握)。

(7)对评估者的要求(了解)。

2.拓展书籍推荐

《常用心理评估量表手册》(第3版),戴晓阳、王孟成、刘拓主编,北京科学技术出版社。

简介:本书收集了国内约130个常用的心理评估量表,所评估的心理特征涉及心理卫生、家庭与人际关系、人生价值、学习动机、职业态度等方面,量表经研究证实均具有较好的信度和效度。可以作为心理评估、心理咨询工作者和学生的工具书,也可为心理学专业研究提供帮助。

《心理测验(原理,应用和争论)》(第6版),[美]罗伯特·M.卡普兰、丹尼斯·P.萨库佐著,上海人民出版社。

简介:本书主要内容包括心理测量简介,测量的基本统计、解构,心理测验的编制技巧,智力量表、教育测试、人格测试等。本书还更新了最新版测验的介绍,如在韦克斯勒智力量表一章中重点介绍了发行的韦克斯勒智力量表第三版,韦克斯勒幼儿智力量表的第四版和韦克斯勒儿童智力量表的第三版。斯坦福-比奈量表也介绍了第五版的编制情况、内容构成和特点。考夫曼儿童成套评价测验也介绍了第二版等。人格测验的章节中也介绍了许多新出版的测验。另外,本书很有特色之处是探讨了心理测验在应用过程中所出现和可能潜在的问题,有些问题甚至引发了法律上的诉讼程序,以此来提示人们该如何正确地使用心理测验。本书是心理测量学的基本教材之一,可作为心理学、应用心理学、教育学和人力资源管理、临床医学等专业教学使用,也可作为心理评估者专业培训的辅助教材。

实训　临床自评量表的操作应用

[实训目的]　掌握 SCL-90、SAS、SDS 的自评、计分和解释。

[实训方式]　两人一组,分别扮演评估者和被试,运用 SCL-90、SDS、SAS 量表,在普通教室完成对被试的心理评估。

[实训要求]

1.SCL-90 操作应用

(1)指导学生明确 SCL-90 的适用范围、用途,评价的时间范围(最近一周),5个分数的代表含义,各个因子的意义。

(2)学生自行完成量表,注意控制时间。

(3)学生对照计分方法完成总分和10个因子分的计算。

(4)指导学生将各个分数与常模进行比较,合理评价自身的心理状态。

2.SAS、SDS 操作应用

(1)指导学生明确 SAS、SDS 的适用范围、用途,评价的时间范围(最近一周),4个分数的代表含义。

(2)学生自行完成量表,注意控制时间。

(3)学生对照计分方法完成 SAS、SDS 的粗分和标准分的计算,要特别注意反向计分的方法。

(4)指导学生将分数与常模进行比较,合理评价自身的情绪状态。

能力检测

能力检测答案

一、选择题

1.目前最常用的智力高低表示法是(   )。

A. 比率智商　　　　B. 离差智商　　　　C.百分位数　　　　D. 智力年龄　　　　E. 项目数

2. 反映测验工具可靠性的测量学技术指标是(   )。

A. 信度　　　　B. 效度　　　　C.常模　　　　D. 工具　　　　E. 标准

3. 艾森克人格问卷的分量表中,代表情绪稳定性特征的是(   )。

A. E　　　　B. N　　　　C. P　　　　D. L　　　　E. 以上都不是

4. 目前我国最常用的智力量表是(   )。

A.斯坦福-比奈量表　　　　　　　　B. 洛奇-桑代克智力量表

C.韦克斯勒智力量表　　　　　　　　D. 瑟斯顿量表

E.雷特国际操作量表

5. 采用韦克斯勒智力量表,智商(IQ)的结论是"高于平常",其分数为(   )。

A.70～79　　　　B. 80～89　　　　C.90～109　　　　D. 110～119　　　　E. 100～109

6. 一位内科患者向医生诉说自己近来对什么事都没有兴趣,不想与人说话,什么事也不想做,心理评估选择最适合的测验是(   )。

A. SAS　　　　B. SDS　　　　C. SCL-90　　　　D. MMPI　　　　E. EPQ

7. 临床心理评估的基本方法不包括(   )。

A. 观察法　　　　B. 访谈法　　　　C. 调查法　　　　D. 实验法　　　　E. 心理测验法

二、思考题

1.临床心理评估的基本方法有哪些?

2.临床常用评定量表有哪些?

3.心理测验的使用原则有哪些?

(杨玉娟　杨　阳)

第九章 心理干预

学习目标

知识目标

(1)掌握心理干预的概念与心理干预的原则,行为疗法、认知疗法和危机干预的主要方法。

(2)熟悉心理干预的基本过程,心理干预的基本技巧,精神分析疗法、人本主义疗法和焦点解决短程疗法的主要方法。

(3)了解心理干预的分级、分类,支持性心理治疗、表达性心理治疗、暗示和催眠疗法的主要方法。

能力目标

(1)能在临床医疗实践中运用心理干预的基本技巧对患者进行心理支持。

(2)会运用行为疗法、人本主义疗法和认知疗法对患者进行心理干预。

素质目标

(1)养成心理干预者的职业素养。

(2)具备全面看问题的系统观,成为心中有爱的医务工作者。

案例导入

王某,男,46岁,某公司部门经理。平时工作压力大,做事追求完美,个性急躁,易激动。2个月前在家看电视时因胸部疼痛进了急诊室,被怀疑是心脏病发作,观察24 h后,无胸痛等异常症状后出院。回家后胸痛发作2次,伴发心悸、呼吸困难,有濒死感。家人叫了救护车到医院心脏监护室观察1~2天,无异常发现后即出院。本次因患者主动要求做心血管造影入院。入院后,患者心血管造影等检查结果均无明显异常。医生建议由医学心理专家共同参与治疗计划,患者表示自己并不了解心理干预,并怀疑所谓的"聊天"对自己的心脏问题是否有帮助,抱怨没有人告知自己病情相关信息,让自己两个月以来总是莫名恐慌。患者两个月来饮食、睡眠不佳,体重减轻。

请思考:

(1)如何让患者了解什么是心理干预?

(2)如何对该患者实施心理干预?

第一节　心理干预概述

随着医学模式的转变,生物-心理-社会医学模式认为心理因素在疾病的发生发展过程中发挥着重要作用。此外,疾病过程中患者所产生的各种心理反应,对疾病的治疗及康复有着重要的影响。心理干预同药物、手术、理疗等治疗手段一样,是医学治疗的重要手段之一,具有良好的治疗效果。

一、心理干预的相关概念

心理干预(psychological intervention)是指在心理学理论指导下,有计划、按步骤地对一定对象的心理活动、个性特征或行为问题施加影响,使之朝向预期目标变化的过程。

一般认为,心理干预的主要方法包括心理咨询与心理治疗。但随着医学心理学的发展,心理干预的内涵和范围也在不断变化和扩展。心理干预既是包括心理咨询、心理治疗、心理危机干预等各种心理干预手段的总称,还包含了对普通人群、特殊群体及心理障碍患者等多层次干预。例如,针对普通人群进行健康促进的教育,对心理高危人群进行预防性干预,运用心理治疗等手段对已经患有心理障碍的人进行临床干预等。

二、心理干预的分级

随着社会的发展及人们对心理服务需求的增长,心理干预从早期个体治疗发展到群体的多层次干预,包含了对各类人群实施心理健康促进、预防性干预和对有心理障碍的人群实施治疗性干预等三个层次的干预措施。

(一)心理健康促进

心理健康促进(mental health promotion)是指在普通人群中建立良好的心理、行为和生活方式,也称为一级干预。心理健康促进可通过促进积极的行为模式来预防心理问题的发生。

一是在健康人群中普及如何正确应对急、慢性应激的方法,帮助人们建立积极的行为模式,增进积极的心理健康。

二是帮助健康人群增强自我控制感和自我效能感,培养其参与各种有意义活动的能力,包括培养积极的信念或认知方式,如对生活的控制感以及自我效能感。在应激时,这些生活态度和认知模式会促使个体产生更积极的情感反应,从而有利于身心健康。

三是对健康人群开展有针对性的训练(如社交训练等),提升人际交往能力和社会适应性。例如,在中小学校开展社交能力和生活技能的相关训练课程,引导儿童期和青春期的孩子学习一定的社交技能,使其具备解决日常生活问题的能力。

(二)预防性干预

预防性干预(preventive intervention)是指有针对性地采取降低危险因素和增强保护因素的措施。预防性干预可以起到拮抗危险因素的作用,并促进保护因素的形成,从而阻断心理障碍形成和发生的过程,也称为二级干预。预防性干预有三种方式:普遍性干预、选择性干预和指导性干预。

危险因素是导致某一类个体较一般人群易感某种障碍的人格因素或环境因素。危险因素存在于各种情况中,如可能来自个体本身,也可能来自家庭环境、教育经历或社会环境等。各种危险因素之间存在协同作用。某一特定的危险因素会增加多种心理障碍发生的可能性,如父母经常吵架不仅可以导致子女抑郁障碍的发生率增高,也可导致其他行为问题增多。

保护因素与危险因素相反,它是指能使个体发生某种心理障碍的可能性低于一般人群的人格因素、行为方式或环境因素等。保护因素的存在使个人对心理健康危险因素的抵抗力增强,从而降低个体心理障碍的发生率。研究表明,多种个体和环境因素具有保护作用,使心理障碍发生的危险性降低,如积极寻求社会支持、维持良好的社会关系等都有可能减少心理问题发生的风险。

1. 普遍性干预　主要是面向广大普通人群,针对某些导致整个群体发病率增加的危险因素,进行心理教育或宣传性干预。例如,产妇产后抑郁发病率相对增高,预防性干预就可以针对整个产妇群体,普及认知和行为技能教育,以减少抑郁发作的危险。

2. 选择性干预　针对虽然还没有出现心理问题或障碍,但其发病的危险性比一般人群要高的人。例如,单亲家庭的青少年患抑郁症的危险性明显增高,因此应该针对这类家庭的成员实施预防性干预。

3. 指导性干预　干预的对象是有轻微心理障碍先兆和体征的人群。研究表明,有轻度抑郁情绪的人在某些因素的作用下转化为重度抑郁的概率较高。因此,如能预先筛查出已经存在抑郁情绪者,并对其进行干预,能防止重度抑郁的发生。

(三)治疗性干预

对已经出现心理问题或心理障碍的人进行心理干预,也称三级干预。其手段主要是心理咨询和心理治疗。

心理咨询(psychological counseling)是指受过专业训练的咨询者,运用心理学理论和技术,通过语言及非语言的交流,给患者以帮助、启发、教育,使患者改变其认识、情感和态度,解决其在生活、学习、工作等方面出现的问题,促进患者的人格发展和社会适应能力的改善。心理咨询是心理干预的重要组成部分,是实行健康促进、心理教育和心理指导的常用手段。

心理治疗(psychotherapy)是由受过专业训练的治疗者,运用心理学的理论与技术,通过言语及非言语沟通方式对患者的认知、情感、行为等方面给予影响,以消除、矫正或缓解症状,调整患者异常心态与行为模式,促进其人格向健康、协调方向发展的过程。

从定义看,心理咨询与心理治疗有很多相似之处,但也有一定区别,主要表现在以下几个方面。

(1)工作人员不同:心理咨询的工作者是各类心理学工作者和社会工作者,心理治疗的工作者是受过心理学和医学专业训练的临床心理学工作者和医生。

(2)干预对象不同:心理咨询的对象主要是有现实问题或心理困扰的正常人,着重处理一般人遇到的发展性问题,如情绪烦恼、人际关系不良、职业选择和教育求学问题、恋爱婚姻问题、子女教育问题等。心理治疗主要针对有心理障碍的患者,如神经症、心境障碍患者,以及心身疾病和带有心理症状的躯体疾病患者等。

(3)干预目标不同:心理咨询干预目标主要是帮助患者自强自立,充分发挥个人潜能,指导患者自助。心理治疗干预目标侧重促进患者心理障碍的康复、帮助其建设性地且较有效地应对自己的心理问题,或者改善患者的人际关系,提高其社会适应水平,帮助患者更深入地了解自己,进一步促进其人格的改善。

三、心理干预的分类

(一)根据干预对象的多少分类

1. 个体心理干预　个体心理干预是通过心理干预者与患者进行个别谈话来实施的,是心理干预最常见的形式。其优点是针对性强、保密性好,干预效果明显,但干预成本较高,需要双方投入较多的时间、精力。

2. 团体心理干预 团体心理干预是根据患者的问题,按性质将他们分配至不同的小组,干预者对多个患者进行干预。其优点是干预面广、干预成本低,对某些心理问题或心理障碍的效果优于个体心理干预。其不足之处在于难以兼顾每个个体的特殊性。

(二)根据学派理论的分类

心理干预可以分为心理动力学派、行为主义学派和人本主义学派等干预方法。建立在不同学派理论基础上的心理干预方法将在本章第三节中详细阐述。

(三)根据理论模式的分类

心理干预根据其主要学术理论与施行要点,可分为分析性心理干预、认知性心理干预、支持性心理干预、行为性心理干预、人际性心理干预等。

1. 分析性心理干预 以"精神分析"(psychoanalysis)的原理为基础,通过探究患者的深层心理,了解其潜意识中的情绪动机、欲望及精神动态,协助患者增进对自己心理的了解,进一步改善适应困难的心理机制。其特点是把着眼点放在个人的"内在精神"的结构、功能与问题,着重对感情与动机进行分析,并关注自我对现实的适应方式。

2. 认知性心理干预 又称"认知疗法"(cognitive therapy),其主要原理认为,任何情绪或行为反应,均与其认知有密切关系。一个人对自身、他人、事物的看法、观念或想法,都会直接或间接地影响其心情与行为。因此,在治疗的方法上较容易处理"认知"层面,经过对认知上的纠正或更改,可连带改善其情绪与行为。例如,改善个体对自身的看法,其在行为上就能更有信心等。因此,该治疗方法的着眼点在于在认知层面进行修正,故称为认知疗法。

3. 支持性心理干预(supportive psychotherapy) 其主要特点在于干预者与患者建立良好关系,积极地应用干预者的权威、专业知识与关心,来支持患者,使患者能发挥自身潜在能力,度过心情上的危机或避免精神崩溃。支持性心理干预并非旨在帮助患者了解自己的潜在心理因素或动机,而是支持并协助患者去适应目前所面对的现实环境,故称为支持治疗。

4. 行为性心理干预 一般称"行为疗法"(behavior therapy),其原理根据学习心理学,认为对任何行为给予适当的奖赏或处罚,便可调控其行为,既可消除不适应的行为,也可建立所需的新行为。因此,行为疗法不在乎患者的过去,也不用追究不适应行为问题来源,而主要把着眼点放在要更改或消除的行为上,研究如何策划有系统、按程序、适当地给予赏罚,来促使行为改变,产生治疗效果。

5. 人际性心理干预 包括人本主义治疗、婚姻治疗、家庭治疗或团体治疗等,其主要着眼点在人际关系上,包括人与人之间的沟通、权力和分配、角色的扮演、情感与关系、认同与联盟等。其治疗方式强调注重当前的情况,通过实际的练习与操作,来改善夫妻间、家人间或群体间的人际关系。虽然从理论观点上,心理干预可如此划分,但在实际运用操作时,往往可根据需要采用各种理论原理,或可混合采用多种方法。

(四)根据干预的时间长短的分类

根据干预时间的长短,可分为长期心理干预、短期心理干预和限期心理干预等类别。心理干预的期限并无硬性规定,要根据患者接受干预的意愿、所关心问题的轻重与内容,以及干预者的建议等因素来决定。

1. 长期心理干预 治疗周期较长久,可超过三个月,甚至数年。因为治疗的目的不仅在于问题的解决和症状的消失,而且还要改善患者的性格及行为方式,促进心理成长,故所用时间较长。

2. 短期心理干预 干预在短期内完成。可能是 5～6 次或 10 余次的会谈,也可以是为期 2～3 个月的干预。短期心理干预的关键是要明确干预重心,不无限扩大干预范围。

3. 限期心理干预　在干预开始时,干预者与患者共同制订干预计划,对干预期限做出规定,如 5 次、10 次或 2 个月等。这种事先确定干预期限的做法,目的在于让双方在心理上有所准备,对计划有预先的了解与规划,并可针对此约定的期限,双方共同努力以实现干预目标。

四、心理干预者的职业要求

1. 遵守心理干预的职业道德　心理干预者应热爱本职工作,坚定为社会服务的信念,遵纪守法,严格遵守心理干预中的道德准则,清晰了解自己的能力界限和专业职能范围,不做超越自己能力和职能范围的事情,包括保护患者隐私、避免滥用权力、尊重多样性等,确保治疗过程的公正性和有效性。

2. 具备专业的理论知识和技能　心理干预者必须是经过正规培训,掌握了一定的专业理论和技能,具有合法身份的专业人员。如果心理干预者不具备相应的能力和条件,则不能承担心理干预的工作,否则会对患者造成伤害。同时,心理干预者还应不断学习本专业以及心理干预服务所需的有关知识,促进自身的专业发展,提高专业服务水平。

3. 具有良好心理素质　心理干预是一种职业化的服务工作,也是一种充满人性关怀的帮助,心理干预者应具备给予患者关爱的能力,真诚地理解患者,通情达理,具备真诚、接纳、善意启发的能力。还应有豁达的胸怀,尊重不同性别、年龄、职业、民族、国籍、宗教信仰、价值观的患者。要有一定的自我觉察能力,一旦发现自己在工作中可能出现的不适宜行为,要及时转介、寻求督导等,并不断加强自身的修养,不断完善自己,提高自己的心理健康水平。

第二节　心理干预的实施

一、心理干预的原则

心理干预是一项专业性很强的技术,其有效发挥受到很多因素的影响和制约。因此,实施心理干预必须严格遵循心理干预的基本原则,否则将很难达到预期效果。虽然不同干预者对心理干预的实践和认识有所不同,但治疗的基本原则却大同小异。

1. 信赖性原则　这一原则是指在心理干预过程中,干预者要以真诚一致、无条件的积极关注和共情与患者建立彼此接纳、相互信任的治疗联盟,以确保心理干预顺利进行。真诚一致对干预者而言就意味着以真实的自我面对患者,做一个可信的人。干预者的真诚会使患者变得诚实和自然,患者会以一种开放、信任和毫无保留的方式表达自己的想法和感受。

信赖性原则的实施要求干预者让患者了解心理干预的程序、方法、要求、费用以及阶段性或长期可能产生的正面影响与负面影响,充分尊重患者的选择。对超出干预者能力和范围的患者,干预者应将其转介。在转介时,干预者应该向患者诚恳地说明理由,如实介绍所转介的干预者情况并提供相关的资料。在实施信赖性原则时,要尽可能避免双重关系的发生。所谓双重关系指干预者与患者之间发生的超越职业界限的非治疗关系,比如商务关系、金融关系或社会交往等。双重关系会破坏治疗同盟,削弱干预者的职业客观性、治疗能力或治疗效果。

2. 整体性原则　这一原则是指在心理干预过程中,干预者要有整体观念。患者的任何一种心理和行为问题都不是孤立存在的,而是和他整个身心活动联系在一起。因此,干预者要对患者的心理问题进行全面的考察和系统的分析。在实施心理干预的过程中,针对患者心理的各个方面,综合运用各种治疗技术和方法,满足其不同层面的心理需求,必要时还可以与临床医生配合,适当使用药物,这都是整体性原则的体现。

3.发展性原则　这一原则是指在心理干预过程中,干预者要以发展的眼光看待患者的问题,不仅在问题的分析和本质的把握上,而且在问题的解决和效果的预测上都要具有发展的观念。在心理干预过程中,患者的需要、动机、态度、情绪情感、思维方式、对问题起因的看法、对事件后果的预测及行为表现,总是随着治疗的进程不断发生变化。如果干预者能用发展的眼光捕捉到患者细微的变化,因势利导或防患于未然,就会使治疗进程向着好的方向顺利发展。

4.个性化原则　这一原则是指在心理干预过程中,干预者既要注意患者与同类问题者的共同表现和一般规律,又不能忽视每个患者自身的具体情况,不能千篇一律地处理问题。也就是说,每个心理干预方案都应具有其特殊性,不能雷同。

5.中立性原则　这一原则要求干预者在心理干预过程中保持中立的态度和立场。如果在干预过程中,干预者以自己的价值取向作为考虑问题的参照点或以某种固定的价值取向作为判断是非的参照点,就容易影响对事件判断的客观性,把个人情绪带入干预之中,丧失应有的中立态度。干预者对治疗中涉及的各类事件均应保持客观、中立的立场,不把个人的观点强加于患者。只有这样,干预者才能对患者的情况进行客观分析,对其问题有正确的了解并有可能提出适宜的处理办法。

6.保密性原则　这一原则要求干预者尊重患者的权利和隐私。由于心理干预的特殊性和患者对干预者的高度信任,他们常常把自己从不被人知道的隐私倾诉出来。这些隐私可能涉及个人在社会中的名誉和前途,或牵扯到与其他人的矛盾和冲突,若得不到保护和尊重,会造成恶劣影响。

扫码看视频:
心理干预的原则

二、心理干预的基本过程

实际的心理干预过程会因不同的患者而千变万化,但不管什么样的心理干预都会按照一定的程序进行。虽然不同的心理干预理论的目标、方法等有所不同,但实际操作的基本过程大致相同,包括初期、中期和后期三个阶段。每个阶段各有不同的任务。初期主要是与干预对象建立良好的关系,开展评估以及制定干预方案;中期主要是帮助患者改变不良认知、情绪和行为,建立新的适应性认知、情绪和行为模式;后期主要是处理结束治疗所产生的问题及帮助迁移和巩固治疗所获得的成果。

1.初期阶段　初期阶段的主要任务是建立治疗关系、收集信息、评估和确认问题及制定干预方案。实施治疗的一个先决条件是激发患者的动机,使其与干预者建立相互信任的治疗关系。帮助患者认识到自己是干预过程的积极参与者,有责任提供信息并完成干预期间的作业与练习,以及共同确立合适的治疗目标。在初期阶段的会谈中,干预者通过面谈、观察、问卷、心理测验、生理心理评估、医学检查等多种方法收集临床资料,用于了解患者的主要心理问题,并进行诊断、制定干预方案并签署治疗协议。

2.中期阶段　中期阶段通常在心理干预中占的时间最长。干预者的主要任务是依据干预方案,采取适宜的干预措施帮助患者解决心理问题,达到预期的干预目标。所谓适宜的干预措施,是指针对目标行为、患者需要并能接受的且干预者能熟练实施的措施。实施干预的过程并非一帆风顺,常常会遇到阻抗或干扰,这些阻抗或干扰会成为患者不愿意参与其中或中断干预的原因。阻抗是指患者在治疗中表现出勉强和矛盾的态度,使治疗产生了停滞或中断。它由许多原因引起,如担心自己的患者身份或想改变自己潜在的忧虑(治疗阻抗),难以改变的、根深蒂固的人格类型(性格阻抗);对讨论的主题感到不快(内容阻抗);不愿表达对干预者的情感(移情阻抗)等。干预者需要找到继续进行干预的方法或者突破这些阻抗,同时也可以利用阻抗,因为阻抗提供了有关患者的人格类型、潜在态度、焦虑源等方面的信息。

3.后期阶段　干预的后期阶段是处理结束干预所产生的问题并帮助患者迁移和巩固干预的效果。虽然我们强调患者做自己的干预者,但随着干预即将结束,患者可能还会怀疑自己能否独

Note

立前行。同时,患者还会因干预结束要与干预者分离而感到难过、害怕,干预者也可能出现分离性焦虑。干预者应谨慎从事,既不要超越干预的界限,也不要把结束作为联系的终结。延长干预的间隔时间、偶尔通信联络、定期回访等会减轻患者对结束的恐惧,也为后续的评估提供了机会。

三、心理干预技术

心理干预技术是指为了实现心理干预目标而使用的具体方法和程序。以下我们将介绍几种基本的干预技术。

(一)倾听技术

倾听是指干预者借助言语或非言语的方法和手段,使患者能详细叙述其所遇到的问题,充分反映其所体验的情感,完全表达其所持有的观念,以便干预者对其有充分、全面的了解和准确把握的过程。倾听是心理干预的第一步,它不仅是了解情况的必要途径,也是建立良好的治疗关系和给予患者帮助的手段。倾听需要以接纳为基础,积极地听、认真地听、关注地听,并在倾听时适度参与。倾听并非仅仅是用耳朵听,更重要的是要用心去听,去设身处地地感受患者的体验。倾听不但要听懂患者通过言语、行为所表达出来的东西,还要听出患者在交谈中所省略的和没有表达出来的,甚至患者本人都没有意识到的心理倾向。倾听不单是听,还要注意思考和感悟患者所讲述的事实、体验的情感和持有的观念等。

(二)提问技术

通常提问方式有两种,一种是开放式提问,另一种是封闭式提问。

开放式提问通常没有预设的答案,患者不能简单用一两个字或者一两句话来回答,而是需要做出解释、说明或补充材料。开放式问题常以"什么""怎样""为什么"等形式发问。开放式提问应建立在良好治疗关系的基础上,不然可能使患者产生一种被询问、被窥探、被剖析的感觉,进而产生抵触。开放式提问一般在收集资料时使用,其目的在于了解和掌握患者的问题、原因、程度、有关具体事实、情绪反应、看法和推理过程等。

封闭式提问是指心理干预者事先对患者的情况有一种固定的假设,而期望得到印证这种假设正确与否的回答。封闭式提问通常以"是不是""要不要""有没有""对不对"等形式发问,而患者多以"是""否"或其他简短的语句作答,如"你读了多少年的书?""你的困扰有多长时间了?"答案应该是一个具体的数字范围,"你结婚了没有?"答案只能是结了或没结。其目的在于澄清事实、缩小讨论范围或集中探讨某些特定问题。另外,提问时要注意问句的方式、语气语调,要循序渐进地进行。封闭式提问一般不能过多使用,否则可能使患者陷于被动回答之中,自我表达的愿望和积极性会受到压制。因此在干预中,通常把封闭式提问与开放式提问结合起来,效果会更好。

(三)鼓励技术

鼓励是指干预者通过言语或非言语等方式对患者进行鼓励,促使其进行自我探索和改变的技术。其作用是表达干预者对患者的接纳,对所叙述的事情感兴趣,希望按此内容继续谈下去。所用的技巧就是直接地重复患者的话或说出一些肯定、赞许的话,如"嗯""好,讲下去""还有吗"等,以及点头微笑强化患者叙述的内容。还可以是非常明确的语言,如"通过三次的治疗,你已经解决了一部分问题,通过努力,你可以做得更好"。目的在于:①鼓励或培养患者表达;②营造促进沟通、建立关系、解决问题的氛围;③支持患者去面对并超越心理上的挣扎;④建立信任的沟通关系。干预者对患者所述内容的某一点、某一方面进行选择性关注,可引导患者朝着某一方向做进一步深入的探索,这是鼓励的另一个功能。

(四)内容反应与表达技术

内容反应,也称释义或说明。内容反应技术是指干预者把患者陈述的主要内容经过概括、综合与整理后,再用自己的言语反馈给患者,以达到加强理解、促进沟通的目的。干预者选择患者所表达的实质性内容,用自己的语言将其表达出来,最好是引用患者言谈中最有代表性、最敏感、最重要的词语。例如,患者:"我感觉鼻子不通畅,喘不过气来,到处检查,医生说鼻中隔偏曲,问题不大,但我确实很难受,也很苦恼。"干预者:"你感觉喘不过气来,很难受,但医生检查说没多大问题,是这样吗?"内容反应使患者有机会再次剖析自己的困扰,重新组合那些零散的事件和关系,深化谈话的内容。

内容表达技术指干预者传递信息、提出建议、提供忠告、给予保证、进行解释和反馈,以影响患者,促使患者实现干预目标。例如干预开始阶段,干预者解释心理治疗是什么,解决什么问题,怎样解决等。内容表达技术与内容反应技术不同,前者是干预者表达自己的意见,而后者则是干预者反映患者的叙述。

(五)情感反应与表达技术

情感反应是干预者把患者所陈述的有关情绪、情感的主要内容,加以概括、综合与整理后,再用自己的言语反馈给患者,以达到加强对患者情绪、情感的理解,以及促进沟通的目的。它与内容反应很接近,不同的是内容反应主要是将患者所谈内容进行反馈,而情感反应则着重于患者的情绪反馈。例如,患者:"我感觉鼻子不通畅,喘不过气来,到处检查,医生说鼻中隔偏曲,问题不大,但我确实很难受,也很苦恼。"干预者:"医生检查说没多大问题,你很苦恼,也很茫然,是这样吗?"它的作用是澄清事件背后隐藏的情绪、推动对感受及相关内容的讨论。要想捕捉到患者的情感并做出准确的反应,关键在于干预者要真正进入患者的内心世界,与他的情感产生共鸣。

情感表达技术就是干预者将自己的情绪、情感及对患者的情绪、情感等告知患者,以影响患者。情感表达技术的作用是通过情感的表达,促进患者的探索和改变,促使心理干预顺利进行。情感表达和情感反应不同,前者是干预者表达自己的喜怒哀乐,而后者是干预者将患者的情感内容整理后进行反馈。

情感表达的目的是为患者服务,而不是为了反应而反应,或者为了自己的表达、宣泄。因此,其所表达的内容、方式应有助于干预的进行。如"看到你经过三次干预,已经找到了自己的问题所在,而且已经发生了明显的改变,我为你的变化感到高兴。"此时干预者明显地通过情感表达,对患者进行鼓励。干预者应该注意,一般只对患者做正性情感表达,如"我很欣慰你做出了积极的选择",而不能做负性情绪的表达,如"你虽然明白了自己的问题所在,但经过五次干预,你没有主动解决问题,我很生气。"这样的情感表达只能阻碍干预而不是促进。当然,为表达共情时的负性情感表达除外,如"听到你如此惨痛的遭遇,我也为你感到难过。"干预者通过情感表达,理解患者,表现出共情。正确使用情感表达,既能体现对患者设身处地地理解,又能传达自己的感受,为患者做出示范,易于促进患者的自我表达。

(六)面质技术

面质即干预者运用言语描述患者感受、想法和行为中存在的明显差异、矛盾冲突和含糊的信息,并当面质疑。常见的矛盾有患者的言行不一、理想与现实不一致、前后言语不一致以及干预者和患者意见不一致等。面质的目的在于:①协助患者对自己的感受和信念、行为及处境进行深入了解;②激励患者消除有意或无意的防御、掩饰心理,面对自己、面对现实并进行富有建设性的活动;③促进患者实现言语与行为、理想自我与现实自我的统一;④使患者明了自己潜在的能力、优势并善加利用。虽然面质是一种必要的治疗技术,但因其具有一定的威胁性,因此使用时务必谨慎、适当。

(七)解释技术

解释即依据一种或几种理论、某些方面的科学知识或个人经验对患者的问题、困扰、疑虑进行说明,从而使患者从一个新的、更全面的角度来审视自己和自己的问题,并借助新的观念和思

Note

想加深对自身行为、思想和情感的了解,产生领悟,促进改变。解释技术是心理干预技术中最复杂的一种,它是从干预者自身出发,同时主要针对的是患者隐含的信息,即患者没有直接讲出或没有意识到的那部分内容。主要包括:问题及其性质,问题的主要原因及演变过程,干预的过程及原则等。

(八)共情技术

"共情"一词在心理学各理论流派中有不同的称谓或译法,如"共情""投情""神入""同感心""同理心""通情达理""设身处地"等。共情技术指心理干预者对患者内心世界的理解及体验,具体含义包括:第一,心理干预者通过患者的言行,深入对方内心去体验他的情感与思维;第二,心理干预者借助于知识和经验,把握患者的体验与其经历和人格之间的联系,更深刻地理解患者的心理和具体问题的实质;第三,心理干预者运用倾听、鼓励、情感表达和反应、内容表达和反应等心理干预的技巧,把自己的共情传达给对方,表达对患者内心世界的体验和所面临问题的理解,影响对方并取得反馈。

在心理干预中,共情具有重要的意义:心理干预者通过共情,能够设身处地、准确地理解患者,把握患者的内心世界;共情使患者感到自己是被理解、被接纳的,从而促进良好医患关系的建立;共情促进患者进行深入的自我探索,促进其自我表达,促进患者深入、全面、准确地认识自我,也促进心理干预双方彼此的理解和更深入的交流。此外,心理干预中某些患者迫切需要理解、关怀,迫切需要情感倾诉,共情可以直接起到明显的助人效果。

心理干预者对患者表达共情,需要理解和掌握以下几点。第一,心理干预者视角需要转变,务必要从患者的角度而不是自己的角度看待患者及其存在的问题。第二,共情的基础不是与患者有相似的经历和感受,而是要设身处地地理解患者及其问题。第三,表达共情不能一视同仁,而是因人、因事而异,视情况而定。第四,表达共情应把握时机,共情应该适度,才能恰到好处。第五,表达共情要善于实现心理干预者与患者之间的角色转换,不要因共情沉浸在患者角色体验中而忘了干预者的角色,共情是体验患者的内心"如同"体验自己的内心,而非"就是"。第六,表达共情还应善于使用躯体语言,注重姿势、目光、声音、语调等的表达。第七,表达共情应考虑患者性别、年龄、文化习俗等特征。第八,当心理干预者不太肯定自己的理解是否准确、是否达到共情时,可使用尝试性、探索性的语气来表达,请患者检验并做出修正。

第三节　心理干预主要方法及临床应用

一、精神分析疗法

(一)概述

精神分析疗法(psychoanalysis therapy)也称动力性心理治疗,由弗洛伊德创立。该理论认为心理冲突是疾病产生的原因,人的早年心理冲突会存在于潜意识中,在一定条件下(如精神刺激、素质因素等)这些潜意识的心理冲突会转化为各种症状(如心身疾病等)。精神分析疗法的目的是帮助患者将压抑在潜意识中的各种心理冲突带入意识中,使潜意识的内容意识化,让患者领悟症状与心理冲突之间的关系,重新认识自己,并改变原有的行为模式,从而达到治疗的目的。

(二)主要方法

1. 自由联想　自由联想(free association)是精神分析疗法的核心技术。干预者鼓励患者毫无保留地诉说出任何浮现在大脑中的内容,无论这些内容是荒谬的、奇怪的、羞耻的、不合逻辑的。一般而言，干预者往往鼓励患者回忆从童年起所遭遇的一切经历或创伤，从中发现与疾病有关的因素。通过自由联想，患者无意识的大门不知不觉地被打开，无意识里的心理冲突浮现至意识领域，干预者对患者所讲述的信息进行分析后，发现患者的内心冲突，并使之有所领悟，从而建立新的思维方式。

2. 移情分析

移情(transference)是指患者将对过去生活中某个重要人物的感情、态度和正性及负性幻想无意识地转移到干预者身上，并相应地对干预者做出反应的过程。发生移情时，干预者成为患者某种情绪体验的替代对象。

正移情(positive transference)指把干预者当成过去喜欢、思念、热爱的对象。负移情(negative transference)指把干预者当成过去憎恨、敌对、厌恶的对象。反向移情(countertransference)指干预者将自己过去的情感转移到患者身上。

出现移情是心理治疗过程中的正常现象，面对患者的移情，干预者应保持清醒、冷静的头脑，不被移情困惑和过度卷入。精神分析疗法认为患者在治疗过程中都会产生移情，透过移情，干预者可具体观察到患者对他人的情感问题，这个"他人"通常是在患者生命中起重要作用的人。干预者应鼓励患者宣泄自己压抑的情绪，充分表达自己的思想感情和内心活动。患者在充分宣泄情绪后会感到放松，再经过干预者的分析得以领悟后，心理症状会逐渐化解。

3. 阻抗分析

阻抗(resistance)通常指患者以某种方式避免讨论核心问题，避免改变或痊愈。弗洛伊德认为阻抗是不可避免的，几乎所有患者在治疗过程中都会出现阻抗，这是因为患者对于改变具有矛盾的情感，因此会以某些方式表现出对抗改变。阻抗的本质是患者不愿把压抑在潜意识中的内容带到意识层面。

阻抗的表现形式多样，可以是言语的、非言语的，甚至是行动上的。常见的有沉默、寡言、赘言；进行理论交谈、情绪发泄、关注小事；出现健忘、顺从、控制话题；不履行咨询安排(到得太晚或太早、延付费用、不完成家庭作业)等。

干预者的任务是向患者解释其阻抗的方式、阻抗的内容以及阻抗的原因。阻抗最直接的原因是避免痛苦的情感，而情感的背后是被压抑的本能冲动或早期经历。干预者首先要指出患者的阻抗，让患者意识到自己的阻抗，然后在适当的时机，与患者探索阻抗的内容及原因。

4. 释梦 精神分析理论认为，梦是潜意识欲望和冲动的体现，通过梦的分析可以揭示个体的潜意识内容，包括压抑的愿望、冲突和焦虑。梦分为隐梦和显梦两种。患者讲述的梦，即知觉到的梦，实际上是具有象征意义的显梦，而真正影响人的精神活动的无意识内容则经过化妆、变形存在于隐梦中。为寻找梦的隐义，则需要剥开显梦的层层化妆，这就是干预者对梦进行分析、解释的工作。为了更准确地释梦，干预者通常要求患者把梦中不同的内容进行自由联想，以便发掘梦境的真正含义。

(三)临床应用

精神分析疗法在临床上主要用于治疗各种神经症患者、某些人格障碍者、心境障碍者以及具有心身疾病某些症状的患者。该疗法因疗程长、费用高，且理论难以被充分证实、缺乏评判标准、结果难以重复等，已受到诸多批评。经典的分析操作方法如今也较少使用。但某些经过修正的新精神分析疗法在时间上已有所缩短，且增加了对社会文化因素与疾病和症状之间关系的分析。

二、行为疗法

(一)概述

行为疗法(behavior therapy，BT)主要根据行为主义的学习理论来认识和治疗心理行为问题，这些理论涵盖经典的条件反射、操作性条件反射以及模仿学习的原理。行为疗法认为人的行

Note

为是通过学习获得的,异常行为也是通过学习得到的,要改变异常行为,必须根据学习理论,通过观察、模仿、强化等学习方式来获得新的适应性良好的行为。

与其他心理治疗方法相比,行为疗法更注重对患者的病理心理及有关功能障碍进行行为方面的确认和分析,更注重明确治疗目标和制定相应的干预措施。

(二)主要方法

1. 放松训练　放松训练对于应对紧张、焦虑、不安、气愤的情绪及相应情境非常有效,可以帮助个体振奋精神、恢复体力、消除疲劳、稳定情绪。放松训练一般包括腹式呼吸放松法、想象放松法和渐进式肌肉放松法。

(1)腹式呼吸放松法。

①定义:腹式呼吸也称横膈膜呼吸,即常说的深呼吸。腹式呼吸一般包括三个步骤。第一步:吸气,缓而深,感受气流顺着气管、支气管到达肺部,膈肌收缩,横膈膜下降。第二步:屏气,在舒服的情况下尽可能多屏息一会儿。第三步:呼气,缓而长,使身体完全放松。

②技术要点:胸部保持不动,腹部活动。初学者可以将双手中指对齐放于小腹,吸气时肚子鼓起,两个中指自然分开;呼气时,缓而长,中指自然合并。可以总结为一句话:吸气和呼气各持续 5 s,中间屏气时间尽量长。

③指导语:详见附录十。

(2)想象放松法。

①定义:想象放松法又称美好场景放松法、意念训练法,即通过引导个体想象其经历过的或能想象到的最令其放松的场景,使其产生身临其境之感,从而达到放松的目的。

②技术要点:最放松的场景会因人而异,具有个体差异性,一般较多为海边、草原、高山和森林等。利用多感觉通道强化放松体验:在想象过程中,可利用多感觉通道,如视觉、听觉、嗅觉、味觉、触觉、本体感觉等强化身临其境的感受,从而达到放松的目的。

③指导语:放松场景以"森林"为例,详见附录十。

(3)渐进式肌肉放松法。

①定义:渐进式肌肉放松法的本质是增强对肌肉的感知觉,并依次使身体达到比正常水平更深程度的躯体放松状态,从而引发自主神经系统的变化,从而达到放松的目的。渐进式肌肉放松法是一种逐步、有序地使肌肉先紧张后放松的训练方法。

②技术要点:选择一个舒服的姿势,应在安静的环境中进行,光线不要太亮,尽量减少无关刺激;放松的顺序一般是"手臂部—头部—躯干部—腿部";每一部分肌肉放松包含 5 个步骤,即集中注意、肌肉紧张、保持紧张、解除紧张和使肌肉松弛。

③指导语:详见附录十。

2. 强化法　对某种行为给予奖励或惩罚即为强化。强化法建立在操作性条件反射理论基础上,通过强化,可塑造、保持、增强某种行为,也可减弱、消除某种行为。因此,强化有正强化(给予一个好刺激)、负强化(去掉一个坏刺激)、正惩罚(施加一个坏刺激)、负惩罚(去掉一个好刺激)之分。常用的强化法有代币法和消退法。

(1)代币法:就是以替代钱币的筹码来奖赏患者的适应性行为,此筹码可换取一定的实物奖励,这属于正强化。代币可以是小红旗、奖牌、小红花、兑换券等。代币法可用于培养儿童良好的行为习惯,也可用于精神障碍患者适应行为的训练。

(2)消退法:对患者的不适应性行为不予注意,不给予强化,使其减弱或消退。例如,幼儿以哭闹来引起父母的注意,若父母坚决不予理睬,幼儿哭得没趣,自己会停止哭闹。这就是对儿童的某些非适应性行为不予注意,不予强化,会使其停止。若给予强化,不论是正强化或负强化,都可能使这些行为固化。

Note

3. 系统脱敏疗法　由美国学者沃尔普创立,用于治疗焦虑和恐惧的患者。其基本原理是当引起焦虑、恐惧的刺激物出现时,让患者身体放松以抑制焦虑、恐惧的反应,逐渐削弱直至最终切断刺激物与焦虑、恐惧的条件联系,即运用放松技术拮抗刺激引起的条件性焦虑(恐惧),实质是一种交互抑制。具体操作步骤如下。

(1)放松训练:让患者学习一种自我放松技术(通常为渐进式肌肉放松),以便在焦虑恐惧情境出现时能主动地运用自我放松来抗衡。患者首先在治疗室练习放松训练,后将其作为家庭作业在家练习。

(2)制定焦虑情境等级表:收集患者的症状史和有关心身状态的应激史,找到与患者的焦虑恐惧情绪有关的各种刺激、事件和情境。干预者与患者一起划分引起患者焦虑恐惧的各个具体情境和主观体验程度(SUD),并按照由弱到强排列成等级次序表。

(3)脱敏训练:干预者按照等级表上焦虑情境由弱到强的次序,引导患者在深度放松状态下,想象自己身临等级表上的每一情境,如患者能保持放松状态,则能达到对每一组情境所致焦虑的去条件化。如此,去条件化过程由轻到重逐步进行,从而使患者能对整个焦虑情境不再过敏。反之,则需在这一等级反复训练直至患者能轻松应对。

4. 满灌疗法　又称冲击疗法。不同于系统脱敏疗法的逐级脱敏,该方法将患者置身于最为强烈的焦虑情境或想象情境中,不允许患者逃避,并保持一段时间,达到消除患者对某刺激的焦虑或恐惧反应的目的。但该疗法对于某些患者常难以接受,也可能出现强烈反应而导致意外事件发生,如心肌梗死、脑梗死、昏厥等。因此,满灌疗法运用时应慎重,因对象而异。

5. 厌恶疗法　指厌恶刺激(如电击、催吐剂、体罚、厌恶想象等)附加在某一问题行为反应之后,以抑制和消除该问题行为。每次当问题行为出现时,及时实施让其身体不舒适、痛苦的厌恶刺激,促使个体回避问题行为。因此,运用该疗法时,应让厌恶刺激必须与问题行为同时出现,且有足够的强度使患者产生痛苦(尤其是心理上的痛苦,而非生理上的痛苦),并持续较长时间,否则难以见效。

(三)临床应用

行为疗法主要适用于焦虑障碍、心境障碍、某些心身疾病(如高血压、慢性疼痛和失眠等)和不良行为习惯(如吮吸手指、咬指甲、口吃、遗尿、抽动症等)的矫正,同时也适用于品行障碍、注意缺陷与多动障碍、孤独症谱系障碍及精神发育迟滞等。

三、人本主义疗法

(一)概述

人本主义疗法(humanistic therapy)主要以罗杰斯的自我理论为基础发展形成的。该理论认为,个体自我概念中的冲突和矛盾是导致心理异常的原因。自我概念的形成来源于个人的主观经验和他人的客观评价,当二者不一致时,就会产生心理冲突。心理治疗旨在促进和协助患者依靠自己的能力解决问题,而干预双方共同营造的成长性氛围才是治疗工作的核心。通过创设温暖、尊重、真诚的人际关系,协助患者重新认识自我,重建真实的自我概念,向着自我实现的方向发展。患者的成长与三个核心条件有关,分别为真诚、无条件积极关注和准确共情。

(二)主要方法

1. 真诚　真诚是指在心理咨询过程中,干预者以"真正的我"呈现,没有防御和伪装,表里如一、真实可信地置身于与患者的关系之中。

(1)真诚的构成:①支持性的非言语行为,包括目光接触、微笑及朝向患者倾身而坐。②角色行为,即不过分强调干预者的角色、地位或权威。③一致性,意味着干预者的言行和情感相辅相成、保持一致。④自发性,即在没有刻意或做作的行为情况下自然地表达自己的能力。

Note

(2)真诚地表达:伊根提出5种表达方式。①走出角色,干预者很容易利用其专业角色来避免个体卷入,这其实是一种防卫反应,会造成不必要的情感距离,甚至使患者感到害怕或不满。②多一点自主性,少一点瞻前顾后,即在没有刻意行为或者没有仔细思考怎么做或说的情况下自然表现出来。③不设防,避免防御反应。④表里一致,要求干预者的言、行和情感要协调一致。⑤分享自我,愿意自我揭示。

2.无条件积极关注 罗杰斯这样界定无条件积极关注:对其作为具有无条件的自我价值的人的一种温暖关注——无论他的条件、行为或情感如何,他都有价值。伊根认为无条件积极关注有4个组成部分:①承诺,意味着干预者愿意与患者一起工作,并对此感兴趣。②理解,当干预者试图理解患者并十分关注他们的问题时,患者就会感觉受到了尊重。③非评判的态度,是干预者不评判患者的行为或动机,避免谴责或宽恕患者的想法、情感或行为的能力,也可被描述为无条件或无保留地接受患者,但并不意味着干预者要支持或同意患者所说或所做的一切。④表现出能力与关怀,即采取措施以确保自身具备专业能力,能够帮助患者。

3.准确共情 准确共情是人本主义疗法的关键点,是促进和支持患者进行自我探索的核心。准确共情是指干预者感同身受、设身处地地去理解、体验患者的情绪和感受,并把这种理解准确表达给对方。具体步骤如下:①干预者要借助患者的言谈举止,深入对方内心去体验他的情感、思维。②干预者借助于知识和经验,把握患者的体验与他的经历,更好地理解问题实质。③干预者把自己的"通情达理"传达给对方,以影响对方并取得反馈。共情表达可以用一个公式来概括,即"内容反应(事件)+情感反应(对患者的情感反应)+患者的看法(患者的需要)"。

(三)临床应用

人本主义疗法在某种程度上对所有人都适用,目前已广泛应用于焦虑、心身问题、人际问题、酗酒、癌症等临床心理问题,以及个体、团体与家庭治疗、危机干预等临床治疗领域。

四、认知疗法

(一)概述

认知疗法的基本观点是人的情绪和行为是思维方式和信念所驱动的,歪曲的认知是导致许多心理问题的根源。因此,认知疗法的主要着眼于患者的认知,努力挖掘患者隐蔽的、歪曲的不合理认知,通过训练和指导来纠正其不合理认知,达到消除症状、改善情绪和行为、促进个体社会适应的目的。

20世纪50年代,美国心理学家艾利斯提出了理性情绪行为疗法,这种疗法当时并没有引起心理学界的注意。20世纪60年代,随着心理学家贝克采用认知疗法治疗抑郁症并获得成功后,认知疗法开始受到人们的关注。当时,行为疗法也开始发生转变,人们越来越多地发现行为主义理论难以解释所有人类的行为,且用单纯的行为疗法难以达到较好效果,行为疗法相关研究人员也开始注意到个体内隐的思维过程对行为的影响。两种治疗观点不谋而合,于20世纪70年代发展成为认知行为疗法(cognitive-behavioral therapy,CBT)。

(二)理性情绪行为疗法

1.概述 理性情绪行为疗法(rational emotive behavior therapy,REBT)理论基础为艾利斯提出的 ABC 理论,人的情绪困扰、行为结果不是由某一诱发性事件(activating events)所引起,而是由经历这一事件的个体对这一事件的认知评价(beliefs)所导致的,即 ABC 理论。治疗的核心是对不合理信念加以驳斥和辩论(disputing),使其转变为合理的信念,最终达到新的情绪及行为疗法效果(effects)。这样,原来的 ABC 理论就进一步扩展为 ABCDE 的治疗模型。

2.常用技术

(1)与不合理信念辩论:理性情绪行为疗法最常用最具特色的方法,又称苏格拉底的辩证法、

"产婆术"的辩论技术。其方法是让患者说出他的观点,然后依据他的观点进一步推理,最后引出谬误,从而让患者认识到自己先前思想中不合理的地方,并主动加以矫正。干预者的提问应具有明显的挑战性和质疑性的特点,其内容紧密围绕患者信念的非理性特征。通常采用两种提问形式:①质疑式提问。如"你有什么证据能证明你的观点?""你是否认为凡事都应按你的想法去做才对呢?"②夸大式提问。如一位有社交恐怖症的患者说:"别人都看着我。"干预者可以问:"是否别人都不做任何事情只围着你看?",直截了当或夸大地挑战患者信念的不合理之处,促使其与干预者辩论,在辩论中逐渐认识自己信念的非理性、不现实性、不合逻辑性,逐步动摇直至放弃不合理信念,以理性信念取代非理性信念。

（2）合理情绪想象技术:指在干预者的指导下,帮助患者进行想象的技术。具体分为三步:①让患者在想象中进入产生过不适当的情绪反应或自感最受不了的情境之中,并体验在此种情境下的强烈情绪反应。②帮助患者改变这种不适当的情绪反应并体会适度的情绪反应。③停止想象,让患者讲述他是如何想的,情绪有哪些变化。对患者情绪和观念的积极转变,干预者应及时给予强化,并补充其他相关的合理信念。

（3）认知家庭作业:实际上是干预者和患者之间会谈的延伸,即让患者在完成作业的过程中,更好掌握会谈中的内容,并学会和自己不合理的信念进行辩论。主要形式如下:合理情绪治疗自助量表（RET self-help Form）,见表 9-1,实际上是患者自己进行 ABCDE 工作的过程;合理的自我分析（rational self-Analysis，RSA）,与 RET 自助表基本类似,也是要求患者报告 ABCDE 各项,但报告重点要以 D 即与不合理信念的辩论为主。

表 9-1　RET 自助量表

（A）诱发事件（紧临我感到情绪困扰或产生自损行动之前发生的事件、思想或感受）:

（B）信念（导致我产生情绪困扰或自损行为的非理性信念（irrational belief，IB））:

（C）后果或情况（在我身上出现的,也是我想要改变的情绪困扰或自损行为）:

（D）辩论（与每一个圈出的非理性信念辩论）:例:"为什么我必须干得非常棒?""哪儿写着我是个笨蛋?""何以证明我必须受人赞赏?"

（E）有效的理性信念（取代非理性信念的理性信念（rational belief，RB））:例:"我希望干得很棒,但并非如此不可。""我是个行动有些差劲的人,但我这个人不是笨蛋。""尽管我喜欢受人赞赏,但没有理由必须如此。"

续表

1.我必须干得棒或非常棒！ 2.如果我做事蠢笨,我就是个笨蛋或一无是处的人。 3.我必须受到我看中的人的赞赏。 4.如果我被人拒绝,我一定是个不好的,不可爱的人。 5.为什么老天总是待我不公平,总是不满足我的要求！ 6.老天一定要惩罚那些无德的人,否则就没有天理良心。 7.人绝不能辜负我的期望,否则就太可怕了。 8.我的生活为什么就不能够一帆风顺,没有麻烦呢？	9.对真正糟糕的事和难以相处的人,我不能忍受。 10.当遇到重大的不顺心的事时,那是极其糟糕可怕的。 11.生活中若遇到的确不公平的事,我不能忍受。 12.我必得被我看中的人所爱。 13.我必须总是心想事成,否则就必然要感到痛苦伤心。 补充的非理性信念： 14. 15. 16. ……

(F)感受和行为(我获得了自己的理性信念之后感受到的)：

备注:我将在大量场合做出很大努力,有力地对重复我的有效理性信念,这样我就能使自己在现在减轻情绪困扰,在将来减少自损行为。

3.治疗过程

(1)心理诊断:首先干预者要与患者建立良好的关系,帮助患者建立自信心;然后找到患者所关心的各种问题,从其最迫切希望解决的问题入手;最后向患者介绍 ABC 理论。

(2)领悟:主要帮助患者认识到自己不适当的情绪和行为表现或症状是什么,找到产生这些症状的原因,即不合理的信念。

(3)修通:干预者主要采用辩论的方法动摇患者非理性信念,通过反复不断的辩论,帮助患者明确什么是合理信念,什么是不合理信念,并用合理信念取代不合理信念。这一阶段是本疗法最重要的阶段,治疗时还可采用合理情绪想象技术、认知家庭作业等方法。

(4)再教育:治疗的最后阶段,为了进一步帮助患者摆脱旧有思维方式和非理性信念,还要探索是否还存在与本症状无关的其他非理性信念,并与其辩论,让患者学习并逐渐养成与非理性信念进行辩论的方法。

(三)贝克认知疗法

1.概述 贝克认知疗法与 REBT 相似,都是帮助患者以合理的信念替代不合理的信念,从而最大限度地减少不合理的信念给情绪带来的不良影响。但是贝克认知疗法让患者把信念视作假设性的命题,然后患者通过收集反驳/支持的证据来检验假设的正确性。与之相反,REBT 主要依靠直接的指导、说服和逻辑辩论来挑战扭曲的信念。

2.常用技术

(1)识别自动化思维:自动化思维指个体处于一些情境中时迅速流过头脑的判断、推理和思维,通常是简洁的、稍纵即逝的,且大部分时间个体意识不到。自动化思维的内容通常消极且不合理。识别自动化思维最常用的方法是记录思维,即指导患者记录对事件做出反应时出现在头脑中的想法是什么,从而帮助患者发现自己的自动思维模式。校正自动思维最常用的是记录思维改变,见表 9-2。

扫码看视频:
理性情绪行为疗法

Note

156

表 9-2 功能不良性思维记录(DTR)表

情境	自动化思维	情绪、生理、行为反应	替代思维	结果
1.发生什么事件、出现什么想法、白日梦或回忆之后,你感到不愉快、伤心或有其他烦恼? 2.你处在什么环境下感到不愉快、伤心或有其他烦恼? 3.你觉察身体有什么不舒服后感到不愉快、伤心或有其他烦恼?	1.你脑子里有什么想法或图像出现? 2.当时你对每个想法或图像的相信程度有多少(0~100分)?	1.当时你有什么情绪反应(悲伤/焦虑/愤怒等)? 2.每个情绪反应的强烈程度是多少(0~100分)? 3.你有什么生理或行为反应?	1.你的自动化思维属于哪类歪曲认知? 2.构想出一个更合理的想法来替代自动化思维。 3.你对每种替代思维的相信程度是多少(0~100分)?	1.现在你对第三列自动化思维的相信程度是多少(0~100分)? 2.你现在有什么情绪、生理反应?情绪强度是多少(0~100分)? 3.你原来情绪反应的强度变成多少(0~100分)? 4.你会做什么(你的行为会有什么不同)?

(2)识别认知错误:指应用认知技术改变患者的认知错误及伴有的不良情绪和行为。常用方法有重新归因、去灾难化、认知训练、挑战绝对和挑战"全或无"思维。

(3)真实性检验:将患者的错误信念视为一种假设,据此设计行为模式或情境对这一假设进行验证,让患者在检验中认识到原有的信念是不符合实际的,并能自觉加以改变。

(4)去中心化:绝大多数心理疾病患者产生心理问题的原因是缺乏自信、缺乏对自己的正确认知。因此,他们常常感觉自己是周围人们注意的中心,一言一行都受到别人的议论和评价。去中心化就是消除患者自认为是他人注意的中心这一想法。通常都是通过干预者的精准提问,引导患者改变不良思维。

3.治疗过程

(1)建立关系,确定治疗目标:贝克认知疗法特别强调良好的治疗关系是提高疗效的必要条件。只有信任干预者,患者才能果断说出自己的想法。这个阶段,干预者除了和患者建立真诚、信任的治疗关系外,还要耐心解释治疗的目标、方法和程序,引导患者了解并进入认知疗法的治疗框架,激发患者主动参与治疗的欲望。

(2)确定问题:这个阶段干预者要全面搜集患者的背景资料,评估他们当前的问题,列出关键问题,通过这些问题和事实来发现和了解患者的想法、信念和认知过程。

(3)纠正负性自动思维:通常纠正患者的负性自动思维,并不是直接采取说服的方法,而是采取"协同检验",即干预者把患者的负性自动思维当作一种假设加以检验。可提问的方式包括:你这样想有什么证据吗?是否有其他的解释?这些解释又有多少现实可能性?你这种想法在逻辑上是不是出了什么错误?你这样想有什么好处和坏处?

(4)纠正核心信念:仅仅识别并纠正负性自动思维还不够,还不能完全缓解症状。贝克认为,心理障碍的深层次原因是患者的认知图式。只有改变这些功能失调性信念,才能比较彻底地消除情绪困扰和不良行为。

(5)进一步改变认知:重建概念和领悟都可能导致认知转变。认知可以影响情绪和行为,同样情绪和行为反过来也会影响认知。要进一步改变认知,还可以通过情绪体验和行为强化来进行。常用的方法包括向患者回顾咨询过程中学到的知识、去中心化技术、重新归因等。

(6)巩固新观念:纠正患者的负性自动思维和功能失调性信念后,还需让其将学到的新观念和新行为方式应用到实际生活中去,并使他们学会自我调节。

Note

五、危机干预

(一)概述

1. 危机　危机(crisis)是一种对事件和情境的认知或体验,即认为所面临的困难事件或情境超过了现有资源和应对机制,除非患者获得缓解,否则危机有可能会引起严重的情绪、行为和认知功能障碍,甚至导致患者或他人出现伤害或致命的行为。

当患者遭遇危机事件,心理平衡状态被打乱,会出现一系列心身反应。常见的危机反应如下:①认知方面,表现为问题解决能力与应对心理机制暂时受到打击,出现否认、健忘、注意不集中、强迫性思考等。②情绪方面,表现为恐惧、沮丧、麻木、怀疑、悲伤、绝望、无助、羞愧、易怒等。③生理方面,表现为心跳与呼吸频率改变,出现过度出汗、身体疼痛、恶心、腹泻、血压升高、疲惫不堪、昏昏沉沉等。④行为方面,表现为攻击、社交性退缩、逃避、酒精和药物使用量增加、过度警戒等。除上述一般反应外,严重者还可出现感知觉障碍、情绪情感障碍、思维障碍、注意障碍、躯体化障碍等。

2. 危机干预　危机干预(crisis intervention)指通过向患者提供有效的帮助和心理支持,调动他们自身的潜能,恢复他们的适应水平,从而使其获得新的技能,用以防止或减轻心理创伤潜在的负面影响过程。心理危机干预目标分为三个层次:①帮助患者减轻情感压力,降低自伤或伤人的风险。②帮助患者组织、调动支持系统应对危机,避免出现慢性适应障碍,恢复到危机前的功能水平。③提高患者的危机应对能力,使其更加成熟。

(二)主要方法

危机干预的技术一般分为支持技术和干预技术两大类。支持技术主要是指通过疏泄、暗示、保证、改变环境等方法,给予患者情感支持,降低其情感张力,建立良好的沟通和合作关系,为进一步的干预工作做准备。干预技术包括认知行为疗法、短程动力学治疗、焦点解决治疗、意义治疗、表达性艺术治疗等等。

目前,心理危机干预过程中,对焦虑、紧张的处理,一般使用焦虑放松技术、休息和娱乐(参加社交活动、发展兴趣爱好)及安慰和陪伴等;灾难心理危机干预和 PTSD 的防治多使用认知行为疗法;闯入性画面的处理可以采用眼动脱敏再加工(eye movement desensitization and reprocessing,EMDR)技术;对灾难救援人员以团体形式进行干预可以采用紧急事件应激报告(critical incident stress debriefing,CISD);对儿童多采用表达性艺术治疗。

1. 焦虑放松技术　焦虑放松技术是通过帮助患者体验生理和心理的各种紧张后的放松,克服求助者焦虑的一种技术,现已成为使用最为广泛的行为疗法技术之一。目前最常用的放松技术有渐进式肌肉放松训练、腹式呼吸放松训练、冥想放松训练和音乐放松训练。

2. 认知行为疗法　认知行为疗法是灾难心理危机干预和灾后 PTSD 防治中重要的心理治疗技术。在心理危机干预中,认知行为疗法主要包括认知重建技术及暴露疗法。改变患者对于危机事件的不合理认知,能够帮助患者重建控制感,恢复心理平衡。暴露疗法为患者提供对创伤情境再加工的机会,从而降低患者对创伤情境的反应。

3. 紧急事件应激报告　紧急事件应激报告(critical incident stress debriefing,CISD)又称集体晤谈,是一种系统的、通过交谈来减轻压力的方法,是一种简易的支持性团体治疗。该技术是麦切尔于 20 世纪 70 年代提出,最初应用于维护应激事件救护者的身心健康,后来被多次修改完善并被推广使用,现在已经成为对遭受各种创伤的患者进行干预的一个基本工具。CISD 的目标是预防和降低创伤性事件造成症状的激烈度和持久度,帮助患者尽快恢复心理平衡。

CISD 可分为正式援助与非正式援助。非正式援助由受过训练的专业人员现场进行应急性干预,整个过程大约需要 1 h。正式援助通常在危机发生的 24 或 48 h 内进行,共需要 2~3 h,多以团体的方式进行,分为如下 7 个阶段。

(1)介绍期:危机干预者和小组成员做自我介绍,危机干预者说明 CISD 的规则,强调保密性。

(2)事实期:要求所有患者从自身的角度出发,报告危机发生时的所在、所见、所闻、所为、所嗅等。

(3)感受期:鼓励患者暴露自己有关危机事件的最初和最痛苦的想法,从事实转到思想,开始将事件人格化,表露情绪。

(4)反应期:这是患者反应最强烈的阶段,危机干预者对表露情感反应的患者要表现出更多的关心和理解。

(5)症状期:从心理、生理、认知与行为方面确定患者的痛苦症状。

(6)教育期:帮助患者认识到其躯体和心理行为反应在危机事件压力下是正常的、可以理解的。与患者讨论积极的适应和应对方式,提醒可能存在的问题。

(7)再入期:对前面的讨论进行总结,回答问题并考虑需要补充的事项,提供进一步的信息服务。

4. 表达性艺术治疗　表达性艺术治疗是一种非言语性心理治疗,通过艺术的形式了解患者的内心世界,帮助患者表达内心的感受,并且可以让患者通过自由联想调节和稳定情感,消除负性情绪,治愈精神疾病,这让危机干预者能够灵活运用不同的表达手法,达到与患者心灵上的沟通。例如,通过生命彩绘,整合创伤经验,帮助患者理解危机事件对自身的影响、意义与性质;通过心理剧表演引导患者感受当时角色的心理状态,并用独白的形式表达内心的想法和感受;通过音乐冥想舒缓情绪,并使用肢体语言进一步表达情绪;通过绘画、心理剧、沙盘等方式可以使患者唤醒潜意识的力量,积极进行自我探索,促进心理成长,应对自身所面临的心理危机。

5. 稳定化技术　安全岛、保险箱技术可以对患者进行情绪缓解,营造安全心理空间。在这两项心理干预技术中,想象的画面是其次,想象中的体验才是最重要的。

(1)安全岛技术:个体在遭遇了危机事件后,情绪上会有剧烈的波动起伏,通过想象安全岛,可以重建内心的安全感,并调节改善情绪。安全岛技术是指在患者的内心深处找到一个绝对惬意舒适的场所,在想象的安全岛里,没有任何压力存在,安全岛上的一切都是美好的、具有保护性的、充满爱意的。

知识链接

安全岛技术指导语

请闭上眼睛,慢而深地呼吸,慢而深地呼吸……请从头到脚扫描一下自己的身体,找到一个最为温暖、最放松、最舒服的部位,感到这种温暖、放松和舒服的感觉向你的全身扩散……再扩散……再扩散……直到这种温暖、放松和舒服的感觉充满了你的全身。

现在,请你在内心世界里找一找,有没有一个安全的地方,可以让你感受到绝对的安全和舒适,它可能存在于你的想象世界里,也可能就在你的附近,它可能在这个世界或者这个宇宙的任何地方……

你可以给这个地方设置一个界限,这里只属于你一个人,没有你的允许,谁也不能进来。如果你觉得孤单,可以带上友善的、可爱的东西来陪伴你、帮助你。但是,真实的人不能被带到这里来……

别着急,慢慢考虑,找一找这个神奇、安全、惬意的地方,直到这个安全岛慢慢在自己的内心清晰、明确起来……或许你看见某个画面,或许你感觉到了什么,或许你首先只是在想着这么一个地方……让它出现,无论出现的是什么,就是它啦……

Note

如果在你寻找安全岛的过程中，出现了不舒服的画面或者感受，别太在意这些，而是告诉自己，现在你只是想发现好的、愉快的画面，处理不舒服的感受可以等到下次再说。现在，你只是想找一个只有美好的、使你感到舒服的、有利于你康复的地方……你可以肯定，肯定有一个这地方，你只需要花一点时间、有一点耐心……

有时候，要找一个这样的安全岛还有些困难，因为还缺少一些有用的东西。但你要知道，为找到和装备你内心的安全岛，你可以动用一切你能想到的器具，如交通工具、日用品、各种材料、当然还有魔力等一切有用的东西……

你的眼睛所看到的，让你感到舒服吗？如果是，就留在那里；如果不是，就变换一下，直到你的眼睛真的感觉很舒服为止……

气温是不是很舒服？如果是，那就这样；如果不是，就调节一下气温，直到你真的觉得很舒服为止……

你能不能闻到什么气味？舒服吗？如果是，就保留原样；如果不是，就变换一下，直到你真的觉得很舒服为止……

如果你在这个属于你的地方还是不能感到非常安全和十分惬意的话，这个地方还应该进行哪些调整？请仔细观察，在这里还需要些什么，能使你感到更加安全和舒适……

把你的小岛装备好了以后，请你仔细体会，你的身体在这样一个安全的地方，都有哪些感受？你看见了什么？你听见了什么？你闻见了什么？你的皮肤感觉到了什么？你的肌肉有什么感觉？呼吸怎么样？腹部感觉怎么样？

请你尽量仔细地体会现在的感受，这样你就知道，到这个地方的感受是什么样的……

如果你在你的小岛上感觉到绝对的安全，就请你用自己的躯体设计一个特殊的姿势或动作，用这个姿势或者动作，你可以随时回到这个安全岛来。以后，只要你一摆出这个姿势或者一做这个动作，它就能帮你在想象中迅速地回到这个地方来，并且感觉到舒适。你可以握拳，或者把手摊开。这个动作可以设计成别人一看就明白的样子，也可以设计成只有你自己才明白的样子。

请你带着这个姿势或者动作，全身心地体会一下，在这个安全岛的感受有多好……

撤掉你的这个动作，回到这个房间里来。

需要注意的是，安全岛不能带人，也不能带狗等具有攻击性的动物。

（2）保险箱技术：指干预者把创伤性材料进行"打包封存"，从而让患者的心理功能有所恢复。通过干预者的引导让患者与创伤材料保持距离，学会对创伤材料的掌控，患者把创伤材料锁进保险箱，并由自己决定是否愿意、何时取出来处理。

知识链接

保险箱技术指导语

请闭上眼睛，慢而深地呼吸，慢而深地呼吸……请从头到脚扫描一下自己的身体，找到一个最温暖、最放松、最舒服的部位，感到这种温暖、放松和舒服的感觉向你的全身扩散……再扩散……再扩散……直到这种温暖、放松和舒服的感觉充满你的全身。

下面，我想邀请你，为你自己设计一个保险箱，一个只属于你自己的保险箱。

它有多大？用什么材料做的？是什么颜色？仔细观察保险箱，箱门好不好打开？

关箱门的时候有没有声音?你会怎样关上它的门和锁?锁是什么样的(形状、性质、颜色、强度)?钥匙是什么样的(形状、材质、颜色)?

你看看这个保险箱,并试着关一关,你觉得它是否绝对牢靠?如果不是,请你试着把它改装到你觉得百分百牢靠。然后,你可以再检查一遍,看你所选的材料是否正确,箱体是否足够结实,锁是否足够结实。

现在,请你打开你的保险箱,把所有给你带来压力的东西,统统装进去……(有些患者一点都不费劲,有些则需要帮助,因为他们不知道如何把压力、可怕的画面等装进保险箱。此时,我们应该帮助患者把心理负担"物质化"并把它们不费多大力气地放进保险箱。)

锁好保险箱的门,想想看,你想把钥匙(根据不同类型的锁设定写有密码数字的纸条、遥控器等)藏在哪儿?

请把保险箱放在你认为合适的地方。这地方不应该太近,而应该在你力所能及的范围里尽可能地远一些,并且在你以后想去看这些东西的时候,就可以去(原则上,所有的地方都可以。但需考虑清楚如何能再次找到这个保险箱。保险箱同样也不适合放在治疗室,也不要放在别人能找到的地方)。

如果完成了,就请你集中自己的注意,回到这间房子来。

以上是全部的指导语。需要注意的是,保险箱技术适用于那些经历了创伤(如目睹了车祸、经历了亲人去世、遭遇了冲突等)但是又没有时间处理的患者;也适用于那些重大事情发生前比较焦虑的人,如考试焦虑等。保险箱技术可以用来帮助患者处理负性情绪或者心理创伤。在指导语的帮助下,患者可以借助想象的力量将负性情绪打包封存,从而让自己的心理功能有所恢复。该技术对情绪不稳定、行为异常、处于解离状态的患者禁用。

六、其他疗法

(一)支持性心理治疗

1. 概述　支持性心理治疗的狭义定义为一种基于心理动力学理论,利用如建议、劝告和鼓励等方式来对心理严重受损的患者进行治疗。干预者的目标是维护或提升患者的自尊感,尽可能减少症状的反复并提高患者的适应能力。干预者需要检查患者的人际关系、情绪或者行为的过去和当前模式。通过对患者的直接观察而支持患者的防御(通常应对困难处境的方式),减轻患者的焦虑,增加患者的适应能力。通过对患者进行劝解、疏导、安慰、解释、鼓励等,给予患者情感上的支持,进行适当的保证,引发其对未来的希望。

2. 常见方法

(1)倾听:心理治疗的首要技巧是能细心地聆听患者的诉说,充分了解病情。从支持性治疗的角度来说,最重要的是干预者要以共情的心态来听取并理解患者的处境。干预者让患者倾诉内心的痛苦和烦恼之事,可以产生情感的宣泄作用。干预者要给患者提供安全的访谈环境,尊重其隐私。

(2)支持与鼓励:当一个人面对心理上的困难或痛苦时,最需要的,莫过于他人的同情、安慰、支持与鼓励。支持性心理治疗能适当给患者支持和鼓励,帮助患者振作精神、树立信心,提高与疾病斗争的能力。干预者不是一味地支持,还需要评估患者的自我能力,判断所需要的支持程度,适当提供帮助。要能发挥患者的潜在能力,不过分保护、让患者依赖干预者,而失去自行努力适应的机会。

(3)说明与指导:指直接说明或指导患者做什么、怎么做,以减轻疾病引起的心理压力。有些患者的烦恼源于缺乏相关知识,或是受到不正确观念的影响。这时干预者可以提供所需的知识,纠正错误的想法,可减除烦恼的来源。

(4)培养信心与希望:支持性心理治疗通过鼓励与协助,来培养信心和希望。干预者可以指出患者具有的优点和长处,所面临的问题具有可解决性,并承诺给予支持,共同去处理困难。但干预者不能凭空保证或夸大事实,要就实际情况加以说明,为患者建立可行的解决途径。

(5)善用资源:干预者协助患者去发现自己内在或外在的各种资源,看看是否充分运用了可用的资源,特别是别人可提供的协助常被忽略,或者不愿意去使用,减少了应对困难的力量与资源。干预者可就此方向入手,帮助患者去获得来自家人、朋友或社会的支持。

(6)保证:指干预者客观、明确地说出疾病的可能预后情况,以唤起患者的希望。保证可以消除患者的疑虑,帮助患者摆脱紧张焦虑、束手无策的状态。当然,保证必须以事实为依据,不能信口开河。

(二)焦点解决短程疗法

1. 概述　焦点解决短程疗法(solution-focused brief therapy,SFBT)是一种目标导向的、关注未来的治疗方法。SFBT把焦点放在如何解决问题,而不是探究原因或问题本身,强调患者正向积极地改变,用正向的、朝向未来目标解决的积极观点来促成改变的发生。

2. 基本观点

(1)事出不一定有因:传统心理咨询理论认为一切心理问题或疾病都有其内在的原因,对因下药才能达到治标治本的效果。SFBT认为与其在咨询中耗费时间去寻找原因,不如直接指向目标,尽快寻找解决之道。因此,SFBT更注重现在和未来,强调找到可行的解决方法而不是寻找问题,治疗的核心任务是帮助患者想象他期望的情形会发生什么样的变化、有什么不同、问题想得到解决的必要条件是什么。

(2)"问题症状"也具有正向功能:问题的存在未必只呈现出病症或弱点,也存在正向功能,主要表现为引起他人注意、预防此类问题再发生、使坏事变好事、症状背后的内在动因往往是正向的等。SFBT强调不仅要看到问题的症状,更要看到其背后的正向功能,以求采取更好的解决方法,同时又能保留其正向的期待。

(3)患者是解决自身问题的专家:SFBT认为患者有能力自己解决问题,相信患者本身具备所有改变现状的资源,干预者需要做的就是利用患者本身的资源达到改变患者自身的目标,提供机会让患者积极发现可以带来改变的线索。患者是自身问题的专家,干预者的任务只是引导患者运用自己的能力和经验去产生改变。

(4)凡事都有例外:SFBT认为任何事情都有例外情况,只要有例外发生,就能从中找到解决的方法。干预者帮助患者关注问题的例外情况,或者他们以往成功的案例,通过探索这种例外将希望传达给患者。例外可以是问题严重程度比较轻微的情况,或假设问题已经解决时采用的解决方法或行动。

(5)滚雪球效应:SFBT认为小的目标可以激发患者解决问题的信心与动机,重视干预者如何引导患者看到小改变的存在和价值,进而帮助患者从一个小改变开始带动另一个小改变,小改变的发生与持续逐渐积累成大改变,最终使问题获得解决。

3. 基本技术

(1)预设性询问:预设性询问是建构解决问题导向的一种提问方式。干预者常用一些暗示性言语以影响、改变患者的想法,引导其向积极、正向和解决问题的方向思考,典型例句如下。

"面对这样的事情,你想我可以帮你什么?"

"你希望自己有什么样的身体状况?"

"你今天来这里,想收获些什么?"

(2)刻度化询问:又称评分技术,是利用数值(通常为 1～10)协助患者将一些抽象的、难以用语言形容的体验等以具体、形象的方式加以描述。典型例句如下。

"如果 0 分代表你第一次来治疗时的状态,10 代表问题奇迹般消失后的状态,那么你会给现在的状态打几分?"

"上次谈话时,你给自己的状况打了 5 分,如果今天再让你打个分数,会是几分?"

(3)奇迹询问:SFBT 经常使用一些奇迹式问句,鼓励患者探索问题解决的方向。奇迹询问是最具有焦点特色的谈话技术,通常适合患者不能确定自己的治疗目标或对自己的问题不抱有希望时使用。典型例句如下。

①奇迹式提问:"如果有一天你睡觉醒来后发生了一个奇迹,这个问题解决了,是否会有什么事情变得不一样? 那时你又会在做什么?"

②水晶球提问:"如果在你面前有一个水晶球,可以看到美好的未来,你猜会看到什么?"

③魔法棒提问:"如果给你一只想象中的魔法棒,你挥动它,会发生什么样的改变?"

(4)例外询问:SFBT 相信任何事情都有例外,干预者要协助患者找出例外,让患者看到当问题没有发生或没有那么严重的时候发生了什么事,从而引导患者发现自己的能力和资源。例如患者整日沉溺于焦虑的情绪无法自拔,干预者可以提问如下。

"什么时候这种焦虑会少一点? 当时发生了(做了)什么?"

(5)应对询问:SFBT 相信患者一定曾经为解决自己的问题做过些什么。因此,在患者对解决自己的问题感到无能为力或不知所措时,干预者可以通过应对询问帮助患者意识到他其实已经做了很多努力,在过去的这些努力中有些是有效的。典型例句如下。

"任何人都不会坐以待毙,相信你也一定采取过一些方法,能具体谈谈吗?"

"你做了什么没有使情况变得更糟?"

"很多人面对你这种情况可能早就放弃了,你做了什么让自己坚持下来的?"

"我很惊讶,发生了这么多事,我不知道你是如何面对的?"

(6)赞许:指在心理治疗过程中,当患者出现积极的变化或干预者发现了积极的因素时,表达真诚的赞许。赞许一般在谈话总结时使用,注意赞许一定要发自内心,不要为了赞许而赞许,典型例句如下。

"你情绪低落已经很久了,你竟然撑过来了,真的太不容易了,在这么艰难的日子里你是怎么做到的?"

(三)表达性心理治疗

表达性心理治疗是一种新兴的心理治疗方法,其通过游戏、活动、绘画、音乐、舞蹈、戏剧等艺术媒介,以一种非口语的沟通技巧来介入,释放被言语所压抑的情感经验,处理患者情绪上的困扰,帮助患者有更深刻地对不同刺激的正确反应,重新接纳和整合外界刺激,达到心理治疗的目的。这种治疗方式有助于患者在治疗过程中开放自己、降低防卫心理,让自己更清楚地认识自己。表达性心理治疗主要包括音乐治疗、绘画治疗、沙盘游戏治疗等。

1. 音乐治疗 音乐治疗是一个系统的干预过程,在这个过程中,干预者利用音乐体验的各种形式(如听、唱、器乐演奏、音乐创作、歌词创作、即兴演奏等)和在治疗过程中发展起来的治疗关系,帮助患者达到健康的目的。音乐声波的频率和声压会引起人体组织细胞发生和谐共存现象,会直接影响人的脑电波、心率、呼吸节奏等。此外,良性的音乐能提高大脑皮质的兴奋性,可以改善情绪、降低焦虑等。音乐治疗一般包括评估患者问题、制定治疗目标、根据治疗目标制订音乐活动计划、实施音乐治疗并评价治疗效果 4 个步骤。

2. 绘画治疗　　绘画治疗是以绘画作为干预者和患者间的中介物来进行治疗的一种心理治疗方法。绘画者在绘画的创作过程中,通过绘画工具,将潜意识内压抑的感情与冲突呈现出来,并在此过程中得到纾解与整合。绘画治疗运用可视图画呈现患者的内心世界,可将无意识的情感体验释放和表达出来,以此达到治疗的目的。基本技术包括画人测试、树木人格投射测验、房树人测验、自由绘画、家庭图等。对绘画作品的分析可从画面整体(大小和位置)、完成时间与涂擦、完成顺序、远近感、所占比例、用笔力度和线条等多方面进行。绘画治疗的对象无年龄限制,在解决患者情绪障碍等问题方面存在优势,一般特别适用于不能说话、不想说话和难以用语言表达自己内心感受的患者。

3. 沙盘游戏治疗　　沙盘游戏治疗是一种以荣格心理学原理为基础,由多拉·卡尔夫发展创立的心理治疗方法。其特点是在医患关系和沙盘营造的"自由与保护的空间"中,把沙子、水和沙具运用于意象的创建。沙盘中所呈现的沙盘意象,营造出患者心灵深处意识和无意识之间的持续性对话,以及由此而激发的治愈过程和人格发展。沙盘游戏治疗室中最基本的配置包括沙箱、沙子、沙具和水。个体沙盘操作通常包括创造沙盘世界、体验和重建、治疗、记录沙盘世界、连接现实体验和沙游世界、拆除沙盘作品 6 个阶段。

(四)暗示和催眠疗法

1. 暗示疗法

(1)概述:暗示疗法(suggestion therapy)是一种古老的心理治疗方法,它是指干预者利用暗示对患者施加积极的影响,来减轻或消除其症状的一种方法。暗示可以使患者出现明确的生理与心理的变化。格雷厄姆 1960 年对荨麻疹与雷诺病患者所做的态度诱导实验发现,患者的皮肤温度发生了与原疾病相反的改变。也有学者发现暗示能改变人的行为与动机,甚至重新唤起已消失的记忆。因此,人们可以利用暗示治疗疾病。

暗示治疗可分为觉醒状态与非觉醒状态下实施的两类方法。觉醒状态的暗示治疗又分直接暗示治疗(是指干预者用事先编好的暗示性语言对静坐的患者进行治疗)和间接暗示治疗(是指借助于某种刺激或仪器的配合,并用语言强化来实施的治疗)。非觉醒状态下的暗示疗法是干预者使患者处于催眠状态时实施的治疗。

(2)常用方法:①言语暗示。言语暗示指将暗示的信息通过言语形式传达给受患者,从而使患者心理上产生影响作用。例如,在临床工作中干预者对焦虑患者说"这个药对治疗你的焦虑、紧张有奇效",那些易受暗示的患者服药后会感到镇静、安神。②操作暗示。通过对患者进行某些操作,如躯体检查、仪器探查或虚拟的简单手术而引起其心理、行为改变的过程。③药物暗示。患者使用某些药物,利用药物的作用而进行的暗示。安慰剂治疗也是一种药物暗示。④其他。包括环境暗示、笔谈暗示、自我暗示等,均可以取得一定的疗效。

2. 催眠治疗

(1)概述:催眠(hypnotherapy)即患者通过一定的诱导、暗示方法(即为催眠术)进入到一种既不同于睡眠又不同于觉醒的特殊恍惚意识状态,又称催眠状态。在此状态下,患者受暗示性增高,自主判断能力、自主意愿及行为能力明显减弱或丧失,感知觉、记忆及生理功能也会发生不同程度的歪曲、改变或丧失。基于人的这一特性,发展出催眠疗法。

(2)操作流程。

①准备工作。首先要积极与患者建立起良好的信任关系,并且向患者解释催眠治疗的原理和治疗过程,消除患者对治疗的疑虑,增强对干预者的信任。

②催眠诱导。干预者诱导患者进入催眠状态。在此过程中,一方面要诱使患者的意识进入一种全面的抑制状态(除接受干预者的指令外),另一方面又要保持患者和干预者之间信息联系的畅通。催眠诱导的基本技术是语言诱导。因此,暗示性的诱导语言在任何时候都必须准确、清

晰、简单、坚定。

催眠诱导的方法很多,常用的方法为凝视法。凝视法是通过刺激患者的视觉器官而使其注意集中的方法。这种方法又可分为光亮法、吸引法和补色法。催眠诱导还可以采用进行性肌肉放松法(言语诱导逐步全身肌肉放松)、倾听法(刺激听觉器官使其注意集中)、抚摸法(刺激皮肤使其注意集中)、观念运动法(通过体验某种观念并与身体某个部位运动相结合使其注意集中,如十指紧贴法、双手并拢法、身体摇摆法等)。

③实施治疗。催眠本身不是心理治疗,而是心理治疗所借助的手段或技术。催眠的目的在于解除患者的防御机制,改善情绪,缓解症状,分析病因寻找症结,消除病症,健全人格等。因此,在进入催眠状态后的治疗实施更为重要。主要方法有直接暗示、引发想象、催眠分析、年龄回归等。

④催眠唤醒。整个治疗结束后,应用催眠使患者逐渐苏醒,这是治疗中的必要环节。唤醒方法应得当,否则若造成患者不舒适,就会影响治疗效果和医患关系。通常采用数数暗示法、定时暗示法、转入睡眠法、快速唤醒法等。

| 知行领航站 |

新时代医学生助力社会心理服务体系建设

党的二十届三中全会《中共中央关于进一步全面深化改革、推进中国式现代化的决定》提出要"健全社会心理服务体系和危机干预机制"。作为人民健康的未来守门人,医学生要做到以下几点:一是增强心理健康意识,掌握基本的心理健康评估、咨询和干预技能,以便能够在日常工作中识别和处理常见的心理健康问题;二是提升心理健康服务能力,积极参与社区组织的心理健康宣传活动,为居民提供心理健康教育和咨询服务,帮助他们建立积极、健康的生活方式;三是适应新角色,成为连接专业心理矫治队伍和社区居民的桥梁,助力社会心理服务体系建设。

思维导图

本章小结

本章通过对心理干预概念、分级、分类,心理干预者的职业要求,心理干预的原则、基本过程、基本技巧等内容进行系统介绍,让学生对心理干预有一个初步的认识,激发其对心理干预的兴趣。通过对心理干预主要方法,如精神分析疗法、行为疗法、人本主义疗法、认知疗法、危机干预以及其他疗法等的内容介绍,让学生了解心理干预主要方法的原理、具体实施措施、临床应用等,使学生掌握心理干预的基本知识和技能,能根据个体的具体情况和需求,制定个性化的干预方案。综合运用多种心理干预方法,培养学生批判性思维,在实际应用中,能灵活调整干预策略,以应对干预过程中可能出现的挑战和变化。另外,还要培养学生树立人文关怀和职业道德精神,为将来从事心理咨询、心理治疗等心理干预相关领域的工作打下坚实的基础。

✚ 直通执考

1.临床执业助理医师考点对接

(1)心理治疗的概念(熟悉)。

(2)心理治疗的原则(掌握)。

Note

(3)精神分析的治疗(熟悉)。

(4)行为主义的治疗(掌握)。

(5)人本主义疗法(熟悉)。

(6)认知疗法(掌握)。

(7)危机干预(掌握)。

(8)其他疗法(了解)。

2. 拓展书籍推荐

(1)《精神分析治疗技术与实践》,拉尔夫·格林森著,机械工业出版社联合出版。

简介:本书风格生动、清晰,主要论述移情和阻抗这两大基本技术,并且介绍了构成精神分析情境的三个要素、这三个要素之间的相互关系、每个要素在治疗中的作用,以及它们是如何影响精神分析结果的。本书为精神分析理论和技术提供了一个整体性的框架。作者在书中也明确区分了来访者与分析师的"真正关系""工作联盟""移情关系"。对计划从事或正在从事心理咨询和治疗的人以及心理咨询专业的师生都具有重要的参考价值。

(2)《认知行为疗法:基础与应用》,朱迪丝·S.贝克著,中国轻工业出版社出版。

简介:贝克博士,是美国贝克认知行为疗法研究所主任、美国宾夕法尼亚大学医学院精神病学的临床心理学副教授,也是美国认知治疗学会的开创者及前主席。作者以清晰的笔触、明了的语言在书中全面地展现了认知行为疗法的重要内容,并辅以大量对话示例及明晰的图表。除此之外,关于行为激活、家庭作业、治疗关系及更多内容的介绍让本书变得更具价值。无论对于学习认知行为疗法的学生,还是对于有经验的临床干预者,这本书都值得从头到尾一读再读。

实训　放松训练技术的应用

[实训目的]　掌握放松训练技术。

[实训方式]　两人一组,分别扮演干预者和患者,运用腹式呼吸放松法、想象放松法和渐进式肌肉放松法对患者实施放松训练。

[实训要求]　①患者结合自己的经历,激发自己愤怒/焦虑/恐惧情绪。②干预者分别运用腹式呼吸放松法、想象放松法和渐进式肌肉放松法对患者实施放松训练。③结束后,患者对放松效果进行评估。④角色互换,重复上述操作。

能力检测

一、选择题

1.关于心理咨询和心理治疗,下述说法正确的是(　　　　)。

A.心理咨询和心理治疗就是和当事人聊聊天

B.心理咨询师不是医生不可以开药,但是心理干预者可以给患者开药

C.心理咨询必须在医疗机构进行

D.心理咨询和心理治疗都是运用心理学理论知识帮助人

E.心理咨询和心理治疗没有区别

2.不适合接受心理治疗的疾病是(　　　　)。

A.焦虑症　　　　　B.恐惧症　　　　　C.创伤后应激障碍

D.强迫症　　　　　E.精神分裂症急性发作

3.不论进行何种心理治疗,干预者均应遵守以下原则,但除外(　　　　)。

A.真诚原则　　　　B.保密原则　　　　C.耐心原则　　　　D.中立与回避原则

E.标准化原则

能力检测答案

Note

4.(   )就是通过一系列步骤,按照刺激强度由弱到强,由小到大逐渐训练心理的承受力、忍耐力,增强适应力,从而达到最后对真实体验不产生"过敏"反应,保持身心的正常或接近正常状态。

    A.放松训练   B.强化法   C.系统脱敏疗法   D.厌恶疗法   E.满灌疗法

5.代币法治疗的原理是(   )。

    A.正强化   B.负强化   C.消退法   D.正惩罚   E.负惩罚

6.下列不属于精神分析疗法基本技术的是(   )。

    A.自由联想   B.阻抗分析   C.移情分析   D.系统脱敏   E.释梦

7.以下不属于支持性心理治疗的是(   )。

    A.倾听   B.说明与指导   C.培养信心与希望

    D.奇迹询问   E.善用资源

二、思考题

1.简述心理干预的原则。

2.简述系统脱敏疗法的治疗原理。

3.简述理性情绪行为疗法常用的基本技术。

(黄 辛 杨 阳)

第十章　患者心理与医患沟通

扫码看课件

案例导入
答案

学习目标

知识目标

(1)掌握患者角色的转化,患者的认知、情绪、意志行为、个性心理特征,临床实践中的医患沟通技巧。

(2)熟悉患者角色概述,患者的心理需求,不同年龄阶段及特殊患者心理问题及其干预手段。

(3)了解患者角色的一般特征。

能力目标

(1)能够准确把握不同患者心理变化规律,及时纠正患者不健康的心理行为,协调医患关系,提高医疗服务质量。

(2)具备在临床医疗实践中与患者有效沟通的能力。

素质目标

(1)培养以患者为中心的职业道德和行为规范。

(2)树立敬佑生命的医者精神。

案例导入

张某,52岁,下岗工人,因肺癌收住院,入院后整日闷闷不乐,一言不发,不配合医务人员工作。同时,因疼痛、反复咳嗽而烦躁、焦虑,夜间失眠,曾产生绝望轻生的念头,陪床的老伴也经常不自主地落泪,精神处于崩溃的边缘。

请思考:

(1)张某患病后出现哪些心理变化? 应该如何对张某实施心理干预?

(2)与癌症患者沟通的注意事项有哪些?

第一节　患者心理

患者心理指患者在生病或产生病感后,在伴随诊断、治疗和护理过程中所发生的一系列的心理反应或心理变化。古希腊名医希波克拉底说过:了解什么样的人得了病比了解一个人得了什么病更为重要。因此,熟悉各类患者的心理特征,并进行有效干预,能够促进患者康复,提高患者

Note

的生活质量,这是临床工作的重要环节。

一、患者与患者角色

(一)患者

当代的生物-心理-社会医学模式认为,健康不仅是没有躯体疾病,而且是身体、心理和社会功能三个方面达到完善和谐的状态。对患者概念较全面的理解如下:患有各种躯体疾病包括生理功能障碍、心理障碍或精神性疾病的个体,不论其求医与否,均统称为患者。

(二)患者角色

患者角色指被医生和社会确认的患病者应具有的心理活动和行为模式。当一个人患病后,其社会状态和行为就会发生相应的改变,同时也会受到不同的对待,人们期望其表现出与患者身份相应的心理和行为,患病者一旦进入患者角色,其原有的社会角色就部分或全部地被患者角色所替代。

(三)患者角色特征

个体一旦生病进入患者角色,表现会千差万别,但基于特定的心理状态和行为模式,患者角色仍具有共同规律,其基本特征如下。

1. 社会角色退化 患者角色被确认后,原有的社会角色就部分或全部被患者角色所替代,也意味着患者原本承担的社会及家庭责任和义务被减少或免除,免除责任的程度因患病的严重程度不同而异。

2. 自制能力下降 人患病后会被当作弱者加以保护,给予同情及关注。患者自身也会出现心身失衡、情绪多变、意志力减弱和自我调节能力、适应能力、控制能力下降等现象。

3. 求助愿望增强 处于疾病状态的人,为消除疾病、减少病痛,会主动寻求他人的帮助,包括医疗、护理帮助和情感支持。

4. 恢复健康的义务 作为社会人,患者有责任和义务尽快康复,重返社会,承担起原有的正常社会角色。因此,患者有求助于正规化医疗技术部门,积极配合医疗诊治工作,尽快康复的义务。

(四)患者角色转变

角色转变是指个体承担并发展一个新角色的过程。个体从其他社会角色转化为患者角色,在社会适应能力、健康状态、心理活动方面都有较大转变,这是一个打破原来社会心理平衡、达到新的社会心理平衡的艰难适应过程。角色适应良好与否对患者的心理健康甚至疾病的恢复有着至关重要的意义,医务人员应积极创造条件,促进患者角色转变并使其适应良好。通常患者角色转变有以下几种类型。

1. 患者角色适应 患者角色适应指患者的反应基本与患者角色规范的心理和行为模式相符合。主要表现为患者能够比较冷静、客观地面对现实,关注自身的疾病,遵行医嘱,主动采取必要的措施减轻病痛。同时,在疾病康复后能够及时回归正常社会角色。患者角色适应有利于疾病的康复。

2. 患者角色缺如 患者角色缺如指未能正常进入患者角色,依然保持原社会角色的行为模式。主要表现为意识不到疾病的严重程度,或有意否定其严重性,患者常拒绝就医,劳动、生活及学习效率降低,同时因贻误治疗,导致病情加重甚至出现危险。医务人员应采取各种方式为这类患者介绍相关疾病知识,使其正视自身疾病及其后果,尽快进入患者角色,以获得及时的治疗。

3. 患者角色冲突 患者角色冲突指患者在角色转换中,不愿或不能放弃原有的角色行为,与患者角色发生心理冲突。主要表现为患者或因工作繁忙不能安心治疗,或不能放弃家庭责任而

Note

影响治疗,或因长期担当某种社会角色而干扰其进入患者角色。此时医务人员应帮助患者适应环境,消除心理冲突和负担,促使其尽快治愈疾病,重新回归社会角色。

4. 患者角色恐惧　患者角色恐惧指患者对疾病缺乏正确的认识,主要表现为过多考虑疾病的后果,对自身健康过度悲观而无法摆脱,从而产生焦虑和恐惧,出现"病急乱求医,滥用药"或拒绝就医的行为。医务人员要耐心地为其讲解疾病相关知识,细心地倾听其不满,尽可能地排除不良刺激等。

5. 患者角色强化　患者角色强化指患者患病后出现心理反应过度的角色行为表现,多发生在患者角色向正常社会角色转化时。主要表现为患者虽然躯体疾病已渐康复,但其依赖性增强,过度要求他人照顾,对自己的能力产生疑虑,或感觉病情严重程度超过实际情况,安于已适应的患者生活模式,不愿摆脱患者角色,不愿重返病前的社会常态角色。医务人员应对这类患者做好相应的出院指导,提高其出院后自我看护的能力,同时帮助其建立良好的社会支持系统,以消除其顾虑,积极回归社会。

6. 患者角色减退　患者角色减退指已经进入患者角色的患者,由于家庭、工作、环境等因素的吸引而过早地走出患者角色,转入社会常态角色,去承担其他角色的责任和义务的行为。主要表现为患者对伤病不重视,过早脱离患者角色,停止治疗。医务人员一方面要结合这类患者自身的状况和条件制定有针对性、可接受、能执行的方法;一方面也要进行充分的健康教育,提高其治疗依从性。

知识链接

患者的权利与义务

我国学者将患者的权利和义务概括如下。

1. 患者的权利　①享受医疗服务的权利。②享有被尊重、被了解的权利。③享有对疾病诊治的知情同意权。④享有保守个人秘密的权利。⑤享有监督自己医疗权利实现的权利。⑥享有免除病前社会责任的权利。

2. 患者的义务　①及时就医,争取早日康复。②寻求有效的医疗帮助,遵守医嘱。③遵守医疗服务部门的各项规章制度,支付医疗费用。④与医务人员合作,配合诊治和护理工作。

二、患者的一般心理需要

人们在健康时往往能够自行满足自身的各种需要。当健康出现问题时,患者无法按照常规方式满足一般人所共有的多种心理需要,同时作为一个受疾病困扰的特殊群体,还会产生在疾病状态下的特殊心理需要。因此,医务人员应了解并帮助患者满足其心理需要,促进疾病的恢复。

(一)生理需要

在身体健康时,人们的生理需要,如饮食、呼吸、排泄、睡眠及躯体舒适等,很少被特别关注,患病后这些基本生理需要的满足受到阻碍或威胁。例如,禁食患者对食物的需求、患者采取强迫体位时对身体舒适的需求,不仅会直接影响患者的生理功能,也会对其情绪状态产生极大的影响。

(二)安全需要

安全需要对患者来说是生理需要。患者的不安全感一方面来自患者的自身感受,另一方面来自医疗机构和医务人员。疾病本身就是对安全需要的威胁。同时疾病的检查和治疗总是带有一定的探索性,有时甚至可能会有危害性或危险性,因此患者容易产生不安全感。

(三)爱与归属需要

爱与归属需要包含情感、关怀、仁慈、亲密及理解等方面,缺少了则会产生不愉快的情绪。患病时,这类需要更为强烈,尤其是安全需要得到满足时,这种情感需要油然而生。患者患病住院后进入陌生环境,归属的需要就尤为迫切。

(四)尊重需要

尊重需要的满足会令人自信,感觉到自身存在的价值。患者往往因丧失部分能力,处于被动地位,这更加剧了其对自尊的需要和渴望被人尊敬的心理。患者可能通过与医务人员亲切的情感交流而使自己受到重视,那些不善交往者,也希望得到一视同仁的关照。有一定地位的患者可能会有意无意地透露或表明自己的社会身份。如果患者感到自己在医务人员心目中无足轻重,往往会感到伤感,甚至失去自尊心。医务人员的重视、赞扬和尊敬,可提高患者对医务人员的信任度,增强患者战胜疾病的勇气。

(五)自我成就需要

在患病时,最难以满足的就是自我成就的需要,主要表现为患者在表达个性和发展个人能力方面感到力不从心,成就感下降,特别是有些意外事故致残者,其自我成就需要受挫更严重。因此,鼓励患者战胜病痛,对生活充满信心就显得尤为重要。

三、患者的一般心理反应

与健康人将心理活动指向社会生活不同,患者的心理活动更多地指向自身与疾病。不同年龄、性别及不同疾病种类的患者都有不同的心理变化特点,但患者在患病期间的心理变化普遍具有以下特征。

(一)认知功能的变化

1.主观感知觉异常 患者的躯体感受性提高,不仅对外界正常的声、光、温度等刺激十分敏感,甚至可以觉察自己的心跳、胃肠蠕动,或出现一些奇特的不适感,对各种症状的敏感度增强。

2.记忆力异常 多数患者常受疾病的影响而出现记忆力减退,如不能准确回忆病史、不能记住医嘱、难以回忆刚说过的话和刚做的事;但也有少部分患者可出现记忆增强的现象,如经历战争、严重车祸等创伤后应激障碍患者,会出现对创伤性事件内容的重复体验。

3.逻辑思维能力受损 在思维方面,特别是逻辑思维受到损害,患者的分析判断能力下降。如在医疗问题上犹豫不决,有时别人正常的说笑也会导致患者产生错误的理解而引起疑惑和愤怒等。主要表现为猜疑和怀疑诊断、治疗的正确性,不按医嘱治疗等。

(二)情绪活动的变化

情绪活动的变化是多数患者在患病过程中最常见的心理变化,主要特征表现为情绪活动强度的异常和情绪活动稳定性的降低。其中较常见、较突出的情绪反应是焦虑、恐惧、抑郁、愤怒。

1.焦虑 焦虑是患者最常见的情绪反应,是个体面临一种模糊的、非特异性威胁和感到不知所措时所产生的不愉快体验,是一种对自己疾病的预后和个人生命过度担心所产生的消极情绪反应。轻度焦虑状态可使患者关注自身状况,对康复有益;但高度焦虑或持续性焦虑则对身心健康造成不良影响。

2.恐惧 恐惧是具有较强危险性的刺激源所引起的负性情绪。与焦虑不同,恐惧有非常明确的对象,往往是现实中一种无力摆脱的危险事物。恐惧可导致患者出现心率加快、血压升高、呼吸急促、尿频尿急、肢体颤抖、烦躁、失眠、易激动、坐立不安、健忘等症状。引起患者恐惧的原因主要有患病这一事实,害怕疼痛及对病后生活或工作能力的担忧,以及医院特殊的氛围,有一定危险性的特殊检查,手术预后不良或威胁生命等。临床上,以儿科患者和手术患者出现恐惧最为常见。

3.抑郁 抑郁是一种以情绪低落为主要表现的负性情绪状态,常与现实或预期的丧失有关,如丧失健康、家庭、工作、前途、经济收入等。患者主要表现为郁郁寡欢、心境低沉、悲观失望、自我评价降低、孤僻少语,严重时悲观绝望,有轻生意向和自杀行为,可能伴有食欲下降、性欲减低、失眠、自主神经功能紊乱等生理上的改变。抑郁多见于身患重病、长期受疼痛折磨或久治不愈的患者。

4.愤怒 愤怒指个体因追求目标愿望受阻出现的一种负性情绪反应,多见于患者患病的初始阶段、疾病迁延不愈、治疗和康复受阻时。患者认为自己得病不公平,加上病痛折磨,生活不能自理,易焦躁烦恼,产生敌意,自制力下降,容易激惹,行为失控。医患、护患冲突也易引起患者的愤怒情绪。愤怒可导致患者出现攻击行为,攻击的对象可以是使其受挫的人或事,也可以是自身,甚至迁移到无关的人和事上。患者常为一些小事发火,毫无理智地向亲友、医生、护士等周围的人发泄。

(三)意志活动和行为的变化

患者意志活动的最显著变化是主动性降低,表现出顺从依赖的特点。治疗过程同时也是患者为达到康复目的而进行的意志活动过程。在这个过程中,患者会产生意志活动和行为方面的变化,有的患者变得盲从、被动,缺乏主见,甚至接受一些迷信的说法;有的患者稍遇困难便动摇、妥协,失去治疗的信心;还有些患者缺乏自制力,情感脆弱,易激惹等。

(四)个性特征的变化

在健康状态下,人们的个性通常是稳定并持久的,一般不会随着时间和环境的变化而变化。但是,当人们面临疾病的困扰时,尤其是一些慢性迁延性疾病,或者疾病导致机体外观形象发生改变时,会对患者的生活和工作产生深远影响。在这种情况下,患者原有的思维模式和行为方式可能会发生改变。例如,一些患者在患病后可能表现出依赖性增强,变得自卑、自责等;部分经历截肢的患者可能因为自卑而回避社交;脑卒中可致人格衰退,患者可能变得孤僻和退缩。

第二节　不同年龄阶段患者的心理反应及干预

不同年龄阶段的患者,其疾病并不完全相同,产生的心理反应也各不相同。因此,医护人员在提供医疗服务时应注意有针对性,这样才有利于维护良好的医患关系。

一、儿童患者的心理反应及干预

(一)儿童患者的心理反应

儿童患者的特点是年龄小,对疾病缺乏深刻认识,心理活动多随治疗情境而迅速变化。儿童患者常表现如下几种典型的心理反应。

1.分离性焦虑 儿童从6个月起,在与以母爱为中心的关系中建立起对周围环境的安全感和信任感。一旦离开母亲,儿童会出现经常哭闹、拒食及不服药的行为,而当与母亲一起时,这些行为很快消失。

2.恐惧和不安 儿童不了解入院或进行某项诊疗的意义,或儿童曾经有过一些痛苦性诊疗经历,都会使儿童误认为被父母抛弃或受到惩罚。儿童也会对医务人员的白色工作服及各种医疗措施产生陌生感,从而感到不安和恐惧。儿童的恐惧和不安有时表现为沉默、违拗、不合作,有时表现为哭闹不休、逃跑等。

3. 反抗和拒绝 部分儿童抗拒住院治疗,会乘人不备逃跑,有的儿童即使不逃跑,对医务人员也不理睬,或者故意喊叫、摔东西,拒绝接受各种诊疗措施。

(二)儿童患者的心理干预

儿童患者的心理干预需要根据不同表现采用不同方法。

1. 聆听 如果儿童无理取闹、乱发脾气,医务人员需要先倾听儿童的心理感受,不要急于反驳和压制。让儿童在发泄情绪的过程中,逐渐平静下来。在儿童诉说的过程中,注意分析主要问题,并思考是否能够解决。

2. 示范 如果儿童出现负性情绪,如恐惧、愤怒、焦虑等,医务人员需要进行疏导。首先,要接受儿童的反应,避免把自己想象成儿童坏情绪的受害者。其次,医务人员需要讲述自己的感受,并用示范性言语帮助儿童正确表达情绪。通过耳濡目染的方式,帮助儿童学会使用言语表达情绪,同时注意为儿童提供温馨、舒适、轻松的环境氛围。

3. 鼓励 儿童如果能够使用言语表达不良情绪,那么将会较少出现不合适的行为表现。因此,需要鼓励儿童主动表达情绪,教会儿童学会控制与管理自身行为,并适当采用深呼吸、肌肉放松训练等方式缓解其紧张情绪。

二、青少年患者的心理反应及干预

(一)青少年患者的心理反应

青少年正处于人生朝气蓬勃的阶段,患病后在心理上容易出现以下反应。

1. 愤怒 青少年情绪强烈而不稳定,容易从一个极端走向另一个极端。当疾病发生在他们的身上时,由于缺乏心理准备,他们对疾病的反应较为强烈。在治疗过程中,由于疾病的折磨,他们常以发脾气的方式对待疾病带来的不适,迁怒于家长或医务人员。

2. 孤单 当青少年生病住院时,由于离开熟悉的家庭环境,进入陌生的环境,会引发许多心理问题,入院初期他们对周围环境感到"窒息"、茫然,而后又由寂寞、孤独所替代。如果因为病情需要而住进隔离室或重症监护病房,会因为感知觉单调和获得的外界信息骤减而更加孤独不安,甚至出现思维紊乱或幻觉。

3. 焦虑 多数青少年患者会对疾病的不确定性感到焦虑,不知道病情会如何发展、是否能治愈。同时,他们可能对治疗过程中的疼痛、检查等产生焦虑。例如,患有慢性疾病的青少年可能会担心自己的未来,害怕疾病会影响自己的学业、社交和未来的职业发展。

(二)青少年患者的心理干预

青少年患病后产生的这些情绪可能会影响他们的学习和社交能力,甚至可能导致自杀等严重后果。因此,医务人员应及时提供帮助。

1. 提供心理支持和心理疏导 医务人员应及时评估青少年患者的当前状态,包括情绪、认知和行为特点,分析当前状态对其疾病与健康转归的影响程度。在此基础上,根据个体特点给予适当的心理支持。通过医患互动,引导青少年患者调节情绪,尽可能树立对疾病应激的正确认知,并在一定程度上控制自己的冲动行为。

2. 调动主观能动性 青少年患者通常高度重视他人的评价,希望得到他人的肯定与尊重,同时他们具有较好的理解能力和配合意愿。因此,医务人员要充分地利用这些特点。首先,充分尊重青少年患者,在此基础上有效调动青少年患者的积极性,尽可能通过清晰的互动与指导引导青少年患者积极参与诊断和治疗。其次,对于其出现的积极行为要及时给予认可。最后,多给予鼓励,协助其树立战胜疾病的信心。

扫码看视频:
青少年常见的
心理反应及干预

3. 加强身体锻炼 身体锻炼是缓解焦虑和抑郁的有效方法。医务人员可以引导青少年患者多通过慢跑、游泳、瑜伽等方式进行锻炼，帮助他们放松身心，缓解情绪。

三、中年患者的心理反应及干预

(一)中年患者的心理反应

中年人一般有较强的责任感，家庭负担也最重，所以他们患病后心理压力较大，主要表现在以下几个方面。

1. 忧虑 中年人往往承担着家庭和工作的重任，患病后会担心病情的严重程度及其对未来生活的影响。他们可能会焦虑地查询各种疾病信息，害怕疾病会导致身体残疾、失去工作能力或者给家庭带来沉重负担。

2. 怀疑 中年人的体力和精力都达到了顶点，开始向老年期过渡，部分人因体力下降感到"未老先衰"。中年人如果患病，心理会发生急剧的变化，深感衰老已经来临。有些中年患者常怀疑自己得了不治之症，对医生的治疗和仪器的检查结果疑虑重重。

3. 行为退化 中年人处于体力和精神上的移行期，疾病可以加速这个移行过程的转变，患者表现为行为退化：以自我为中心，希望医务人员多照顾自己；有的中年患者自主神经功能紊乱，出现如头痛、头晕、失眠、食欲减退、消化不良、心慌气短、手足肿胀、怕热畏寒等症状。

(二)中年患者的心理干预

1. 协助患者释放压力 在充分互动、尊重患者的基础上，医务人员要根据中年患者的心理特征，及时引导患者宣泄情绪，协助其释放积淀已久的压力。人到中年，经历了较多的人生风雨，患者往往对人生有了自己的看法。这些看法中可能有一些认知偏差，医务人员在觉察到这些认知偏差时，要在充分理解、尊重患者的基础上，尽可能地引导其树立更有利于健康的认知，从而促进疾病康复。

2. 协助患者建立社会支持系统 社会心理支持对战胜困难具有重要的意义。中年患者长久积淀的压力感通常与其社会支持系统不健全有关，而持久的压力感本身也可能导致个体身体功能下降甚至生病。因此，医务人员需要在尊重患者及其家属的基础上，积极协调患者与其家属、同事和朋友之间的关系，引导患者积极经营自己的社会支持系统。

3. 引导患者合理安排工作与生活 引导患者更为从容地看待人生，指导患者劳逸结合，改变可能存在的不良生活习惯，积极参加娱乐活动，陶冶情操，舒缓心情。若病情和工作允许，也可以将工作带到病房，并为其创造适当的工作条件。适当的工作有时能起到调节身心的作用，帮助患者从疾病的困扰中解脱出来。

四、老年患者的心理反应及干预

(一)老年患者的心理反应

老年期是人生发展过程中一个特殊阶段，多数老年人患有慢性疾病和老年性疾病，其中25％的老年人患有多种较为严重的疾病。老年患者往往出现以下一些特殊的心理变化。

1. 否认 有些老年人由于害怕别人说自己年老体衰，或者害怕遭到家人的嫌弃，而拒绝承认患病，不愿就医，故而尽管患病，仍勉强操劳，以示自己无病。

2. 自尊 老年人一般自我中心意识较强，表现为固执、自怜、自弃、坚持己见，喜欢别人恭顺服从，不愿听从别人安排，尤其不重视年轻医务人员的意见。有的老年患者突然拒绝进行治疗和护理，有的老年患者争强好胜，做一些力所不及的事情，如独自上厕所，走路拒绝搀扶，坚持原有饮食习惯等，这些行为可能引起一些意外事故的发生。

3. 恐惧 当病情较重时,老年患者意识到死亡的来临,故而出现怕死、恐惧、激惹等情绪反应。有时因害怕发生严重并发症,担心无人照顾,而产生焦虑不安的情绪。

4. 幼稚 有的老年患者表现天真,提出不切实际的要求,情绪波动大,稍不顺心就与护士、病友发生冲突,容易哭泣,自控力极差。有的老年患者小病大养,不愿出院,对家人和医务人员产生依赖心理,自己能做的小事也要别人帮助。

5. 抑郁 由于长期孤独寂寞、社会角色发生改变、家庭地位下降,很多老年人会产生抑郁情绪。一旦生病,老年患者便感到自己在世日子不会太长,加之许多想做的事情又力不从心,往往更加悲观、自卑,产生无价值感,因此出现自杀行为的老年患者并不少见。

(二)老年患者的心理干预

老年患者心理健康不容忽视。我们应该重视老年患者的心理健康,加强对老年患者的关怀与心理疏导。

1. 敬重老年患者 针对老年患者自尊心强,习惯处于一定的权威地位的特点,医务人员要尽可能满足其希望被重视和尊敬的心理需求。无论老年患者的身份和地位如何,在与其互动时,要通过言行细节体现对其地位和人格的尊重,如称呼时多用敬词,举止庄重,认真倾听,态度和蔼,表达清晰,语速减慢并适当提高音量,切不可奚落、挖苦和嘲笑老年患者,也不能以高高在上的姿态去可怜老年患者。

2. 关爱老年患者 针对老年患者孤独、抑郁和退缩等消极心理,医务人员应通过具体而真诚的关爱言行为其提供心理支持。一方面,针对老年患者躯体功能衰退的特点,要及时给予适当的生活照顾;另一方面,针对老年患者的消极感受,要言语热情、互动耐心、操作细心,不要对老年患者的消极心理表现大惊小怪,更不能横加指责或冷眼相向,要充分接纳并体谅他们的痛苦。另外,老年患者身心的衰退并不意味着低人一等,关爱不等于怜悯,要避免不当的言行对老年患者身心造成二次伤害。

3. 稳定地推动老年患者心理的改善 相对其他年龄层次,老年患者比较固执,思维深刻难以改变。通常一些罹患慢性疾病的老年患者都具有与其疾病密切联系的人格特征。医务人员不能尖锐地道破老年患者的心理问题,否则很可能会激起老年患者的抗拒心理,甚至激化医患矛盾。医务人员需要在敬重、接纳老年患者,建立良好医患关系的基础上逐步地引导老年患者从小的改变做起,通过及时的鼓励与支持,让一系列小的改变带来大的改变。

4. 充分利用外部资源 无论是哪种病情的老年患者,只要病情允许,都应为其争取尽可能多的社会支持,包括病友、家庭和社会的支持。对老年患者的亲人进行相应的指导,启发他们在精神和物质上给予患者尽量多的关怀与支持,尽可能多花时间探视和陪伴。对于一些病情不太严重且长期住院的老年患者,应根据具体情况,协助其充分利用身边的各种资源,通过适度的文娱活动促进病友间的互动,克服儿孙不在身边的孤独寂寞感。医务人员还要充分地利用各种社会资源为老年患者提供心理支持,这有助于老年患者感受到爱心和温暖,增加生活的信心和力量,提高抗病能力。

第三节 特殊患者的心理反应及干预

临床上患者患病种类较多,病因复杂多变,病情轻重不一,病程长短各异。有的疾病起病较急、病情危重,而有的则起病隐匿,呈慢性迁延化,患者心理反应差异性较大。医务人员应了解不同患者心理反应的特点与规律并及时进行干预。

一、危重患者的心理反应及干预

危重患者心理问题研究,已经成为现代医学研究中的新课题,近 30 年发展起来的"重症监护病房"和"临终关怀",是用于抢救危重患者和为临终患者提供的服务。监护病房的创立不仅有助于抢救患者,还有助于了解危重患者的心理问题。

(一)重症监护病房患者的心理反应及干预

重症监护病房是一个实施特别监护治疗的封闭环境,患者因为病情危重,出现心理问题的比例较高(50%~60%),其中外科手术后监护患者的心理障碍发生率往往高于一般患者。其常见的心理变化如下。

1. 初期的恐惧 对于无意识障碍或意识障碍较轻的患者而言,对死亡的恐惧是初入重症监护病房第 1 至 2 天最突出的表现,主要与患者对疾病严重程度的自我暗示和重症监护病房环境相关,一般入住第 1 天,患者会出现恐惧、痛苦、抑郁、悲伤等心理反应,主要是对死亡的恐惧,这是合理的心理反应,是原始的防御机制。少数患者表现程度较重,伴有失眠、不安、出汗等症状,可给予适当的药物治疗,多数患者在 3~4 天之后症状逐渐减轻。

2. 否认心理 患者进入重症监护病房第 2 天就可出现否认心理,第 3~4 天达到高峰。大约 50% 的患者会出现否认心理。由于病情得到控制,患者在心理上否认自己有病,或者认为即使有病,也不一定要住重症监护病房。这是一种常见的心理防御机制,具有保护作用。因为否认心理可以在一定程度上减轻患者对疾病的恐惧。一般情况下,否认心理持续 2~3 天,也可能出现 1~2 次反复。

3. 中期的忧郁 抑郁症状一般在第 5 天后出现,可见于 30% 的患者。这是心理损失感的反应。患者深知疾病的严重性及因疾病带来的经济和社会问题,由此感到担忧而出现抑郁情绪,表现为闷闷不乐、少言寡语,对生活无望,对治疗失去信心。

4. 撤离时的焦虑 许多患者在撤离重症监护病房时,由于缺乏足够的心理准备或已对重症监护病房产生心理依赖,可出现不安全感等焦虑反应。

因此,必须重视重症监护病房患者心理问题的观察和处理。重症监护病房的医务人员应该进行必要的心理培训,掌握一定的医学心理学知识和技术,善于通过语言和非语言交流与患者沟通。患者进入重症监护病房后,要建立规范的心理症状观察记录,全程掌控患者的心理动态,及时给予患者心理支持治疗,帮助患者认识目前的状态,提高其治疗的合作性。对出现明显的恐惧、焦虑、抑郁、睡眠障碍等心理症状的患者,应给予相应的药物治疗。

(二)濒死患者的心理反应及干预

受患者年龄、文化程度、经济状况、社会地位、个人修养、生理状况等因素的影响,濒死患者的心理差别很大。有学者认为,濒死的心理可分为三个阶段:否认、恐惧死亡和接受;也有学者认为濒死的心理只有两种:接受与不接受。还有一种意见认为,濒死的心理分为六个阶段:回避阶段、震惊阶段、愤怒阶段、讨价还价阶段(又称协议要求阶段或自我克制阶段)、沮丧阶段(又称抑郁阶段或准备不幸阶段)和接受阶段。

医务人员应该协助濒死患者安详地离开人世,使患者家属得到安慰。护士应该一直守护着濒死患者,帮助患者清洗面部,整理仪容。家属未到而患者离世时,应帮助记录遗言、收拾遗物。

(三)心搏骤停患者的心理反应及干预

现代医学的发展已经救治了不少心搏骤停患者的生命,并使他们保持着良好的适应状态,继续正常的社会生活。这些患者在抢救前后心理变化通常不大,但心脏停搏期的心理体验却尤为重要。

1. 心脏停搏期的心理体验 有的患者回忆在心脏停搏期有灵魂出窍感、遨游太空感,感觉与祖先或亡灵有神交感,或者产生对过去所做事情的忏悔感,这些心理大多与复苏后的心理状态有关。有的濒死患者有一种罪恶感,或者产生一种恐怖体验。有了这种体验后,患者的情绪状态多数不佳,甚至产生更为消极的情绪。

2. 心脏复苏后短期内的心理问题 患者主诉记忆力差,噩梦多,这些症状一般在 1 个月内可自行消失。患者害怕没有他人在场再次发生心搏骤停,一人独处时显得忧虑。因此,患者刚出院时,家属尽量多陪伴患者。同时,嘱患者与医院保持密切联系,告诉患者复发的可能性很小,以增加患者的安全感。

二、慢性疾病患者的心理反应及干预

慢性疾病是指病程超过 6 个月,症状相对固定,常缺乏特效药的疾病。据 WHO 调查,各国慢性疾病的发病率呈逐年上升趋势,严重危害人们的健康,给社会经济发展造成重大影响。

(一)慢性疾病患者的心理反应

慢性疾病病因复杂,病程较长,疗效不佳,患者的心理变化极为复杂。

1. 抑郁心境 慢性疾病由于长期迁延不愈,部分患者甚至丧失劳动能力,以致职业发展、家庭关系和经济收入均受到严重影响,患者常常感到沮丧、失望、自卑和自责,认为自己因病而成为他人的累赘。因此,对生活失去热情,加上疗效欠佳,患者对治疗缺乏信心,不良情绪与日俱增,甚至产生"生不如死"的消极念头。

2. 怀疑心理与不遵医行为 慢性疾病病因复杂、病程长、疗效不理想,患者常因对慢性疾病缺乏认识,或因疗效不明显而怀疑治疗方案无效或医生的医疗技术水平不高。因此,患者反复要求其他医生会诊或改变治疗方案,有的擅自到院外治疗,甚至自行更换药物,对医患关系和治疗效果产生消极影响。

3. 患者角色强化 慢性疾病患者因长期患病,早已习惯了他人的关心和照顾,继发性的获益强化了患者在心理上对疾病的适应,表现出较强的依赖性,强烈需要他人关注,心理变得脆弱,刻意回避复杂的现实问题,长期依赖他人照料。

4. 药物依赖或拒绝服药心理 很多慢性疾病患者由于长期服用某种药物,而对此药产生依赖心理,若因病情稳定需要停用该药,或因病情需要换用他药时,患者则会表现出明显的紧张和担心,甚至出现躯体反应;也有部分患者因为担心长期服用某种药物副作用大,从而对药物产生恐惧心理,不遵从医嘱,甚至拒绝服药,影响疾病的治疗。

(二)慢性疾病患者的心理干预

对慢性疾病患者的心理干预,必须紧紧围绕慢性疾病病程长、见效慢、易反复等特点,调节情绪、变换心境、给予安慰鼓励,使其不断振奋精神,顽强地与疾病做斗争。同时,要提高患者治疗的依从性,提升其生活质量,帮助其建立有效的社会支持系统。

1. 一般性心理支持和心理咨询 采取支持性心理治疗方法,通过支持、解释、疏导、鼓励等方式,帮助患者树立生活和治疗的信心,指导其科学地安排生活、饮食和体力活动。针对患者不同程度的否认心理倾向,做好应对指导工作。例如,冠心病患者常对自己的婚姻和性生活问题感到担忧,但临床和实验研究显示,大多数康复期患者只要症状不复杂,均可恢复正常的、有规律的性生活,这会更有利于身心康复。糖尿病(或原发性高血压)患者的病情变化多样,需要长期服用药物并定期进行检查,每天都要严格控制饮食摄入量。因此,医生开具医嘱要重点突出,有些问题应该反复强调,并耐心解答患者的提问,协助其科学地安排生活、饮食和体力活动,避免肥胖和感染的发生。

2. 行为疗法 A 型行为的矫正对改善冠心病患者的临床过程有重要意义,通常采用以认知行为矫正疗法为主的综合矫正模式:用分发小册子或开展集体讲座的方式,进行冠心病知识和 A 型行为知识教育;对患者进行松弛训练,并要求 A 型行为者将松弛反应泛化到日常生活中;运用

Note

认知疗法帮助患者进行认知重建和实施自我控制;还可以结合想象疗法、行为演练、社会支持和运动锻炼等对患者进行行为治疗。Powell采用集体定期咨询的方法,对1012例患者进行了为期2年的综合行为矫正对照研究,结果证明这种方式使患者的A型行为得到了明显改善。对于存在吸烟、酗酒、过量饮食、缺少运动等不良生活方式的患者,可分别使用各种行为疗法予以矫正。例如,某些患者原本就缺少运动,患病后变得更具依赖性,活动更少,这时要为其制订分阶段康复训练计划,消除或改正其不良行为。根据患者的客观记录资料来决定何时增加运动量及增加的强度,在计划实施过程中,要掌握好正、负强化功能的合理应用。采用行为疗法,与患者制定"行为协议",这样可帮助糖尿病患者坚持进行饮食治疗。

3.放松疗法 放松疗法适用于许多疾病的治疗,尤其适合边缘型高血压和不稳定型高血压患者。放松疗法可作为一种预防手段,也可以结合音乐治疗,这样对原发性高血压防治的效果更明显。生物反馈松弛训练有助于降低糖尿病患者血糖水平、改善糖耐量、增加外周血流量、改善微循环。

4.其他心理干预措施 对患者进行集体心理治疗,如通过集体讲解、探讨、自我病情介绍分析、相互鼓励、交流等方式,疏泄患者不良情绪,从而达到心理干预的目的。也有学者选择古典交响乐中的慢节奏部分来调整患者心绪,这样也可达到心理干预的目的。

三、手术患者的心理反应及干预

(一)手术患者的心理反应

手术对于患者而言是一个严重的应激事件,会对其正常的身心活动产生影响,进而影响手术的顺利进行和康复进程。医务人员应了解手术患者的心理特点,采取相应的措施,减轻患者的消极心理反应,以取得最佳康复效果。

1.手术前焦虑(preoperative anxiety) 手术前焦虑简称术前焦虑,是手术患者最常见的心理反应。术前焦虑的原因很多,例如,患者对手术的安全性缺乏了解,特别是对麻醉不了解,顾虑重重,产生焦虑和恐惧心理;心理准备不足,不能对手术做出客观的分析和评价,担心手术效果;对医务人员不信任;对手术疼痛的恐惧;受到过去负性经验的影响等。

患者在手术前出现轻度的焦虑是可以理解的,但严重的焦虑往往会干扰治疗和康复的顺利进行。临床发现许多术前焦虑的患者在手术过程中全身肌肉紧张,麻醉效果不佳,手术疼痛剧烈。这是由于术前焦虑降低了患者的痛阈和对疼痛的耐受性,还有的患者尽管手术很成功,但其术后自我感觉欠佳,主要原因是术前焦虑持续到术后。有研究发现,术前焦虑程度和术后效果存在着倒"U"字形的函数关系,即术前焦虑水平很高或者很低者,术后心身反应严重而且恢复缓慢;术前焦虑水平适中者,术后恢复效果最好。还有研究认为,术前焦虑与术后焦虑、疼痛程度及恢复存在线性关系,术前焦虑水平高的患者,其术后疼痛程度高,机体康复的速度也慢。

2.术后患者的心理反应 术后患者可因多种因素导致多样的心理反应。生物学因素可诱发短暂(1~3天)的意识障碍。术前焦虑水平高者常在术后维持较高水平的心身反应。术后生理功能丧失和体像改变常导致抑郁、焦虑及人际关系障碍等。反复手术而久治不愈者术后心理反应强烈,可能是因为术后生活不能自理、长期卧床及术后不能继续工作等原因导致严重的心理障碍。不合理的期望与动机、对手术恢复过程缺乏理解、与医务人员之间缺乏有效的沟通、缺乏社会支持、焦虑和抑郁易感性人格等心理社会因素将对患者的手术预后产生影响。

(二)手术患者的心理干预

1.重视术前和术后教育并举,调整患者心理状态 术前和术后教育是通过解释、指导、保证等支持性方法减轻患者的心理问题,可促进患者术前和术后之间的良性转化。良好的术前教育是术后教育的基础,单纯的术后教育效果往往有限。

2.及时告诉患者手术效果,努力缓解其疼痛 当患者完成手术回到病房或从麻醉中清醒时,医务人员应立即以亲切、和蔼与肯定的语言告知其手术的真实情况、术后的恢复情况及可能导致的并发症等信息,给予客观的支持、安慰和鼓励。同时针对患者的具体情况,给予暗示和镇痛药,努力缓解患者的疼痛。

3. 及时处理患者的心理症状,促进其术后康复 面对手术患者的情绪症状,应及时给予关心、支持和鼓励,使用情绪调解方法缓解患者的不良情绪,对出现非理性观念的患者须采用认知疗法,有明显焦虑表现的患者应尽快使用抗焦虑药物,发现严重的抑郁表现时,应给予抗抑郁药物治疗,必要时转精神病医院治疗。对术后效果不佳或预后不好的患者,原则上不宜直接告诉其实情。对因器官、肢体和外观缺失或损伤而产生心理缺陷的患者,应给予同情、支持、鼓励和帮助。

四、肿瘤患者的心理反应及干预

肿瘤的发病率和病死率逐年上升,已成为目前主要的死因之一。肿瘤的病因和发病机制复杂。有关研究提示,心理社会因素与肿瘤的发生、发展有密切的关系,而肿瘤患者不恰当的心理反应和应对方式亦对病情的进展和生存期有显著的影响。

(一)肿瘤患者的心理反应

多数肿瘤因存在转移和复发的风险而难以彻底治愈,使得人们谈"癌"色变。因此,当患者得知恶性肿瘤的诊断消息后,通常会出现显著的心理变化。该心理反应大致被分为如下四期。不过,由于个体差异的存在,有些患者的心理反应分期并没有那么明显,许多的表现相互交织在一起,甚至出现跳跃。

1. 休克-恐惧期 患者初次得知自己罹患恶性肿瘤的消息时,往往反应剧烈,表现为震惊和恐惧,同时伴有一些躯体症状,如心慌、眩晕及晕厥,甚至出现木僵状态。

2. 否认-怀疑期 患者从剧烈的情绪震荡中平静后,会借助否认机制来应对恶性肿瘤诊断带来的紧张和痛苦。患者表现为开始怀疑诊断是否正确,到处求医,希望能找到一位可以否定诊断的医生,希望有奇迹发生。

3. 愤怒-沮丧期 当努力不能改变恶性肿瘤的诊断时,患者的情绪变得激惹、愤怒,甚至出现攻击性行为;同时,悲哀和沮丧的情绪油然而生,患者常感到绝望,有的甚至产生轻生的念头。

4. 接受-适应期 患病的事实无法改变,患者最终接受这个事实,但许多患者很难恢复到患病前的心境,常进入慢性的抑郁和痛苦中。

另外,恶性肿瘤治疗过程中所伴随的副作用常会对患者构成暂时或持久的心理冲击,如化疗和放疗所致的恶心、呕吐、脱发等。恶心、呕吐容易使患者感到焦虑和恐惧,脱发容易影响患者的自信和自尊心,导致其出现社会退缩行为。另外,因手术切除导致的体象改变,如颜面部外观改变、截肢、内脏造瘘、乳房切除等都可能构成心理创伤,使患者产生自卑、悲观和抑郁等情绪。

(二)肿瘤患者的心理干预

及时给予肿瘤患者适当的心理干预,可以帮助患者减轻心理痛苦,尽快适应和认同自己的身心变化,同时可大大提高生活质量。

1. 告诉患者真实信息 一旦肿瘤的诊断明确,就面临是否将诊断结果告知患者的问题及何时告知和如何告知。目前,国内外医者对此看法不一,但多数学者主张在恰当的时机将诊断结果和治疗信息告诉患者。让患者了解治疗过程中可能出现的各种副作用和并发症,并进行耐心解释和心理辅导,有利于患者积极配合治疗。当然,在告诉患者诊治情况时,应根据患者的人格特征、应对方式及病情程度,审慎地选择时机和方式。

2. 纠正患者错误认知 随着医学科技的发展,恶性肿瘤患者的 5 年生存率显著提高。因此,应纠正患者的"恶性肿瘤等于死亡"的错误认知,帮助患者了解与自身疾病相关的科学知识,接受并及早进入患者角色,配合治疗。同时,做好健康知识宣教,倡导建立健康的生活方式。

3. 处理患者的情绪问题 大多数恶性肿瘤患者有情绪问题,而躯体疾病和心理因素的交互

Note

影响会导致恶性循环:得知恶性肿瘤诊断,出现消极的情绪反应,消极的情绪反应进一步影响生理功能,使症状加重,进而使情绪进一步恶化,阻断这种恶性循环的关键在于解决患者的情绪问题。对于处在否认-怀疑期的患者,应允许其在一段时间内采用否认、合理化等防御机制,让患者有一段过渡期去接受严酷的事实。但是,长时间的否认则可能延误治疗,故应加以引导。研究表明,对于恶性肿瘤患者,真正意义上的"否认"并不多见,大多数属于情感压抑。支持性的心理治疗,可帮助患者宣泄压抑的情绪,减轻紧张和痛苦的情绪。由于对死亡、疼痛和残疾等后果的担心,恶性肿瘤患者常会产生焦虑和恐惧情绪,可采用认知疗法纠正患者的错误认知,如"恶性肿瘤是不治之症"等歪曲的观念,结合支持性心理治疗、放松技术、音乐治疗等,减轻患者的焦虑和恐惧情绪。对于严重焦虑、恐惧的患者,可适当使用抗焦虑药物治疗。

抑郁是恶性肿瘤患者另一常见的消极情绪,严重者可能不配合治疗,甚至产生自杀念头和行为。通过深入访谈和对抑郁程度的评估,采用支持治疗、认知疗法等进行心理干预,有助于患者康复;鼓励患者增加人际交往,并进行力所能及的活动,以促进情绪改善;对于严重抑郁的患者,抗抑郁药物的使用很有必要。

4. 减轻疼痛 应高度重视恶性肿瘤患者的疼痛问题,因恶性肿瘤患者的疼痛往往伴有恐惧、绝望和孤独的心理反应,可能加重疼痛的主观感受。由于疼痛可以加剧患者的心身交互影响,因此应首先采取措施减轻和消除疼痛,然后处理因疼痛而引发的心理问题。晚期恶性肿瘤患者的疼痛应尽早用药物控制。

5. 重建健康的生活方式 宣传健康知识,倡导人们建立健康的生活方式,树立防癌意识,切断不良生活方式与恶性肿瘤的"通道"。

五、临终患者的心理反应及干预

临终就是临近死亡,医学上可以细分为濒死期、临床死亡期、生物学死亡期。临终患者心理状态极其复杂,是一个充满痛苦、遗憾和恐惧的过程:临终患者由于受到疾病的折磨,特别是长期患病的患者,常表现得非常痛苦;由于对家庭和生活的依赖、对未完成事业的向往,常表现为遗憾;特别是面临即将到来的死亡,表现为极度的恐惧。

(一)临终患者的心理反应

临终患者在疾病的重压和痛苦之下,往往伴随着对生命的深切眷恋和对死亡的深层恐惧,使得他们的心理状态和行为表现异常复杂多变。美国精神病学家、临终关怀心理学创始人库伯勒-罗斯在她的著作《死亡与临终》中提出,临终患者的心理可分为否认期、愤怒期、协议期、抑郁期和接受期这 5 个阶段。

1. 否认期 多数患者在得知自己的疾病已进入晚期时,表现出震惊和恐惧,并极力否认突如其来的"噩耗",不承认、不接受自己患有无法逆转疾病的事实,怀疑诊断出了差错,遂怀着侥幸心理四处求医,希望证实先前的诊断有误。这是心理防御机制在发挥作用,具有一定的合理性,因为暂时的否认可以起到一定的缓冲作用,以免患者过度痛苦。患者的这种心理一般持续数小时或数天,个别患者会持续否认直至死亡。

2. 愤怒期 随着病情日趋严重,否认的状态难以维持。强烈的求生愿望无法实现,极大的病痛折磨,加上对死亡的极度恐惧,导致患者出现不满、愤怒等心理反应。患者愤怒的对象通常是家人、亲友和医务人员,表现为对周围一切挑剔不满,充满敌意,不配合或拒绝接受治疗,甚至出现攻击行为。

3. 协议期 当意识到愤怒、怨恨已无济于事,相反只可能加速疾病进程时,患者开始接受和逐步适应痛苦的现实。求生的欲望促使患者与疾病抗争,此时,患者积极配合治疗和护理,情绪较为平静,希望通过医务人员及时有效的救助,疾病能够得到控制和好转,期望医学奇迹的出现。

4. 抑郁期 虽然患者积极地配合治疗,但病情仍不断恶化,患者逐渐意识到现代医疗技术已无力回天,死亡将至,患者存有的希望彻底破灭,万念俱灰。加上频繁的检查和治疗、沉重的经济负担和病痛的折磨,患者变得悲伤、沮丧、绝望,终日沉默寡言,对周围的事情漠不关心。同时患者又害怕孤独,希望得到家人和亲友的同情和安抚。

5.接受期 面对即将来临的死亡,患者无可奈何,不得不接受残酷的现实,此时的患者已不再焦虑和恐惧,表现为安宁、平静和理智,对一切漠然超脱,等待着与亲人的最后分别,等待着生命的终结。

库伯勒-罗斯提出的临终心理的 5 阶段理论具有重要的价值,它突破了人们对死亡研究的禁忌,促使人们科学和理性地看待和研究死亡现象。但这个理论没有明确指出如何区分死亡的不同阶段,并且有的患者有可能不会经历上述某个特定的阶段,而有的患者则可能会交替体验其中的几个阶段。

(二)临终患者的心理干预

当生命走到尽头,死亡已不可避免的时候,患者常面临着巨大的痛苦和恐惧,这时所实施的护理被称为临终关怀。其目的是提高患者临终阶段的生活质量,体现对患者生命价值的尊重。

临终关怀是全面适应生物-心理-社会医学模式要求的重要手段。①生物方面:了解和帮助患者解决各种生理需要,消除患者躯体疼痛等症状的困扰,尽可能使患者处于舒适状态。②心理方面:了解和理解患者的心理需要,并给予心理支持,采取各种有效的方法使患者正视现实,缓解对死亡的恐惧,勇敢地面对死亡。③社会方面:指导临终患者正确认识生命的价值及其在弥留之际生存的社会意义,使患者至死保持人的尊严。

临终关怀以提升患者临终阶段的生命质量为宗旨,体现对临终患者生命价值的尊重,要求医务人员用科学的方法、精湛的临床技能,最大限度地缓解患者的痛苦,减轻患者恐惧、焦虑和抑郁的情绪,理解和同情临终患者的处境,重视他们的要求。因此,医务人员应态度诚恳、语言温和、操作轻柔,处处体现对患者的关怀和尊重,用真挚的情感关心体贴患者,陪伴患者度过生命的最后历程。

第四节 医患沟通

沟通(communication)一词由拉丁语"communis"演变而来,原意是分享和建立共同的看法,有"通信、传达、传授、交易、联系"等含义。医患沟通(doctor-patient communication)属于沟通的一种特殊类型,是指医务人员与患者及其家属之间的沟通。世界医学教育联合会在《福冈宣言》中指出:所有医生必须学会交流和处理人际关系的技能,缺少共情能力应被视为与技术不足一样,是无能力的表现。通过医患沟通,医务人员可以了解患者的身心状况,向患者提供信息和帮助,减轻其身心痛苦,提高治疗和护理效果,有效地减少医患纠纷。

| 知行领航站 |

以人文关怀之笔,绘就医患和谐新篇

——从党的二十大精神看医患沟通

党的二十大报告指出,"必须坚持人民至上",这一理念在医患关系中彰显出深刻的价值内涵。对于医务人员而言,"人民至上"意味着将每一位患者的健康与权益置于首位,在医患沟通中要以患者为中心,秉持高度的责任感和同情心。每一次询问、每一句解答、每一个安慰,都是对这一理念的践行,是让"人民至上"理念落地生根的具体体现。

Note

根据沟通过程中所运用的符号系统的不同,沟通可分为言语沟通和非言语沟通两种形式。

一、言语沟通及技巧

言语沟通是人们通过语言符号互相交流思想和情感的过程,涉及言语表达和言语领会两个过程。在一定的沟通背景下,言语发送者以声音或符号发送信息,也就是通过说话和写作两种形式表达自己想要发出的信息。言语接收者必须首先接收言语发送者的声音或符号信息,然后根据自己的经验从中获得信息。在沟通过程中,言语发送者和接收者都以自己的偏好增删信息,并以自己的方式诠释信息,其沟通内容往往与最初的含义存在重大偏差,易产生沟通障碍,不能达到有效沟通的目的。因此,提高言语沟通技巧与水平是改善医患关系现状、构建和谐医患关系的重要举措。

(一)注意倾听

有学者认为沟通应该以"说"为主,因而忽视了"听"的过程。实际上在医患沟通中,"听"往往比"说"更重要。"听"的过程,即获得患者有关信息的过程,又是对这些信息进行归纳、总结的过程。许多患者由于疾病的折磨,往往心理负担较重,有很强的倾诉欲,所以良好的倾听是构建和谐医患沟通的第一步。倾听有一定的技巧性,简单总结如下:一是避免主观臆断,在患者说完前不要急于发表观点,也不要提前在心中做出预判,尽量避免把患者的事情染上自己的主观色彩,要耐心听完。二是给予安慰和支持,无论患者讲述的事情多可笑幼稚,其诉说都是表示对医生的信任,这是一种对医生的认可,所以不要嘲笑患者,也不要以高姿态点评患者的事情。三是及时沟通,对于没有听懂或弄清楚的地方要及时提出并进一步深入沟通,以免造成误解,但不要喧宾夺主。

(二)共情

患者谈到的许多感受,都是医务人员没有亲身经历过的,如不能很好体会,容易导致理解的偏差。因此,在交谈中,医务人员应学会"心理换位",即共情,站在患者的角度去理解、体会其所谈的问题,这样会让患者感到自己被理解、接纳,从而促进医患双方在认识、情感方面的交流,增强沟通效果。共情的表达技巧主要体现在以下三个方面:一是患者角度,医务人员要从患者的角度而不是自己的角度看待患者及其存在的问题。二是灵活运用,表达共情不能千篇一律,而要因人、因事而异,视情而定,善于运用躯体语言,注重姿势、目光、声音、语调等表达,同时还应考虑患者性别、年龄、文化程度等特征。三是适时适度,表达共情应把握时机,共情应该适度,才能恰到好处。同时,医务人员应不断验证是否做到共情,得到反馈后要及时修正。

(三)善用问句,引导话题

沟通过程必须围绕交谈目的,既要充分交流,又要简洁明了。运用提问来引导话题,有利于抓住核心问题。但在提问时切忌生硬地打断患者,而应在恰当的时机,如患者谈话的间隙,礼貌地提出问题,以转移话题。概括地说,运用提问技巧要注意以下几个方面:一是提问内容要有针对性,一定要以患者为中心,以解决疾病为目的,话题要完整。二是避免诱导性,提问的主动权在医务人员,回答的主动权在患者,回答的内容一定是患者意图的真实表达,不应带有任何的诱导和强加的成分,只有这样,医务人员得到的信息才是真实可靠的,所以一定注意避免"为什么"式的提问、暗示性的提问等。

(四)及时和恰当地回应

根据沟通的内容和情境,医务人员可用点头、微笑、沉默、重复患者的谈话内容,使用"是"

Note

"好""是吗"等语言来回应患者。沟通中的回应可以起到鼓励患者倾诉和表达的作用,是沟通顺利进行的保障,但是要注意两个问题:一是回应的及时性,当患者提出问题或表达需求时,医务人员应尽快给予回应,这可以让患者感受到被关注和重视,减少他们的焦虑和不安。例如,患者在就诊时询问自己的病情,医务人员应在合理的时间内回答,而不是让患者长时间等待,包括及时回复患者的电话、短信或电子邮件,如果医务人员不能立即回复,应告知患者何时可以得到回复,让患者有一个明确的预期。二是回应要恰当,避免使用专业术语,语言要简洁明了,让患者能够轻松理解。例如,医务人员可以说"你的血压有点高,需要注意饮食和运动",而不是"你的收缩压和舒张压都超出了正常范围,需要进行生活方式干预"。医务人员的语气也很重要,应保持温和、耐心和尊重,避免使用生硬、冷漠或不耐烦的语气。例如,当患者提出疑问时,医务人员可以说"别着急,我来给你解释一下",而不是"你怎么这么多问题"。

（五）抓住主要问题

沟通中应广泛思索,思考患者讲了什么内容,这些内容说明什么问题,并理解患者谈话中的感情色彩、心理倾向等弦外之音,结合交谈目的和提纲,抓住主要问题做深入的了解,以节省时间,提高沟通效率。可以从以下两个方面入手:一是排除干扰,在沟通中,对方可能会提供一些无关紧要的信息或离题的内容,要学会识别这些无关信息,不要被它们带偏,可以适时地引导患者回到主题上,例如说"我们刚才在讨论你的主要问题,关于这个问题你还有其他想说的吗?"二是提取归纳,在倾听患者的过程中,要善于提取关键信息。这些关键信息可能是重复出现的词语、强烈的情感表达或与问题核心相关的内容,根据提取的关键信息,归纳出主要问题,可以用自己的话概括患者的问题,然后与患者确认是否准确理解了他们的意思。例如,如果患者一直在谈论工作压力、人际关系紧张和睡眠不足等问题,可以归纳为"你似乎主要面临工作和生活方面的压力,导致睡眠受到影响,对吗?"

知识链接

沟通技巧评析

脑梗死患者王某,男,52岁,左侧肢体瘫痪,住院治疗。当主管刘医生查房时,他总是不让医生离开,诉说自己的困难与不幸。主管医生刚开始还耐心倾听、积极解劝,后来感觉患者啰唆,查完房就迅速离去。后来,主管医生在查房时,无论怎么问话他都敷衍应对。每天查房都重复以下对话内容。

医生:感觉怎么样?

患者:没感觉。

医生:你要多用右手活动,加强康复锻炼。

患者:嗯。

后来患者强烈要求调换医生。朱医生接班后,每次都嘘寒问暖,边帮患者按腿按脚,边听患者诉说,耐心解劝,有求必应,有问必答。慢慢地患者诉说少了,配合多了,自觉锻炼也多了。

评析:刘医生不注意倾听,没有给予患者积极关注,自然也不可能有共情,致使医患关系冷漠。朱医生耐心倾听,嘘寒问暖,还给患者按摩,积极关注患者,达到了共情,形成了和谐的医患关系,所以出现了患者积极配合治疗的效果。

Note

二、非言语沟通及技巧

非言语沟通是借助非语言符号,如姿势、表情、目光、动作、空间距离等进行的沟通,约占沟通形式的65%。与言语沟通相比,非言语沟通更生动、真实,具有更强的表现力和感染力,能发挥言语沟通不可替代的独特作用,对医患双方产生微妙的影响。在医患的非言语沟通中,一方面细心的医务人员会利用观察的方式了解患者通过非言语方式所表达的隐藏在内心深处的内容;另一方面医务人员会注意自己的非言语信息对患者的影响,例如,问诊时以适当的目光接触表达对患者所讲内容的兴趣和重视。一个只顾低头写病历的医务人员可能被患者认为"不负责"而受到差评。医务人员一定要经过沟通培训、练习,对自己的非言语信息有清晰的觉察,以适宜的非言语沟通技巧建立良好的医患关系。

(一)面部表情

面部表情指通过眼部肌肉、颜面肌肉、口部肌肉的变化来呈现各种情绪状态。研究表明,喜悦与颧肌、痛苦与皱眉肌、忧伤与口角肌都有一定的关系。面部表情的变化是医务人员观察患者、获得患者病情的一个重要信息来源,同时也是患者了解医务人员心灵的窗口,如在与患者沟通中,医务人员微笑的面部表情能让患者感受到温暖和友好,可以很好地缓解患者的紧张情绪。医务人员本身既要有善于表达情感的面部表情,也要能细心观察患者的面部表情。

(二)肢体动作

肢体动作是指身体各部分的姿势动作,如沉痛时肃立低头,惧怕时手足无措,此外挥手、耸肩、点头等肢体动作都表达了一定的情感。例如,在医患沟通中,点头表示医务人员在认真聆听患者的讲述,可以给予患者积极的反馈,增强患者对医务人员的信任感。适当的肢体动作可以加大语言的表达力度。例如,医务人员在解释病情时,可以微微前倾身体,用手指向相关的身体部位或检查报告,帮助患者更好地理解。

(三)目光接触

人们常说"眼睛是心灵的窗户",通过不同的眼神、眼睛看物的视线方向、盯着物体的时间长短,可以识别出各种人在不同场合下的内心状态。例如,人在兴奋时眉开眼笑;气愤时怒目相视;悲伤时两眼无光;恐惧时目瞪口呆;惊奇时双目凝视。目光既可以表达和传递情感,还可以交流思想,人与人之间许多事情只观察人的目光便可了解其思想和愿望,并可推知人们对人对事的态度、判断等。因此,目光接触是非言语沟通中的主要信息渠道。医务人员与患者沟通时,应该不时地与患者对视,通过目光接触来传递温馨和关爱,同时可以检验信息是否被患者接受。

(四)人际距离

人们利用空间的距离来决定人际的亲疏关系,人际距离在交往初期显得十分重要,直接影响到双方继续交往的程度。人际距离分为四种,即亲密距离,0.5 m以内;个人距离,0.5~1.2 m;社交距离,1.2~3.5 m;公众距离,3.5~7 m。在医患沟通时,应根据具体情况决定双方之间的距离,当患者要与医务人员谈及他们的隐私时,应保持在个人距离之内,医务人员可以把椅子挪到患者的旁边,这样可以使他们感到亲切,同时有安全感。在一些特殊情况下,要注意与患者保持适当的距离,如某些病毒的携带者或传染病患者,医务人员与他们交流时,千万不要把距离拉得太远,以免加重他们的心理压力或使他们产生被冷落感。在工作中有时也会遇到这样的情况,某些患者或家属非常信赖医务人员,要伏在医务人员的耳边说话,这种超过社交距离的举动有时会使医务人员无法忍受,但是医务人员应理解这是不同地域或文化背景所造成的。因此,切记不要做出厌恶的表示,可以巧妙地调整这个距离,例如,给患者安排一个距离合适的椅子,请他们坐下来慢慢谈。

Note

此外,非言语沟通的技巧还有积极关注、环境信息等。

知识链接

医患沟通原则

1.尊重患者 交谈要在平等、和谐的医患关系中进行。在医患关系中,患者一方常处于弱势地位,因而在医疗过程中经常会出现医务人员居高临下,患者被动服从的情形,这时患者往往不能很好地表达信息,产生交往障碍。

2.有针对性 医患沟通是医疗活动的一部分,交谈应该有目的、有计划地进行。

3.及时反馈 在交谈过程中应及时反馈,采用插话、点头肯定、表情等对患者的谈话进行应答。及时反馈有利于交谈过程顺利进行,也有利于医患间的双向信息交流。

思维导图

本章小结

本章以患者心理和医患沟通的阐述为主线,重点介绍了不同患者进入患者角色后,可能会出现的各种心理反应及在与患者沟通时的基本技巧。学生通过本章的学习,能够准确掌握患者心理变化特征,实施适当的心理干预,满足患者心理需求,让他们以良好的心理状态配合治疗,并能学会与不同的患者进行有效沟通,促进良好医患关系的建立。

直通执考

1.临床执业助理医师考点对接

(1)患者角色的概述(熟悉)。

(2)患者角色的转化(掌握)。

(3)患者的心理需要(熟悉)。

(4)患者的认知活动特征(掌握)。

(5)患者的情绪与情感特征(掌握)。

(6)患者的意志行为特征(掌握)。

(7)患者的个性特征(掌握)。

(8)患者的心理反应及干预(掌握)。

(9)医患沟通的技巧及其应用(掌握)。

2.拓展书籍推荐

《与病人谈话》,桑福德·夏皮罗[美],吉莉译,中国轻工业出版社。

简介:桑迪博士本名为桑福德·夏皮罗(Sanford Shapiro, M. D.),但业界同行习惯称他为桑迪。在这部著作中,桑迪博士真诚勇敢地还原了临床工作中各个方面的困难,包括自己在临床工作中遭遇的难题及与来访者的共同挣扎、突破、思考,也分享了治疗与转化的临床实践经验。主要从自体心理学的视角探讨了精神分析中的直觉力量。这本书不仅提供了技术层面的知识,还指导咨询师如何从僵化的规则束缚中解放出来,发展对工作的信任和对自身直觉的自由使用。

实训 实施医患沟通的实践技能模拟训练

[实训目的] 学会应用沟通技能与患者、患者家属进行有效沟通。

Note

[实训方式] 根据真实案例模拟设置相应医患沟通情境,学生分组扮演医务人员与患者、患者家属进行训练。

[实训要求] ①小组成员团结协作,能较好完成实训项目。②能够在角色扮演中对疾病知识传达准确、对患者的疑问回应合理。③实训结束后,要对自己的表现进行反思,总结经验教训,不断改进自己的沟通技能。

能力检测

一、选择题

1.患者由于工作繁忙或者家庭责任而不能安心治疗,这是(   )。

A.患者角色冲突　　　B.患者角色缺如　　C.患者角色减退　　D.患者角色隐瞒

E.患者角色恐惧

2.某位70岁老年人常严重哭闹,身边离不开家人陪伴,像回到婴儿时期,此患者的心理状态被称为(   )。

A.焦虑　　　　　　B.回避　　　　　　C.退化　　　　　D.猜疑　　　　　E.愤怒

3.手术患者术前最常见的心理反应是(   )。

A.恐惧、焦虑　　　B.抑郁、无望　　　C.敌对　　　　　D.愤怒　　　　E.过度依赖

4.下列术后心理反应的预防与处理,错误的是(   )。

A.让患者了解手术的性质、方法

B.适量安眠药及抗焦虑药物以保证患者术前足够睡眠

C.术后应用适量镇痛药减少其不良心理反应

D.一旦发生心理反应,不必应用抗焦虑或抗抑郁药

E.建立良好医患关系

5.临终患者的一般心理变化规律是(   )。

A.否认期、愤怒期、妥协期、抑郁期、接受期

B.否认期、妥协期、愤怒期、接受期、抑郁期

C.愤怒期、否认期、妥协期、抑郁期、接受期

D.否认期、愤怒期、妥协期、接受期、抑郁期

E.否认期、妥协期、愤怒期、抑郁期、接受期

6.恶性肿瘤患者心理问题的干预不包括(   )。

A.对患者隐瞒病情,减轻心理负担　　　B.纠正患者的错误认知

C.减轻疼痛　　　　　　　　　　　　　D.重建健康的生活方式

E.让患者了解治疗过程中出现的各种不良反应和并发症

7.在交谈中,医生应该(   )。

A.采用开放式治谈　　　　　　　　　B.善用"半结构式"启发诱导,促使双方交谈

C.总结交谈内容　　　　　　　　　　D.暗示性交谈

E.以上均可

二、思考题

1.简述患者角色转变类型分类。

2.简述手术患者的心理特征及其干预。

3.如果患者刚被确诊为恶性肿瘤,你如何将这一情况告知患者?

附　录

一、量表正文

指导语：下面共有 50 道题，每道题有"总是""有时""从不"3 个选项。选项没有正确或错误之分，请你认真阅读题目，并根据自己的实际情况，在最符合的选项下打√。

	测试题目	总是	有时	从不
自我情绪认知	1.对自己的性格类型有比较清晰的了解			
	2.无法确知自己是在为何生气、高兴、伤心或妒忌			
	3.知道自己在什么样的情况下容易发生情绪波动			
	4.即使有生气、高兴、伤心或妒忌的事也不愿或不能表达出来			
	5.懂得从他人的言谈与表情中发现自己的情绪变化			
	6.情绪起伏很大，自己都不了解自己是为什么			
	7.有扪心自问的反思习惯			
	8.不知道自己的感情是脆弱还是坚强			
	9.性情不够开朗，很少展露笑容			
	10.很难找到表达情绪的适当方式，要么表示愤怒，要么隐忍或委屈			
情绪调控	11.遇到不顺心的事能够抑制自己的烦恼			
	12.情绪波动的起伏，往往不能自控			
	13.遇到意想不到的突发事件，能够冷静应对			
	14.精神处于紧张状态，不能自我放松			
	15.受到挫折或委屈，能够保持能屈能伸的乐观心态			
	16.对自己的期望很高，达不到标准时会很生气或发脾气			
	17.出现感情冲动或发怒时，能够较快地"自我熄火"			
	18.做什么事都很急，觉得自己属于耐不住性子的人			
	19.听取批评意见包括与实际情况不符的意见时，没有耿耿于怀或不乐意			
	20.对人对事不喜欢深思熟虑，主张"跟着感觉走"			

Note

	测试题目	总是	有时	从不
自我激励	21.在人生道路上的拼搏中,相信自己能够成功			
	22.不愿尝试所谓的新事物,对自己不会的事情会感到无聊			
	23.决定了要做的事不轻言放弃			
	24.一次想做很多事,因此显得不够专心			
	25.工作或学习上遇到困难,能够自我鼓励克服困难			
	26.对于自己该做的事,很难主动地负责到底			
	27.相信"失败乃成功之母"			
	28.没有必要要求自己什么,觉得自己做不到的事不如放弃			
	29.办事出了差错,自己总结经验教训,不怨天尤人			
	30.不敢担任新的职责,因为怕自己会犯错			
他人情绪认知	31.对同学、同事们的脾气性格有一定的了解			
	32.在意别人对自己的看法,生活无法轻松自在			
	33.经常留意自己周围人们情绪变化			
	34.当别人提出问题时会不知怎样回答才让人满意			
	35.与人交往时知道怎样去了解和尊重他人的情感			
	36.与人相处时不善于了解对方的想法或怎样看待事物			
	37.能够说出亲人和朋友各自的一些优点和长处			
	38.触痛别人或伤及别人的感情时自己不能觉察			
	39.不认为参加社交活动是浪费时间			
	40.别人的感受是什么对我来说没有必要去考虑			
人际关系管理	41.没有不愿同别人合作的心态			
	42.对单位、学校及家庭既定的制度规则不能照章行事			
	43.见到他人的进步和成就没有不高兴的心情			
	44.对有约定在先的事,无法履行兑现或草率了事			
	45.与人共事懂得不能"争功于己,诿过于人"			
	46.担心自己的意见或建议不好时,宁愿随声附和			
	47.与人相处能够"严于律己,宽以待人"			
	48.别人不同意自己的意见时就会表现出不满,或避而远之			
	49.知道失信和欺骗是友谊的大敌			
	50.觉得委屈就全是解决矛盾的好方法			

二、计分方式

(1)单数题目:"总是"计 2 分,"有时"计 1 分,"从不"计 0 分。

(2)双数题目:"总是"计 0 分,"有时"计 1 分,"从不"计 2 分。

(3)分别算出 1～10 题、11～20 题、21～30 题、31～40 题、41～50 题这 5 个维度的分值,将这 5 个维度的分值相加可得 EQ 总分。

三、结果解释

(1)该情商量表5个维度的意义如下。

①自我情绪认知:1～10题,能立刻觉察自己的情绪,了解产生情绪的原因。

②情绪调控:11～20题,能够安抚自己,摆脱强烈的焦虑、忧郁、恐惧,控制刺激情绪的根源。

③自我激励:21～30题,能够调整情绪,让自己朝一定的目标努力,增加创造力。

④他人情绪认知:31～40题,能够察言观色,清楚地了解别人的情绪,理解别人的感受,察觉别人的真正需要,具有同情心理。

⑤人际关系管理:41～50题,能够理解并应对别人的情绪,建立良好的人际关系。

(2)EQ总分意义如下。

①总分0～40分:EQ水平偏低,情绪常颠簸起伏,人际交往、处理问题及社会适应能力欠缺,但也不要害怕,应找出薄弱环节,有针对性地增强自我修养和锻炼,来不断提升自己的情商水平与综合素质。

②总分41～80分:EQ水平居中,尚需保持和弘扬优势,战胜不足,不断提升自己。

③总分81～100分:EQ水平较高,情绪稳定,乐观自信,沉稳,人际交往、处理问题及社会适应能力较强,是一种健康的心理状态。

(洪升伟)

附录二 气质量表

一、量表正文

指导语:请你仔细阅读量表上的每一道题,并根据你看题后的第一印象尽快记分,不要在每个题目上花费太多时间考虑。本量表采取李克特5级记分,"非常符合"记2分,"比较符合"记1分,"不确定"记0分,"比较不符合"记－1分,"完全不符合"记－2分。

(1)做事力求稳妥,不做无把握的事。

(2)遇到可气的事就怒不可遏,想把心里话全说出来才痛快。

(3)宁肯一个人干事,不愿很多人在一起。

(4)到一个新环境很快就能适应。

(5)厌恶那些强烈的刺激,如尖叫、噪声、危险的镜头等。

(6)和人争吵时,总是先发制人,喜欢挑衅。

(7)喜欢安静的环境。

(8)善于和人交往。

(9)羡慕那种能克制自己感情的人。

(10)生活有规律,很少违反作息制度。

(11)在多数情况下情绪是乐观的。

(12)碰到陌生人觉得很拘束。

(13)遇到令人气愤的事,能很好地自我克制。

(14)做事总有旺盛的精力。

(15)遇到问题常举棋不定,优柔寡断。

(16)在人群中从不觉得过分拘束。

(17)情绪高昂时觉得干什么都有趣,情绪低落时又觉得干什么都没有意思。

(18)当注意集中于一件事时,别的事很难使我分心。

(19)理解问题总比别人快。

(20)碰到危险情境,常有一种极度恐怖感。

(21)对学习、工作、事业怀有很高的热情。

(22)能够长时间做枯燥、单调的工作。

(23)符合兴趣的事情,干起来劲头十足,否则就不想干。

(24)一点小事就能引起情绪波动。

(25)讨厌做那些需要耐心、细致的工作。

(26)与人交往不卑不亢。

(27)喜欢参加热烈的活动。

(28)爱看感情细腻、描写人物内心活动的文学作品。

(29)工作、学习时间长了,常感到厌倦。

(30)不喜欢长时间谈论一个问题,愿意实际动手干。

(31)宁愿侃侃而谈,不愿窃窃私语。

(32)别人说我总是闷闷不乐。

(33)疲倦时只要短暂的休息就能精神抖擞,重新投入工作。

(34)理解问题常比别人慢些。

(35)心里有话宁愿自己想,不愿说出来。

(36)认准一个目标就希望尽快实现,不达目的,誓不罢休。

(37)学习、工作同样一段时间后,总比别人更疲倦。

(38)做事有些莽撞,常常不考虑后果。

(39)老师或师傅讲授新知识、技术时,总希望他讲慢些,多重复几遍。

(40)能够很快地忘记那些不愉快的事情。

(41)做作业或完成一件工作总比别人花的时间多。

(42)喜欢运动量大的剧烈体育活动,或参加各种文娱活动。

(43)不能很快地把注意从一件事转移到另一件事上去。

(44)接受一个任务后,希望把它迅速完成。

(45)认为墨守成规比冒风险强些。

(46)能够同时注意几件事物。

(47)当我烦闷的时候,别人很难使我高兴起来。

(48)爱看情节起伏跌宕、激动人心的小说。

(49)对工作抱认真严谨、始终一贯的态度。

(50)和周围人们的关系总是相处不好。

(51)喜欢复习学过的知识,重复做已经掌握的工作。

(52)希望做变化大、花样多的工作。

(53)小时候会背的诗歌,我似乎比别人记得清楚。

(54)别人说我"出语伤人",可我并不觉得这样。

(55)在体育活动中,常因反应慢而落后。

(56)反应敏捷,头脑机智。

(57)喜欢有条理而不甚麻烦的工作。

(58)兴奋的事常使我失眠。

(59)老师讲新概念,常常听不懂,但是弄懂以后就很难忘记。

(60)假如工作枯燥无味,马上就会情绪低落。

二、计分方式

将测验相同气质类型的相应题目得分加在一起,即为该气质类型的总得分。每种气质类型对应的题目分布如下。

(1)胆汁质:2、6、9、14、17、21、27、31、36、38、42、48、50、54、58。

(2)多血质:4、8、11、16、19、23、25、29、34、40、44、46、52、56、60。

(3)黏液质:1、7、10、13、18、22、26、30、33、39、43、45、49、55、57。

(4)抑郁质:3、5、12、15、20、24、28、32、35、37、41、47、51、53、59。

三、结果解释

(1)如果某种气质得分明显高出其他三种(均高出 4 分以上),则可定为该种气质;如果该类气质得分超过 20 分,则为典型型;在 10~20 分之间,则为一般型。

(2)如两种气质得分接近(相差低于 3 分)而又明显高于其他两种(高出 4 分以上),则可定为两种气质的混合型;

(3)如果三种气质均高于第四种的得分且相接近,则为三种气质的混合型。

其实,很少人是单一气质类型的,多数是混合型的。

(洪升伟)

附录三　90 项症状自评量表(SCL-90)

一、量表正文

指导语:下面是有些人可能会出现的问题,请你仔细地阅读每个条目,然后根据最近一周内这些情况对你影响的实际感觉,在最符合的一项上画"√"。答案没有对错之分,不要对每个表述花太多的时间去考虑,但所给的回答应该最恰当地体现你现在的感觉。本量表共 90 题,作答时间约 15 分钟。

问题	没有 (1 分)	轻度 (2 分)	中度 (3 分)	偏重 (4 分)	严重 (5 分)
1.头痛					
2.神经过敏,心中不踏实					
3.头脑中有不必要的想法或字句盘旋					
4.头昏或昏倒					
5.对异性的兴趣减退					
6.对旁人责备求全					
7.感到别人能控制您的思想					
8.责怪别人制造麻烦					

Note

问题	没有 (1分)	轻度 (2分)	中度 (3分)	偏重 (4分)	严重 (5分)
9. 忘性大					
10. 担心自己的衣饰整齐及仪态的端正					
11. 容易烦恼和激动					
12. 胸痛					
13. 害怕空旷的场所或街道					
14. 感到自己的精力下降,活动减慢					
15. 想结束自己的生命					
16. 听到旁人听不到的声音					
17. 发抖					
18. 感到大多数人都不可信任					
19. 胃口不好					
20. 容易哭泣					
21. 同异性相处时感到害羞不自在					
22. 感到受骗,中了圈套,或有人想抓住您					
23. 无缘无故地忽然感到害怕					
24. 自己不受控制地大发脾气					
25. 怕单独出门					
26. 经常责怪自己					
27. 腰痛					
28. 感到难以完成任务					
29. 感到孤独					
30. 感到苦闷					
31. 过分担忧					
32. 对事物不感兴趣					
33. 感到害怕					
34. 您的感情容易受到伤害					
35. 旁人能知道您的私下想法					
36. 感到别人不理解您,不同情您					
37. 感到人们对您不友好,不喜欢您					
38. 做事必须做得很慢以保证做得正确					
39. 心跳得很厉害					
40. 恶心或胃部不舒服					
41. 感到比不上他人					
42. 肌肉酸痛					
43. 感到有人在监视您、谈论您					
44. 难以入睡					

Note

续表

问题	没有 （1分）	轻度 （2分）	中度 （3分）	偏重 （4分）	严重 （5分）
45.做事必须反复检查					
46.难以做出决定					
47.怕乘电车、公共汽车、地铁或火车					
48.呼吸有困难					
49.一阵阵发冷或发热					
50.因为感到害怕而避开某些东西、场合或活动					
51.脑子变空了					
52.身体发麻或刺痛					
53.喉咙有哽噎感					
54.感到前途没有希望					
55.不能集中注意					
56.感到身体的某一部分软弱无力					
57.感到紧张或容易紧张					
58.感到手或脚发重					
59.想到死亡的事					
60.吃得太多					
61.当别人看着您或谈论您时感到不自在					
62.有一些不属于您自己的想法					
63.有想打人或伤害他人的冲动					
64.醒得太早					
65.必须反复洗手、点数目或触摸某些东西					
66.睡得不稳不深					
67.有想摔坏或破坏东西的冲动					
68.有一些别人没有的想法或念头					
69.感到对别人神经过敏					
70.在商店或电影院等人多的地方感到不自在					
71.感到任何事情都很困难					
72.一阵阵恐惧或惊恐					
73.感到在公共场合吃东西很不舒服					
74.经常与人争论					
75.单独一人时神经很紧张					
76.别人对您的成绩没有做出恰当的评价					
77.即使和别人在一起也感到孤单					
78.感到坐立不安、心神不定					
79.感到自己没有什么价值					
80.感到熟悉的东西变成陌生或不像是真的					

Note

问题	没有 (1分)	轻度 (2分)	中度 (3分)	偏重 (4分)	严重 (5分)
81.大叫或摔东西					
82.害怕会在公共场所昏倒					
83.感到别人想占您的便宜					
84.为一些有关性的想法而很苦恼					
85.您认为应该因为自己的过错而受到惩罚					
86.感到要很快把事情做完					
87.感到自己的身体有严重的问题					
88.从未感到和其他人很亲近					
89.感到自己有罪					
90.感到自己的脑子有毛病					

二、计分方式

(1)SCL-90 共包括 10 个因子,即 90 项分为十大类,每一因子反映患者的一方面情况,下面是各因子名称及所包含项目。

①躯体化:1、4、12、27、40、42、48、49、52、53、56、58,共 12 项。

②强迫症状:3、9、10、28、38、45、46、51、55、65,共 10 项。

③人际关系敏感:6、21、34、36、37、41、61、69、73,共 9 项。

④抑郁:5、14、15、20、22、26、29、30、31、32、54、71、79,共 13 项。

⑤焦虑:2、17、23、33、39、57、72、78、80、86,共 10 项。

⑥敌对:11、24、63、67、74、81,共 6 项。

⑦恐怖:13、25、47、50、70、75、82,共 7 项。

⑧偏执:8、18、43、68、76、83,共 6 项。

⑨精神病性:7、16、35、62、77、84、85、87、88、90,共 10 项。

⑩其他:19、44、59、60、64、66、89,共 7 项。

(2)总分:90 个单项分相加之和。

(3)阳性项目数:单项分≥2 的项目数。

(4)阳性症状均分:阳性项目总分/阳性项目数。

(5)因子分:因子分=组成某因子的各项目数总分/组成某因子的项目数。

三、结果解释

(1)总分超过 160 分,提示阳性症状。

(2)阳性项目数超过 43 项,提示有问题。

(3)因子分超过 2 分,可考虑筛查阳性。

(4)测验测量的是最近一周的状态,筛选阳性只能说明心理状态不佳,需要调整,不能说明一定患有心理问题或精神障碍。

Note

(杨 阳)

附录四　焦虑自评量表(SAS)

一、量表正文

指导语：请仔细阅读下面20道题目，并根据你最近1周的实际感觉，选择最适合你的答案（1.没有或很少时间；2.小部分时间；3.相当多时间；4.绝大部分或全部时间）。

题目	分数			
1.我觉得比平常容易紧张和着急	1	2	3	4
2.我无缘无故地感到害怕	1	2	3	4
3.我容易心里烦乱或觉得惊恐	1	2	3	4
4.我觉得我可能将要发疯	1	2	3	4
5.我觉得一切都好，也不会发生什么不幸	4	3	2	1
6.我手脚发抖	1	2	3	4
7.我因为头痛、颈痛和背痛而苦恼	1	2	3	4
8.我感觉容易衰弱和疲乏	1	2	3	4
9.我觉得心平气和，并且容易安静坐着	4	3	2	1
10.我觉得心跳得很快	1	2	3	4
11.我因为一阵阵头晕而苦恼	1	2	3	4
12.我有晕倒发作，或觉得要晕倒似的	1	2	3	4
13.我吸气、呼气都感到很容易	4	3	2	1
14.我的手脚麻木和刺痛	1	2	3	4
15.我因为胃痛和消化不良而苦恼	1	2	3	4
16.我常常要小便	1	2	3	4
17.我的手脚常常是干燥、温暖的	4	3	2	1
18.我脸红发热	1	2	3	4
19.我容易入睡并且一夜睡得很好	4	3	2	1
20.我做噩梦	1	2	3	4

二、计分方式

题目5、9、13、17、19为反向评分，按4~1计分。将所有分数相加后再乘以1.25后取整数部分，就得到标准分。

三、结果解释

标准分在50分以下为正常，分数越高，焦虑程度越高；50~59分为轻度焦虑；60~69分为中度焦虑；70分以上为重度焦虑。

Note

（杨　阳）

附录五 抑郁自评量表(SDS)

一、量表正文

指导语:请仔细阅读下面 20 道题目,并根据你最近 1 周的实际感觉,选择最适合你的答案(1.没有或很少时间;2.小部分时间;3.相当多时间;4.绝大部分或全部时间)。

题目	分数			
1.我觉得闷闷不乐,情绪低沉	1	2	3	4
2.我觉得一天之中早晨最好	4	3	2	1
3.我一阵阵哭出来或觉得想哭	1	2	3	4
4.我晚上睡眠不好	1	2	3	4
5.我吃得跟平常一样多	4	3	2	1
6.我与异性密切接触时和以往一样感到愉快	4	3	2	1
7.我发觉我的体重在下降	1	2	3	4
8.我有便秘的苦恼	1	2	3	4
9.我心跳比平时快	1	2	3	4
10.我无缘无故地感到疲乏	1	2	3	4
11.我的头脑跟平常一样清楚	4	3	2	1
12.我觉得经常做的事情并没有困难	4	3	2	1
13.我觉得不安,难以平静不下来	1	2	3	4
14.我对将来抱有希望	4	3	2	1
15.我比平常容易生气、激动	1	2	3	4
16.我觉得做出决定是容易的	4	3	2	1
17.我觉得自己是个有用的人,有人需要我	4	3	2	1
18.我的生活很有意义	4	3	2	1
19.我认为如果我死了别人会生活得好些	1	2	3	4
20.我平常感兴趣的事我仍然感兴趣	4	3	2	1

二、计分方式

题目 2、5、6、11、12、14、16、17、18、20 为反向评分,按 4～1 计分。将所有分数相加后再乘以 1.25 后取整数部分,就得到标准分。

三、结果解释

标准分在 53 分以下为正常,分数越高,抑郁程度越重;53～62 分为轻度抑郁;63～72 分为中度抑郁;72 分以上为重度抑郁。

(杨　阳)

附录六　汉密尔顿焦虑量表(HAMA)

一、量表正文

指导语:下面我将询问您一些问题,这些问题是关于您最近一段时间(通常是指一周内)的感受。请您根据自己的实际情况回答,答案没有对错之分。如果您没有经历过某个问题所描述的情况,就选择"无";如果偶尔有这种感觉,选择"轻度";如果这种感觉经常出现,选择"中度";如果这种感觉几乎一直存在且比较严重,选择"重度";如果这种感觉非常严重且持续不断,选择"极重度"。请尽量如实回答,这将有助于我们了解您的状态。

症状	症状描述	程度及得分
1.焦虑心境	担心、担忧,感到有最坏的事情将要发生,容易被激惹	
2.紧张	紧张感、易疲劳、不能放松,有情绪反应,易哭、颤抖、感到不安	
3.害怕	害怕黑暗、陌生人、一人独处、动物、乘车或旅行及人多的场合	
4.失眠	难以入睡、易醒、睡得不深、多梦、梦魇、夜惊、睡醒后感到疲倦	
5.认知功能(或称记忆力、注意障碍)	注意不能集中,记忆力差	
6.抑郁心境	丧失兴趣、对以往爱好的事物缺乏快感、忧郁、早醒,昼重夜轻	
7.躯体性焦虑(肌肉系统症状)	肌肉酸痛、活动不灵活、肌肉经常抽动、肢体抽动、声音发抖	
8.感觉系统症状	视物模糊、发冷发热、软弱无力感、浑身刺痛	
9.心血管系统症状	心动过速、心悸、胸痛、血管跳动感、昏倒感	
10.呼吸系统症状	时常感到胸闷、窒息感,叹息、呼吸困难	
11.胃肠消化道症状	吞咽困难、嗳气、食欲不佳、消化不良(进食后腹痛、胃部有烧灼痛、腹胀、恶心、胃部有饱胀感)、肠鸣、腹泻、体重减轻、便秘	
12.生殖、泌尿系统症状	尿意频繁、尿急、停经、性冷淡、过早射精、勃起不能、阳痿	
13.自主神经系统症状	口干、潮红、苍白、易出汗、易起"鸡皮疙瘩"、紧张性头痛、毛发竖起	
14.与人谈话时的行为表现	①一般表现:紧张、不能松弛、忐忑不安、咬手指、紧握拳、摸弄手帕、面肌抽动、不停顿足、手发抖、皱眉、表情僵硬、肌张力高、叹息样呼吸、面色苍白 ②生理表现:吞咽、频繁呃逆(打嗝)、安静时心率快、呼吸加快(20次/分钟以上)、腱反射亢进、震颤、瞳孔放大、眼睑跳动、易出汗、眼球突出	

二、计分方式

HAMA采用5级评分。"无"表示无症状,记0分;"轻度"表示症状轻微,记1分;"中度"表示有肯定的症状,但不影响生活和活动,记2分;"重度"表示症状重,需处理,或已影响生活和活动,记3分;"极重度"表示症状极重,严重影响其生活,记4分。再把14个项目的得分加起来得到总分。

Note

三、结果解释

总分超过 29 分,可能为严重焦虑;超过 21 分,肯定有明显焦虑;超过 14 分,肯定有焦虑;超过 7 分,可能有焦虑;小于 7 分,没有焦虑症状。

(杨 阳)

附录七 汉密尔顿抑郁量表(HAMD)

一、量表正文

指导语:下面我会提出一些问题,这些问题主要是针对您近期(一般指过去一周内)的情绪、感受和行为等方面。请您根据自己的真实体验来回答,不要有任何顾虑,因为您的回答对了解您的状况非常重要,而且答案并无绝对的对错之分。

	项目	评分标准	得分
1	抑郁心境	0.未出现 1.只在问到时才诉述 2.在访谈中自发地描述 3.不用言语也可以从表情,姿势,声音或欲哭中流露出这种情绪 4.病人的自发言语和非语言表达(表情,动作)几乎完全表现为这种情绪	
2	有罪感	0.未出现 1.责备自己,感到自己已连累他人 2.认为自己犯了罪,或反复思考以往的过失和错误 3.认为疾病是对自己错误的惩罚,或有罪恶妄想 4.罪恶妄想伴有指责或威胁性幻想	
3	自杀	0.未出现 1.觉得活着没有意义 2.希望自己已经死去,或常想与死亡有关的事 3.消极观念(自杀念头) 4.有严重自杀行为	
4	入睡困难	0.入睡无困难 1.主诉有时入睡困难,即上床半小时后仍不能入睡(要注意平时患者入睡的时间) 2.主诉每晚均有入睡困难	
5	睡眠不深	0.未出现 1.睡眠浅、多噩梦 2.半夜(晚 12 点钟以前)曾醒来(不包括上厕所)	
6	早醒	0.未出现 1.有早醒,比平时早醒 1 h,但能重新入睡 2.早醒后无法重新入睡	

项目	评分标准	得分
7	工作和兴趣	0.未出现 1.提问时才诉说 2.自发地直接或间接表达对活动、工作或学习失去兴趣,如感到无精打采,犹豫不决,不能坚持或需强迫自己去工作或劳动 3.病室劳动或娱乐不满3小时 4.因疾病而停止工作,住院患者不参加任何活动或者没有他人帮助便不能完成病室日常事务	
8	迟缓	0.思维和语言正常 1.精神检查中发现轻度迟缓 2.精神检查中发现明显迟缓 3.精神检查进行困难 4.完全不能回答问题(木僵)	
9	激越	0.未出现异常 1.检查时有些心神不定 2.明显心神不定或小动作多 3.不能静坐,检查中曾起立 4.搓手、咬手指或头发、咬嘴唇	
10	精神性焦虑	0.无异常 1.问及时诉说 2.自发地表达 3.表情和言谈流露出明显忧虑 4.明显惊恐	
11	躯体性焦虑	躯体性焦虑指焦虑的生理症状,包括口干、腹胀、腹泻、呃逆(打嗝)、腹绞痛、心悸、头痛、过度换气和叹息,以及尿频和出汗等。 0.未出现 1.轻度 2.中度,有肯定的上述症状 3.重度,上述症状严重,影响生活或需要处理 4.严重影响生活和活动	
12	胃肠道症状	0.未出现 1.食欲减退,但不需他人鼓励便自行进食 2.进食需他人催促或请求,需要应用泻药或助消化药	
13	全身症状	0.未出现 1.四肢、背部或颈部沉重感,背痛、头痛、肌肉疼痛、全身乏力或疲倦 2.症状明显	
14	性症状	性症状指性欲减退、月经紊乱等 0.无异常 1.轻度 2.重度 3.不能肯定,或该项对被评者不适合(可不计入总分)	

Note

项目		评分标准	得分
15	疑病	0.未出现 1.对身体过分关注 2.反复考虑健康问题 3.有疑病妄想,并常因疑病而去就诊 4.伴幻觉的疑病妄想	
16	体重 减轻	0.1 周内体重减轻 0.5 kg 以内 1.1 周内体重减轻 0.5 kg 以上 2.1 周内体重减轻 1 kg 以上	
17	自 知 力	0.知道自己有病,表现为忧郁 1.知道自己有病,但归咎于伙食太差、环境问题、工作过忙、病毒感染或需要休息 2.完全否认有病	
18	日夜变化	如果症状在早晨或傍晚加重,先指出哪一种症状,然后按其变化程度评分 0.没有变化 1.轻度变化 2.重度变化	
19	人格解 体或现 实解体	0.未出现 1.问及时才诉述 2.自发诉述 3.有虚无妄想 4.伴幻觉的虚无妄想	
20	偏执症状	0.未出现 1.有猜疑 2.有牵连观念 3.有关系妄想或被害妄想 4.伴有幻觉的关系妄想或被害妄想	
21	强迫症状	0.未出现 1.问及时才诉述 2.自发诉述	
22	能力 减退感	0.未出现 1.仅于提问时方引出主观体验 2.患者主动表示有能力减退感 3.需鼓励、指导和安慰才能完成病室日常事务或个人卫生 4.穿衣、梳洗、进食、铺床或个人卫生均需要他人协助	
23	绝望感	0.未出现 1.有时怀疑"情况是否会好转",但解释后能接受 2.持续感到"没有希望",但解释后能接受 3.对未来感到灰心、悲观和绝望,解释后不能排除 4.自动反复诉述"我的病不会好了"或诸如此类的情况	

Note

续表

项目		评分标准	得分
24	自卑感	0. 未出现 1. 仅在询问时诉述有自卑感 2. 自动诉述有自卑感(我不如他人) 3. 患者主动诉述:"我一无是处"或"低人一等",与评2分者只是程度的差别 4. 自卑感达妄想的程度,例如"我是废物"或类似情况	

二、计分方式

HAMD 大部分项目采用 0~4 分的 5 级评分法,各级的标准如下:0 分,无;1 分,轻度;2 分,中度;3 分,重度;4 分,极重度。少数项目采用 0~2 分的 3 级评分法,其分级标准如下:0 分,无;1 分,轻至中度;2 分,重度。

三、结果解释

总分<7 分为正常;7~17 分为轻度抑郁,患者表现为心境低落,精神萎靡,反应迟钝,言语缓慢,思维混乱,注意难以集中,失眠或思卧;18~24 分为中度抑郁,除上述症状加重外,常有兴趣丧失,精力明显减退,持续疲乏,活动明显减少,联想困难,自我评价过低,食欲减退,情绪不稳;>24 分为重度抑郁,除以上症状加重外,常有精神运动明显迟滞,过分自责或内疚感,可达妄想程度,体重明显下降,性欲全失,反复出现死亡或自杀念头。

(杨　阳)

附录八　9 项患者健康问卷(PHQ-9)

一、量表正文

指导语:请根据过去两周的状况,请您回答是否存在下列描述的状况及频率,在相应的地方画"√"。

题目	完全不会	好几天	超过一周	几乎每天
1. 做事时提不起劲或没有兴趣				
2. 感到心情低落、沮丧或绝望				
3. 入睡困难、睡不安稳或睡眠过多				
4. 感觉疲倦或没有活力				
5. 食欲不振或吃太多				
6. 觉得自己很糟,或觉得自己很失败,或让自己和家人失望				
7. 对事物专注有困难,例如阅读报纸或看电视时				

Note

201

续表

题目	完全不会	好几天	超过一周	几乎每天
8.行动或说话缓慢到引起人们的注意,或刚好相反, 烦躁或坐立不安,动来动去的情况更胜于平常				
9.有不如死掉或用其他方法伤害自己的念头				

二、计分方式

采用0~3分的4级评分法,各级的标准为:"完全不会"计0分,"好几天"计1分,"超过一周"计2分,"几乎每天"计3分。将所有题目分数相加即为总分。

三、结果解释

0~4分为没有抑郁;5~9分为轻度抑郁;10~14分为中度抑郁;15~19分为中重度抑郁;20~27分为重度抑郁。

(杨 阳)

附录九 广泛性焦虑障碍量表(GAD-7)

一、量表正文

指导语:根据过去两周的状况,请您回答是否存在下列描述的状况及频率,在相应的地方画"√"。

题目	完全不会	好几天	超过一周	几乎每天
1.感觉紧张、焦虑或急切				
2.不能够停止或控制担忧				
3.对各种各样的事情担忧过多				
4.很难放松下来				
5.由于不安而无法静坐				
6.变得容易烦恼或急躁				
7.感到似乎将有可怕的事情发生而害怕				

二、计分方式

采用0~3分的4级评分法,各级的标准为:"完全不会"计0分,"好几天"计1分,"超过一周"计2分,"几乎每天"计3分。将所有题目分数相加即为总分。

三、结果解释

0~4分为无具临床意义的焦虑;5~9分为轻度焦虑;10~14分为中度焦虑;≥15分为重度焦虑。

(杨 阳)

附录十　放松训练指导语

一、腹式呼吸指导语

请听我的指导语然后做三个腹式呼吸,第一个,缓而深吸气……吸足……吸满,1-2-3-4-5;屏住……3-2-1;缓而长呼气,1-2-3-4-5,在呼出气体的过程中完全地放松。第二个,缓而深吸气……吸足……吸满,1-2-3-4-5;屏住……3-2-1,缓而长呼气,1-2-3-4-5,在呼出气体的过程中完全地放松,放松就是越做越少,什么也不做。第三个,缓而深吸气……吸足……吸满,1-2-3-4-5;屏住……3-2-1;缓而长呼气,1-2-3-4-5,在呼出气体的过程中完全地放松深,放松就是越做越少,什么也不做……当你感觉这样的呼吸节奏使你感到舒服的时候,可以进一步进行平稳的呼吸,要尽量做到深而大的呼吸,记得要用鼻子深吸气,直到不能吸为止。请保持 3 秒钟后,再缓缓地用嘴巴呼气,呼气的时候一定要把残留在肺里的气呼干净,同时头脑中可以想象,你所有的不快、烦恼、压力都随着每一次呼气将之慢慢地呼出了。我们再来练习几次……

二、想象放松指导语

请找一个安静舒适的地方坐下或躺下,让您的身体得到充分的支撑。闭上眼睛,深深地吸一口气,感受气息缓缓进入您的鼻腔,流经肺部,再缓缓呼出,带走身体的紧张与疲惫。现在,想象自己正置身于一个美丽而宁静的自然环境中。您站在一片郁郁葱葱的森林之中,阳光透过树叶的缝隙,洒下斑驳陆离的光影。微风轻拂,带来阵阵清新的空气和树叶的沙沙声,仿佛是大自然最悠扬的乐章。您脚下的土地柔软而坚实,每一步都让您感到安心与稳定。周围是各种各样的植物,它们以各自独特的方式生长着,展现出生命的活力与多样性。偶尔,一两只小鸟从枝头掠过,留下一串串清脆悦耳的鸣叫声,为这宁静的森林增添了几分生机。随着呼吸的深入,您感到自己的身体变得越来越轻盈,仿佛与周围的自然环境融为一体。所有的烦恼与压力都随着呼吸的节奏逐渐消散,取而代之的是内心的平静与安宁。现在,请允许自己完全沉浸在这个美好的环境中,感受大自然的恩赐与呵护。让心灵得到充分的休息与滋养,重新找回那份内在的宁静与力量。当您准备好时,可以慢慢地睁开眼睛,回到现实的世界。

三、渐进式肌肉放松指导语

1. 手臂放松　现在把注意集中在你的右臂。慢慢地伸出你的右手,握紧拳,使劲地握住,就好像要握碎什么东西一样,注意手臂紧张的感觉(集中注意和肌肉紧张)……坚持一下,再坚持一下(保持紧张)……好,放松……现在感到手臂很放松了(肌肉放松)……现在把注意集中在你的左臂。慢慢地伸出你的左手,握紧拳,使劲地握住,就好像要握碎什么东西一样,注意手臂紧张的感觉……坚持一下,再坚持一下……好,放松……现在感到手臂很放松了……

2. 头部放松　现在把注意集中在你的前额,皱起你前额的肌肉,就似一位老年人的额部,注意额部紧张的感觉……坚持一下,再坚持一下……好,放松……现在感到前额很放松了……现在把注意集中在你的眉头,皱起你眉头的肌肉,注意眉部紧张的感觉……坚持一下,再坚持一下……好,放松……现在感到眉头很放松了……现在把注意集中在你的鼻子和脸颊,使劲咬紧牙关,使嘴角尽量向两边咧,鼓起两腮,似在极度痛苦状态下使劲一样,注意脸颊紧张的感觉……坚持一下,再坚持一下……好,放松……现在感到前额很放松了……

Note

3. 躯干放松 现在把注意集中在你的肩部,耸起你的双肩,使肩部肌肉紧张,非常紧张,注意这种紧张的感觉……坚持一下,再坚持一下……好,放松……现在感到肩部很放松了……现在把注意集中在你的背部,让背部肌肉紧张,非常紧张,注意这种紧张的感觉……坚持一下,再坚持一下……好,放松……现在感到背部很放松了……现在把注意集中在你的胸部,让胸部肌肉紧张,非常紧张,注意这种紧张的感觉……坚持一下,再坚持一下……好,放松……现在感到胸部很放松了…

4. 腿部放松 现在把注意集中在你的右腿,伸出你的右腿,右脚向前用力像在蹬一堵墙,注意这种紧张的感觉……坚持一下,再坚持一下……好,放松……现在感到右腿很放松了……现在把注意集中在你的左腿,伸出你的左腿,左脚向前用力像在蹬一堵墙,注意这种紧张的感觉……坚持一下,再坚持一下……好,放松……现在感到左腿很放松了……

现在我们全身的肌肉都得到了放松,你感到很安静、很放松……非常非常安静,非常放松……全身都放松了……数 1、2、3……10,请睁开眼睛。

(杨　阳)

参考文献

[1] 孙萍,肖曙辉.医学心理学[M].2版.武汉:华中科技大学出版社,2014.

[2] 黄希庭,郑涌.心理学导论[M].3版.北京:人民教育出版社,2015.

[3] 马辛,赵旭东.医学心理学[M].3版.北京:人民卫生出版社,2015.

[4] 张海音.医学心理学[M].上海:上海交通大学出版社,2015.

[5] 周郁秋,张渝成.康复心理学[M].2版.北京:人民卫生出版社,2014.

[6] 陈琼妮.心理联络护士临床工作手册[M].北京:人民卫生出版社,2018.

[7] 胡佩诚,赵旭东.心理治疗[M].3版.北京:人民卫生出版社,2018.

[8] 姚树桥.杨艳杰,医学心理学[M].7版.北京:人民卫生出版社,2018.

[9] 汪启荣.护理心理学基础[M].4版.北京:人民卫生出版社,2024.

[10] 杨凤池,崔光成.医学心理学[M].4版.北京:北京大学医学出版社,2018.

[11] 徐传庚.医学心理学[M].北京:中国中医药出版社,2018.

[12] 孙萍.医学心理学[M].4版.北京:北京大学医学出版社,2019.

[13] 黄琼,屈哲莉.医学心理学[M].上海:上海交通大学出版社,2019.

[14] 余毅震.医学心理学[M].武汉:华中科技大学出版社,2020.

[15] 郑小军.医学心理学新编[M].2版.成都:西南交通大学出版社,2020.

[16] 季建林.医学心理学[M].上海:复旦大学出版社,2020.

[17] 孙萍,崔秀娟.护理心理学基础[M].2版.北京:人民卫生出版社,2020.

[18] 吴爱勤,袁勇贵.临床心身医学[M].南京:东南大学出版社,2023.

[19] 赵旭东.心身医学[M].北京:人民卫生出版社,2022.

[20] 姚树桥.杨艳杰.医学心理学[M].7版.北京:人民卫生出版社,2018.

[21] 孙萍.医学心理学[M].5版.北京:人民卫生出版社,2023.

[22] 乔瑜,王云,童放.医学心理学导论[M].武汉:华中科技大学出版社,2020.

[23] 戴晓阳,王孟成,刘拓.常用心理评估量表手册[M].3版.北京:北京科学技术出版社,2023.

[24] 杨艳杰,朱熊兆.医学心理学[M].8版.北京:人民卫生出版社,2024.